麦克明头颈解剖彩色图谱

MCMINN'S COLOR ATLAS OF HEAD AND NECK ANATOMY

(第5版)

著　者　Bari M. Logan
　　　　Patricia A. Reynolds
　　　　Scott Rice

摄　影　Ralph T. Hutchings

主　译　李云庆　张明明

译　者　（以姓氏汉语拼音为序）

陈　晶	陈　琨	方　正	冯宇鹏
胡洸瑜	黄　静	蒋润民	寇珍珍
李　仪	鹿　蕾	鲁亚成	谈　珺
吴振宇	张　勇	张沪宁	赵国强

河南科学技术出版社

·郑州·

内容提要

本书起初目的是给口腔学科提供一本图谱参考书。出版后，在医学影像学、神经科学、颅面医学、颌面医学、眼科学、耳鼻喉学、整形外科学等领域亦受到广泛欢迎与好评。本版共 6 章，分别阐述了颅骨、颅骨连结和牙齿；颈椎和颈部；面部、眶部和眼；鼻、口腔、咽、耳和喉；颅腔和脑；以及新增加的临床影像一章。在附录中还详细介绍了口腔麻醉技术。本书为头颈部解剖经典教材，适于相关学科学生与从业者学习参考。

图书在版编目（CIP）数据

麦克明头颈解剖彩色图谱 /（英）巴瑞·罗根，（英）帕特西亚·瑞诺德，（英）斯考特·赖斯主编；李云庆，张明明主译. —5 版. —郑州：河南科学技术出版社，2019.5

ISBN 978-7-5349-9411-1

Ⅰ.①麦… Ⅱ.①巴… ②帕… ③斯… ④李… ⑤张… Ⅲ.①头部－人体解剖－图谱②颈－人体解剖－图谱 Ⅳ.①R323.1-64

中国版本图书馆 CIP 数据核字（2018）第 274957 号

出版发行：河南科学技术出版社
北京名医世纪文化传媒有限公司
地址：北京市丰台区丰台北路 18 号院 3 号楼 511 室　　邮编：100073
电话：010-53556511　010-53556508

策划编辑：孟凡辉
文字编辑：魏　新
责任审读：周晓洲
责任校对：龚利霞
封面设计：吴朝洪
版式设计：崔刚工作室
责任印制：陈震财
印　　刷：北京盛通印刷股份有限公司
经　　销：全国新华书店、医学书店、网店
开　　本：889 mm×1194 mm　1/16　　印张：20　　字数：500 千字
版　　次：2019 年 5 月第 5 版　　　　2019 年 5 月第 1 次印刷
定　　价：298.00 元

ELSEVIER

Elsevier (Singapore) Pte Ltd.

3 Killiney Road，♯08-01 Winsland House I，Singapore 239519

Tel：(65) 6349-0200；Fax：(65) 6733-1817

著作权合同登记号:豫著许可备字-2018-A-0136

献辞

致　　*Arlette Herzig* 和 *Robert Logan*
Bari Logan

为了纪念 *Robin Mason*，*Global Scholar*
Patricia Reynolds

Giles Gordon
Scott Rice

Anne，*Sam* 和 *Isabel*
Ralph Hutchings

以及
为了纪念一位受人尊敬的同事
R. M. H.（*Bob*）*McMinn* 教授

中译版前言

《麦克明头颈解剖彩色图谱》中译版译自该图谱的第 5 版，是一册图片精美、内容丰富、实用性强的解剖图谱。自 1977 年麦克明教授编著了其首部图谱并成为全球医学教材类的畅销书以来，该图谱的后续版已被译成 25 种文字并销售了 400 多万册（详见本图谱后附注的相关信息），为口腔医学、耳鼻喉科学、眼科学等医学专业的学生和医师提供了良好的辅助和参考。为了适应更多专业需求，编者在第 5 版中除了修订以外，还增加了影像学和口腔麻醉的相关知识和图片，并提供了专业网络资源，以期保持它的专业性和先进性。

我们衷心希望该图谱的中译版能够为国内相关医学专业的学生和同仁提供更多帮助，但囿于译者的知识等原因，难免使中译版存在缺憾，故真诚期待使用者提出宝贵意见和建议，以便对其改进和完善。

原版前言

《麦克明头颈解剖彩色图谱》第 5 版的出版，意味着其在 35 年的出版过程中已被译为 8 种语言（英语、法语、德语、意大利语、日语、韩语、葡萄牙语及西班牙语），国际销量可观并已成为该学科领域的标准参考书。

该书起初是为了给口腔医学生提供一本图谱参考书，但在出版后的几年里，其在放射学、神经学、颅面医学、颌面医学、整形外科学、眼科学、口腔医学及耳鼻喉医学的相关学习中广受欢迎，因此本书为医学学习资料填补了一个重要的空缺。

在第 5 版的编辑中，第四合著者 Scott Rice 加入了我们的团队，并提供了在头颈部成像领域的专业知识，并在"最新技术使用"这一部分添加了一个修订章节。

口腔麻醉这部分已被重新修订过，修订后基本结构内容维持不变。由于局部麻醉的实施方法在近些年有一些变化，所以我们对此进行了相应的更新。

我们希望本次所有修订及新增加的内容可以得到大家的认可，并继续保持它的专业水平，继而为临床前及研究生医学教育做出重要贡献。

在新版本中，Patricia Reynolds 和 Scott Rice 提供了超过 280 幅新插图，这些插图主要涉及正常结构及一些常见的与疾病相关的变异、异常、缺陷等内容。新增的牙齿部分添加了常见的牙齿状况和疾病有关的插图。许多临床病理图像来自于 Cawson, R. A., Binnie, W. H. 和 Eveson, J. W. 的公司出版以及 Slide Atlas of Oral Disease（2nd Edition. 1994, Wolfe 的公司出版；Cawson, R. A., Eveson, J. W. Oral Pathology and Diagnosis. 1987, Gower Medical Publishing Ltd 公司（目前不再刊印）。该网站还包括一个交互式问题库，有 150 多个选择题，可以检测你的知识掌握水平，并可作为考试的相关辅助资料。

Bari Logan. Siegershausen. Switzertand
Patricia Reynolds, London
Scott Rice. London
2016

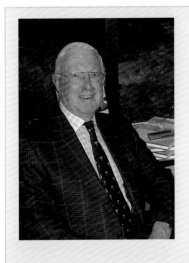

R. M. H. McMinn 教授（1923-09-23—2012-07-11）

Robert 'Bob' McMinn 毕业于格拉斯哥大学的医学专业。1950 年，在后方医院完成伊拉克和非洲战场中的皇家空军卫勤保障工作后，他作为一名格拉斯哥大学的解剖教员开始了他的解剖学事业。他作为一名讲师任教于谢菲尔德大学之后成为了一名审稿人，后来担任伦敦国王大学的名誉教授。在 1970 年，他被英格兰外科医生皇家学院任命为解剖学会主席。他的著作 A Colour Atlas of Human Anatomy（摄影师 R. T. Hutchings）于 1977 年首度出版并成为了世界范围内的畅销书。该著作被译为 25 种语言，发行量达 4 000 000 册之巨。

本书及其余他参与编写的解剖图书都冠名"McMinn"，以纪念他在解剖教学方面的卓著贡献。他所主编的第 8 和第 9 版的 Last's Anatomy Regional and Applied 至今仍是外科从业者的标准参考教材。他先后担任英国和爱尔兰解剖学会的项目干事以及财务主管，是英国临床解剖协会的创始人之一，并担任该协会第一秘书。2000 年，在剑桥大学举办的国际解剖学会议上，由于其卓越的教学及研究工作，被解剖学界授予特殊报告奖。他的研究方向主要为创伤愈合、组织修复及皮肤疾病与消化道的联系。

他于 1983 年退休，并与其妻子迁回故乡苏格兰，定居于洛赫吉尔普黑德的 Ardfern 西海岸。

致　谢

我们感谢如下作者：

• Trevor Coward：英国伦敦国王大学口腔系颌面部及颅面部修复专家，提供修复种植乳牙部分。

• Robert Bentley：国王学院附属医院多发性创伤科临床主任医师，提供部分颅缝早闭，影像以及相关建议部分。

• Patrick O'Driscoll：伦敦国王学院盖斯医院高级口腔及颌面部外科医生（已退休），提供临床及放射摄影影像部分。

• Robert Logan：提供乳牙相关部分。

• Graham Roberts：伦敦国王大学儿童牙科教授（已退休），提供本书中临床儿科影像及建议。

• Ian Parkin：剑桥大学临床解剖学家，提供本书中专业的解剖知识。

• Mr Clive Brewis：剑桥阿登布鲁克医院耳鼻喉注册住院医师，提供耳部方面的建议。

• Mel Lazenby，Lucie Whitehead，Martin Watson：剑桥大学解剖系，工作为保存本书中的解剖资料。

• Mr Adrian Newman，Mr Ian Bolton，John Bashford：剑桥大学解剖系，AVMG 成员，工作为重新编排图片，数字技术及建议。

> ### 术语
> 本书中所使用术语来自 1988 年由 FCAT 创建并由 56 个 IFAA 成员支持的国际解剖术语。斯图加特：Thieme ISBN 3-13-115251-6

解剖遗体及解剖标本制作

感谢以下人员在准备本书中所列举的解剖标本时娴熟的技术。

• Dr N. Borely——126A，127B

• Dr T. Coward——22BCD

• Bari M. Logan——5B，11B，13C，15C，22B，37EF，61F，81EFGH，89G，104A，105B，106A，107B，110，112，116A，117B，118A，119C，120AB，121C，122A，123BCD，124AB，128，134AB，136ABC，138A，140ABCD，143IJ，144BCD，146A，147BC，148ABC，150AB，151CD，152ABCD，154ABC，155DEF，158ABCD，159E，160ABC，161D，166AB，167C，168A，170ABC，174ABC，175D，176ABC，178AB，180AB，182ABC，184ABCD，186BC，187D，188ABCDEGH，190ABCD，192ABCDE，196，198A，199B，200，202A，203BC，204ABC，206A，207B，210AC，211BD，212A，213B，214AB，215DE，216AB，217C，218，220A，221B，222，224AB，226A，228A，230AB，232，234A，235B，236AB，238A，239B，244AB，246ABCDEF，248ABC，276B，277C，280B，282G，284D，286I

• Steven F. Logan——（重涂色）162ABCDEF，164ABCDEFGH，165J

• Professor R. M. H. McMinn——240AB，242A

• Messrs. Adam 和 Rouilly，骨科学材料的借取。

临床照片

承蒙惠准，图像 88F、142E、192F、29B、276A、277B、279B，复制于第 3 版人体解剖图谱（*Imaging Atlas of Human Anatomy*）J. Weir 和 Peter H. Abrahams. Mosby，2003.

承蒙惠准，图像 135C、169C，复制于英国伦敦国王大学戈登博物馆。

图表 213 为征求允许之后复制于《麦克明基础临床解剖》（*McMinn's Functional and Clinical Anatomy*，R. M. H. McMinn，P. Gaddum-Rosse，R. T. Hutchings，B. M. Logan. Mosby，1995）。

承蒙惠准，图像 278A、281C、281D、283H、285E、287J 为重画于《口腔局部麻醉》（*Introduction to Dental Local Anaesthesia*，H. Evers and G. Haegerstam. Astra/Mediaglobe，1990）。

图像 269CD 摘自 Griffiths PD. Chapter19, Vascular supply and drainage of the brain. Susan Standring(ed). Gray's Anatomy, 41e, 290 页, 2016, Elsevier。

图像 30AB, 31CD 重画于 Ash M. Wheeler's Dental Anatomy Physiology and Occlusion, 第 7 版。WB Saunders, 原始资料来自 Schour L, Massler M.:人类齿列发展。J Am Dent Assoc 28:1153, 1941.

图像 33D,E, F 和 35F 来自 eHuman, Inc; www. ehuman. com.

图像 27ABC 摘自《组织细胞生物学》(His-tology and Cell Biology, 2nd Edition, A. L. Kierszenbaum. Elsevier, 2007。

网上图片来源于 Cawson, R. A., Binnie, W. H. 和 Eveson, J. W. Slide 的 Atlas of Oral Disease 第二版 1994, Wolfe; 以及 Cawson, R. A., Eveson, J. W. 的 Oral Pathology and Diagnosis, 1987, Gower Medical Publishing Ltd, 承蒙 John Eveson 教授, Emeritus 教授, 布里斯托尔大学牙科及口腔科学学校(School of Dental and Oral Sciences, University of Bristol)的准许。

尸体的保存

本书中解剖学操作的尸体标本的长期保存方法为防腐技术,设定电机泵压强常数 15p.s.i. 灌注通过动脉系统实现,通过一侧的股动脉插管灌注和伴行静脉的引流实现。

利用泵接受 20L 防腐液,这些区域的局部注射不会明显受到影响时,是用自动注射器实现的。

平均每个尸体标本的保存需要用到 30L 防腐剂。

灌注后,尸体标本被立即裹上较厚规格的透明聚乙烯包装,在 10.6℃、40% 湿度条件下冷藏至少 16 周才能用于解剖。这个储藏时间使防腐液充分渗入人体组织中,从而符合保存的要求。

防腐剂的化学配方如下(Logan et al.,1989)

甲基化的乙醇≥64 度	12.5L
80% 液化苯酚	2.5L
38% 福尔马林	1.5L
丙三醇基液	3.5L
共计	**20L**

每一组份的比重

甲基化乙醇	55%
丙三醇	12%
苯酚	10%
甲醛溶液	3%

使用这种特殊的防腐剂的优点如下。①使标本处于软保存状态,易于解剖操作;②低甲醛溶液含量,避免解剖时过量毒气溢出;③保持组织颜色的自然程度,便于摄影;④尸体或是解剖出来的标本和储存的部分不会生长霉菌。

安全性警告:

本书所用的解剖材料中的有关防腐液中某些化学材料的健康和安全使用条例发生了实质性的变化。因此,如果要采用这些防腐液,就必须遵守当地官方的健康和安全建议和指导。

方 位 图

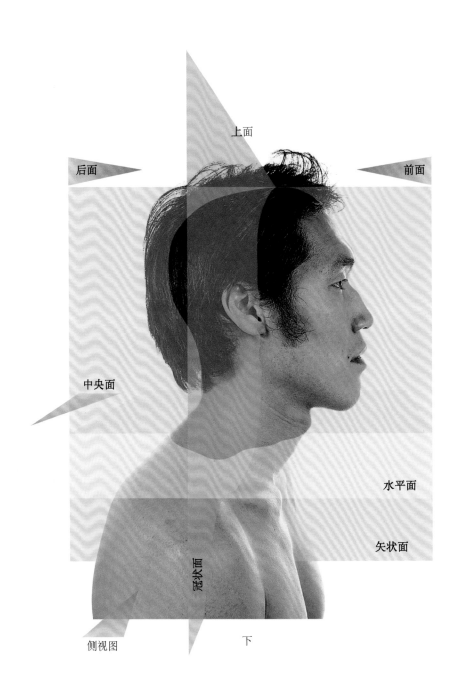

上面

后面　　　　　　　　前面

中央面

水平面

矢状面

冠状面

侧视图　　　　下

McMinn的解剖学图谱系列著作

Bari Logan 在 1977 年进入英国爱尔兰皇家外科学院人体解剖学教研室进行学术任职。那时，Bob McMinn 担任人类和比较解剖学主席，Ralph Hutchings 是首席医学科学官员和部门摄影师。

同年四月，Wolfe 医学出版社为一群杰出的医学界人士举办了一场欢迎晚宴来庆祝发表一本名为 *A Colour Atlas of Human Anatomy* 的书，该书作者为 McMinn 和 Hutchings，这两个人花费了两年的宝贵时间致力于这本书的编写。

1977：ISBN 0-7234-0709-6
第 1 版——1977
第 2 版——1988
第 3 版——1993
第 4 版——1998
第 5 版——2003
第 6 版——2008
第 7 版——2013

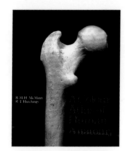

第 1 版防尘套

许多人认为这是一个视觉上令人震惊的作品，它无疑是人体解剖学领域的一本开创性的书籍，该书在结构和内容上提出了许多新的设计，并在后来将被其他作者采纳，成为许多新的解剖学插图书籍的标准。

这本 352 页的书囊括了超过 700 幅高质量的彩色照片，几乎都和天然的骨头大小一样，有详细的解剖过程，解剖前的准备。

作为一本医学专业的综合性的参考书，这本书很快成为最畅销的解剖学书，很快出版了 25 种不同语言的译本，在全世界销量达到 400 万本以上。它获得了无数的奖项，得到了许多同行间的好评。

直到今天这本书仍在出版，39 年过去了，它已经有了第 7 版（2013），但从第 4 版之后，有了新的作者、编辑和内容，书名下面仍然署名为 McMinn。

在那本彩色图谱的书籍获得巨大成功之后，出版商 Peter Wolfe 在 1979 年联系到 McMinn 和 Hutchings，提出了出版一本新的插图教材来适应爱尔兰皇家外科学院为口腔医学生开设的研究生课程教育的想法。

Wolfe 的提议是很及时的。因为建于 1947 年的解剖学和生理学博物馆正在准备革新。作为当务之急，Bari Logan 主持的头颈部的解剖内容，正是这些博物馆里所没有的。

因此，McMinn，Hutchings 和 Logan 三人合作，在两年内完成了他们的第一本书，并于 1981 年出版。

1981：ISBN 0-7234-0755-10
头颈部的彩色图谱
第 2 版——1994
第 3 版——2004
第 4 版——2009
第 5 版——2016

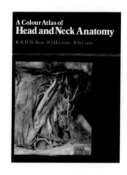

在接下来的 17 年里，Hutchings 和 McMinn 分别于 1981 年和 1983 年退休，而 Bari Logan 于 1987 年去剑桥任职，还有关于出版商的变化，公司的变更等一些复杂变化，此外还有很多作者承担着其他著作的编写工作，但丝毫未影响该系列书籍取得广泛的成功。

这些快速有效运作的关键在于，制定一个严密合理的制度，并在非常严格的时间框架内，把每位作者的才能完美地联合起来。

1982：ISBN 0-7234-0782-7
足部和脚踝部解剖彩色图谱
Wolfe Medical Publications：
McMinn/Hutchings/Logan
适用于足病医生
英语、汉语、荷兰语、法语、
日语、俄语、西班牙语
第 2 版——1995
第 3 版——2004
第 4 版——2012

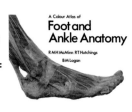

1984：ISBN 0-7234-0831-9
应用解剖学彩色图谱
Wolfe Medical Publications：
McMinn/Hutchings/Logan
适用于临床医生（外科或临
床手术解剖方法）
英语、日语
绝版

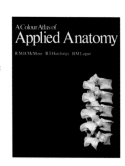

1986：ISBN 0-7234-0911-0
人体解剖学的图片测试
Wolfe Medical Publications：
McMinn/Hutchings/Logan
适用于准备参加技能考试的
医学生
英语、法语、德语、日语、葡
语、塞尔维亚-克罗地亚
语、西班牙语
绝版

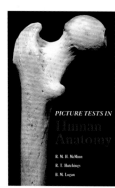

1986：ISBN 0-7234-0958-7
人体骨骼：彩色摄影手册
Wolfe Medical Publications：
McMinn/Hutchings/Logan
适用于医学生（折叠，全尺
寸骨骼图片和个人骨骼）
英语、丹麦语、法语、德语、希腊
语、日语、葡萄牙语、西班牙
语
第 2 版——2007

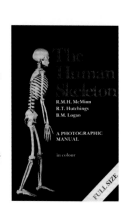

1995：ISBN 0-7234-0967-6
McMinn 的功能及临床解剖学
Mosby： McMinn/Gaddum-
Rosse/Hutchings/Logan
适用于医学生
英语、意大利语、希腊语
绝版

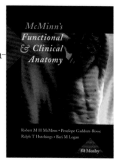

功能及临床解剖学上有另一位合著者，Pe-
nelope Gaddum Rosse，一位杰出的生理学家，
1987 年开始该项目工作，主要涉及护理的解剖学
和生理学，出版商为 Wolfe。

然而，由于 Wolfe 出版社被 Mosby 出版社接
管，且 Mosby 出版社已经有很多解剖和生理方面
的护理书籍，因此该书籍撰写工作被搁置数年。
直到 1993 年，在 McMinn 的提议下，这本书被重
新编写，并使它更广泛地面向医学研究生和实习
医生。

Bob 在一年内就将该工作完成。有意思的
是，这本书被认为是他所有书本中写得最好的
一本。

他们一起著作的最后一本书于 1998 年出版。

1998：ISBN 1-874545-52-9
简明人体解剖学手册
Manson Publishing：
McMinn/Hutchings/Logan
适用于进入医学生涯的六年
级学生
英语、德语、葡萄牙语

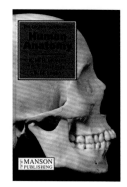

Bob 是每一本书灵感背后的驱动力。从项目一开始他就清晰地勾勒出该书的全部内容、具体的说明和要求，每一章制作草图，复印件或所有重要的解剖结构图片中的附带详细说明。

Bari 会亲自详细解释照片信息，制作笔记和图纸，为特定相机镜头角度和整体框架视图要求进行各种详细计划或解剖准备工作。

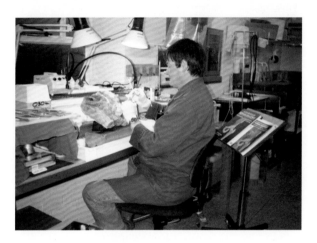

Bari M. Logan 解剖员

零星的摄影会议通常在深夜和周末举行，"鹰眼"的"Bob"将建议相机的角度，并确保所有必要的结构识别显示在正确的解剖位置。

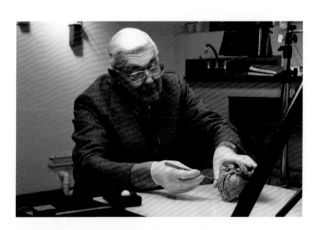

R.（'Bob'）H. McMinn 解剖学教授

Ralph 花了大量的时间用于建立正确的相机曝光位置，并使用全格式彩色胶卷以保证图像质量和细节。

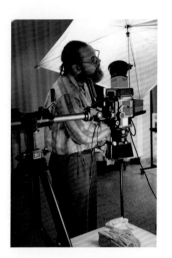

摄影师 Ralph T. Hutchings

从这三人第一次出版著作到 2016 年，共合作撰写出版了 7 本著作，并被翻译成 14 种语言：英语、汉语、丹麦语、荷兰语、法语、德语、希腊语、意大利语、日语、韩语、葡萄牙语、俄罗斯语、塞尔维亚-克罗地亚语和西班牙语，全球销售总额超过100 万册。

其中有四本目前仍然在出版，包括：《头颈部的彩色图谱》第 5 版，《足部和脚踝部解剖彩色图谱》第 4 版，《人体骨骼：彩色摄影手册》第 2 版，《简明人体解剖学手册》目前正在被新的作者和出版商进行修订。

总的来说，Bob McMinn 由于其独特的远见在这样一个专门领域取得了卓越的文学成就，他的遗产——人体解剖学书籍不仅在医学教育中具有重大的指导意义，也赢得了世界各地成千上万的有志青年学生的感谢和掌声。

Bari M. Logan 和 Ralph T. Hutchings
2016 年 4 月

目 录

颅、颅骨连结和牙齿

1

颅

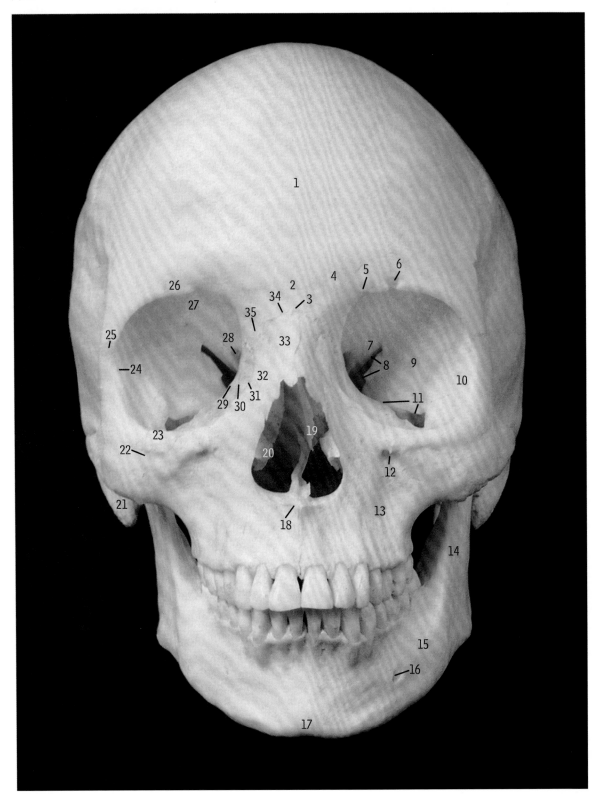

颅 前面观

这是一个标准的前面观。最明显的特征是两个眶和鼻腔的中央开口。

1. 额骨
2. 眉间
3. 鼻根
4. 眉弓
5. 额切迹
6. 眶上孔
7. 蝶骨小翼
8. 眶上裂
9. 蝶骨大翼
10. 颧骨
11. 眶上裂
12. 眶下孔
13. 上颌骨
14. 下颌骨支 ⎫
15. 下颌骨体 ⎬ 下颌骨
16. 颏孔 ⎪
17. 颏隆突 ⎭
18. 鼻前棘
19. 鼻中隔偏曲
20. 下鼻甲
21. 乳突
22. 颧上颌缝
23. 眶下缘
24. 边缘结节
25. 颧额缝
26. 眶上缘
27. 额部眶部
28. 视神经管
29. 泪后嵴
30. 泪囊窝
31. 泪前嵴
32. 上颌骨额突
33. 鼻骨
34. 鼻额缝
35. 额上颌缝

名词"颅骨(skull)"包括下颌骨,但名词"颅 cranium"不包括下颌骨;然而这些专业术语并非严格使用

颅盖(不经常使用的术语)是颅骨包裹大脑的上面部分(即颅腔);它包括顶部或盖部(如颅顶)和底部即颅底

颅骨的前部形成面颅

颅骨的腔

• 颅腔,它包括大脑及脑膜

• 鼻腔,由鼻中隔分为左右两半(19,通过梨形的开口,可以看到的鼻前孔或梨状孔)

• 眶腔或眶,左右各一,包括眼

颅各骨

不成对的	成对的
额骨	上颌骨
筛骨	鼻骨
蝶骨	泪骨
犁骨	下鼻甲
枕骨	腭骨
下颌骨	颞骨
	颧骨
	顶骨

颅各骨的细节,见第36~57页

眶上、眶下孔和颏孔(6、12和16)大致在同一垂直线上

眶上孔(或切迹,6)位于额骨的眶上缘(26)(或上方)距中线约2.5cm

眶下孔(12)位于上颌骨的眶下缘(23)下方0.5cm,就在瞳孔(眼直视前方时)正下方,在第2上磨牙长轴上

颏孔(16)位于下颌骨的第2下磨牙根尖下方或在第1和第2下磨牙根尖之间(见第36页,B10)

颅骨的骨化

由软骨内骨化发育而来的有:

• 筛骨

• 下鼻甲

• 蝶骨(除了蝶骨大翼外侧部分)

• 颞骨岩部乳突和茎突

• 枕骨(枕骨上项线以下)

其余各骨由膜内骨化发育而来

颅 肌肉附着点,前面观

颅骨左侧显示面部肌或面部表情肌的肌肉附着点,右侧显示颞肌和咀嚼肌的肌肉附着点,咀嚼肌多见于颅骨侧面观(见第 10 页)。

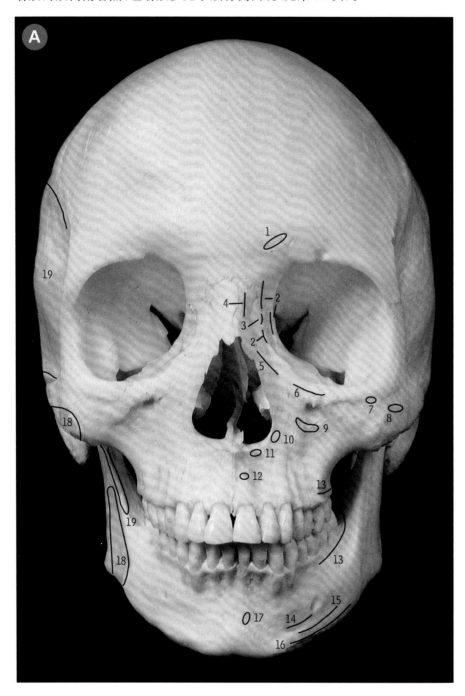

1. 皱眉肌
2. 眼轮匝肌
3. 睑内侧韧带
4. 降眉间肌
5. 提上唇肌鼻翼
6. 提上唇肌
7. 颧小
8. 颧大
9. 提口角肌
10. 鼻(横向)
11. 鼻(鼻翼部分)
12. 降鼻中隔肌
13. 颊肌
14. 下唇方肌
15. 降口角肌
16. 颈阔肌
17. 颏
18. 咬肌
19. 颞肌

眼轮匝肌(A 2)部分附着
在泪囊窝(第 8 页,39)
的前方和后方

提上唇肌的肌肉附着点
(A 6)位于眶下孔(第 2
页,12)上方,提口角肌
的肌肉附着点(A9)在
眶下孔下方

下唇方肌的肌肉附着点
(A 14)在颏孔前方(第
2 页,16),降口角肌的
肌肉附着点(A 15)在
颏孔下方

颅 左侧半前面观

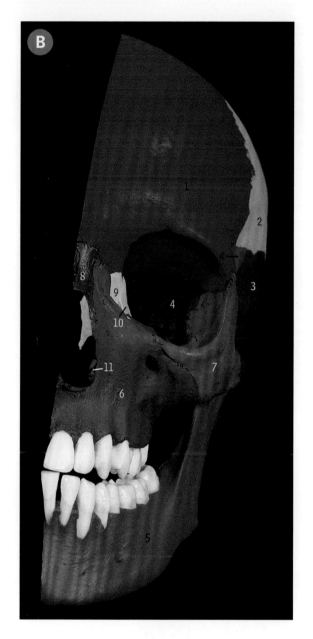

B 对各骨染色

1. 额骨
2. 顶骨
3. 颞骨
4. 蝶骨
5. 下颌骨
6. 上颌骨
7. 颧骨
8. 鼻骨
9. 泪骨
10. 筛骨
11. 下鼻甲

颅 勒佛尔面部骨折线

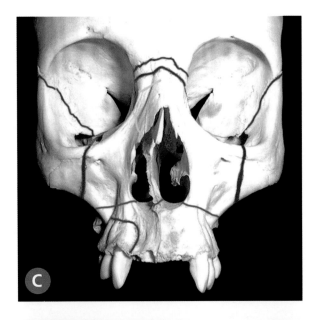

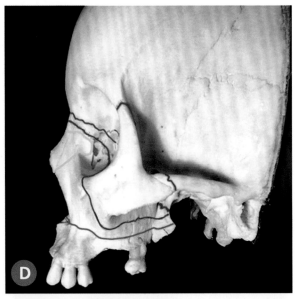

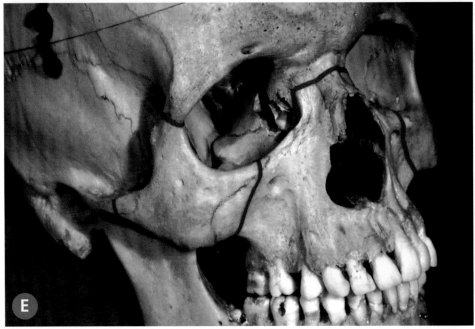

C **D** 前面和侧面观
显示 Le Fort 骨折线

E Le Fort 骨折Ⅱ型和
Ⅲ型骨折线

在前面观和侧面观中

C **D**

深蓝色的线:牙槽骨
骨折

绿线:Le Fort Ⅰ型骨折

紫线:Le Fort Ⅱ型骨折

浅蓝色线:锥形 Le Fort
Ⅱ型骨折

红线:Le FortⅢ型骨折

　　Rene Le Fort 在 1901 年描述了面部中 1/3 骨折的 3 个层次。Le Fort 骨折
线是面部骨骼的脆弱处,无法承受来自侧面和前面的外力打击从而发生骨折。

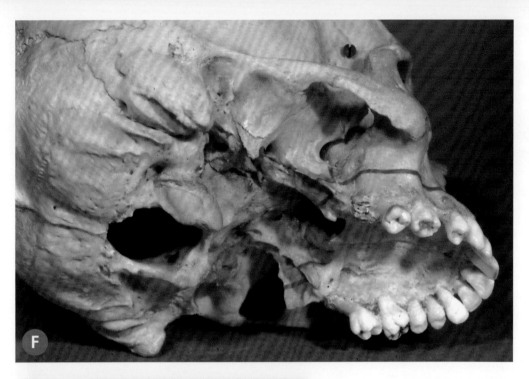

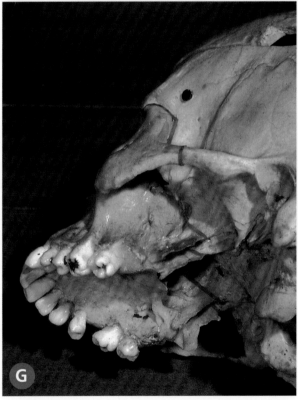

F Le Fort Ⅰ型骨折线

G Le Fort Ⅲ型骨折线

颅 左侧面观

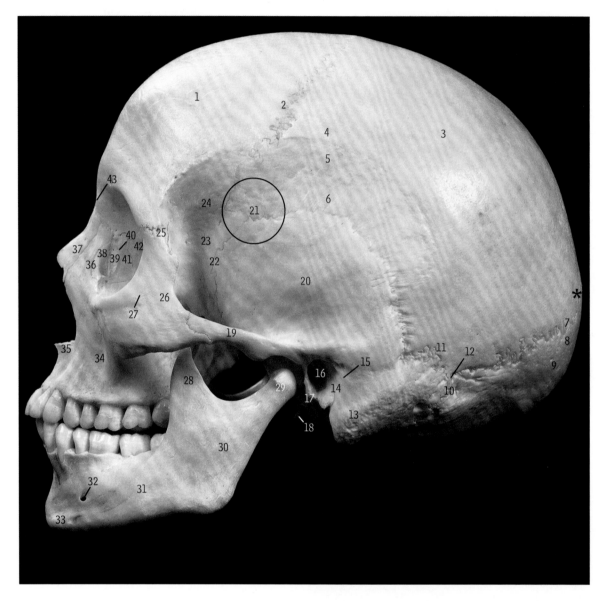

　　这是标准的侧面观。骨面标志包括颧骨（腭骨，26）和颧弓（19）、下颌骨升支（30）的冠突和髁突（28和29）、外耳道（16）和乳突（13）。星号（*）标志着颅骨的最后部（枕部），它在枕外隆凸（9）的后上方。

1. 额骨
2. 冠状缝
3. 顶骨
4. 上颞线 ⎫ 临时线
5. 下颞线 ⎭
6. 鳞缝
7. 人字缝
8. 枕骨
9. 枕外隆突
10. 枕乳突缝
11. 顶乳突缝
12. 星点
13. 乳突
14. 颞骨鼓室部
15. 外耳道上三角
16. 外耳道
17. 茎突鞘
18. 茎突
19. 颧弓
20. 颞骨鳞部
21. 翼点
22. 蝶鳞缝
23. 蝶骨大翼
24. 蝶额缝
25. 额颧缝
26. 颧骨
27. 颧面孔
28. 下颌骨冠突 ⎫
29. 下颌关节突 ⎪
30. 下颌支 ⎪
31. 下颌体 ⎬ 下颌骨
32. 下颌骨颏孔 ⎪
33. 下颌骨颏隆突 ⎭
34. 上颌骨
35. 前鼻棘
36. 上颌骨额突
37. 鼻骨
38. 泪前嵴
39. 泪囊窝
40. 泪后嵴
41. 泪骨
42. 筛骨眼眶部
43. 鼻根点

颅骨的一些解剖学点

鼻根点(43):两鼻骨和额骨连结处的点

枕外隆凸点(9):枕外隆突的正中点

前囟点(第14页,10):矢状缝和冠状缝接合处(即位于额骨和两顶骨之间)。新生儿前囟在此区域(第78页,A 1和D 1)

人字点(第14页,2):矢状缝和人字缝接合处(即位于枕骨和两顶骨之间)。新生儿后囟在此区域(第78页,C 30和D 30)

翼点(21):一块"H"形区域(而不是单独一个点)。额骨、顶骨、颞骨鳞线和蝶骨大翼接合处。翼点是一个重要的标志,因为其覆盖着脑膜中动脉的前支(第32页,2),并可能由于撞击破裂导致硬膜外出血(第199页)。新生儿蝶囟在此区域(第72页,B 27)

星点(12):人字缝、顶乳突缝和枕乳突缝接合处(即位于枕骨、顶骨和颞骨之间)。新生儿乳突囟在此区域(第78页,B 20)

颅 肌肉附着点，左侧面观

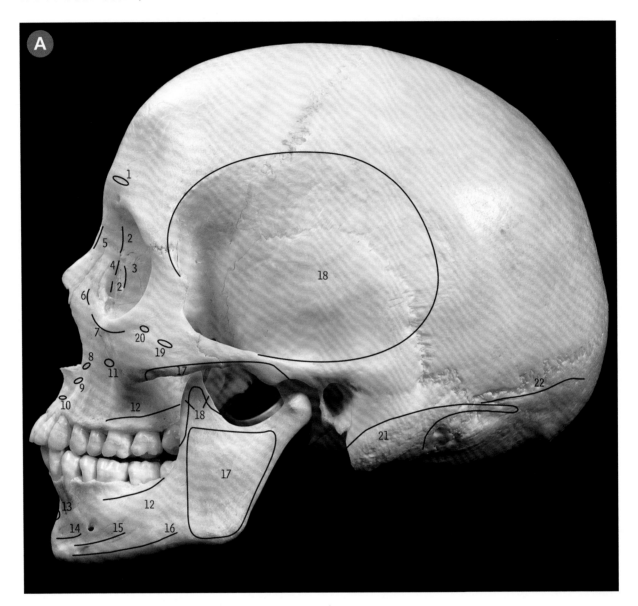

1. 皱眉肌
2. 眼轮匝肌（眶部及睑部）
3. 眼轮匝肌（泪部）
4. 睑内侧韧带
5. 降眉间肌
6. 提上唇鼻翼肌
7. 提上唇肌
8. 鼻肌（横部）
9. 鼻肌（翼部）
10. 降鼻中隔肌
11. 提口角肌
12. 颊肌
13. 颏肌
14. 下唇方肌
15. 降口角肌
16. 颈阔肌
17. 咬肌
18. 颞肌
19. 颧大肌
20. 颧小肌
21. 胸锁乳突肌
22. 枕额肌枕腹

颅 各骨彩图,左侧面观

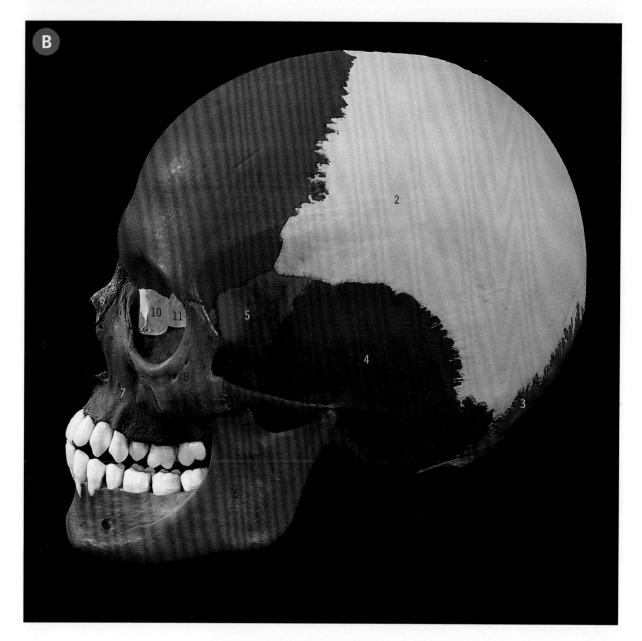

B

1. 额骨
2. 顶骨
3. 枕骨
4. 颞骨
5. 蝶骨
6. 下颌骨
7. 上颌骨
8. 颧骨
9. 鼻骨
10. 泪骨
11. 筛骨

颊肌(A 12)附着于 3 颗磨牙所对的上颌骨和下颌骨

睑内侧韧带(A 4)与眼轮匝肌的眼睑部及眶部(A 2)附着于泪前嵴;眼轮匝肌的
　泪腺部(A 3)附着于泪后嵴

颞肌在上面附着的部分(A 18)即颞窝。颞肌(第 136 页,A 2)的最下方的肌纤维
　水平向下走行于颧骨颞突根部的前方,附着于下颌骨

胸锁乳突肌(A 21)附着于乳突并向后延伸至枕骨。这是个不易从肌肉名称体
　现的特点——字面上看其只是附着于乳突而已

颅 后面观

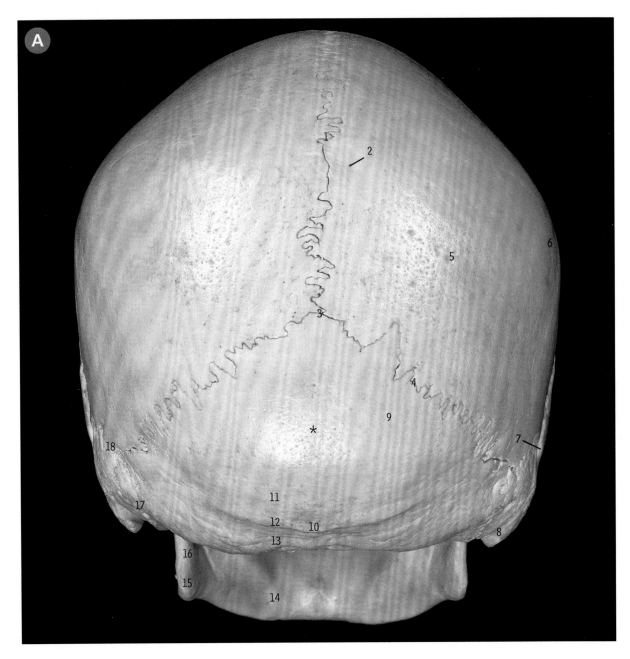

A 含下颌骨

　　这是一个标准的颅骨后面观,可见矢状缝和人字缝(1 和 4)及枕外隆突(10)。星号(*)标志着枕部(同第 8 页)。在 B 图中可见一些缝间骨(19)和其中的一些骨性融合。

1. 矢状缝	6. 顶结节	11. 最上项线	16. 下颌支
2. 顶骨孔	7. 颞骨	12. 上项线	17. 枕乳缝
3. 人字点	8. 乳突	13. 下项线	18. 顶乳缝
4. 人字缝	9. 枕骨鳞状部	14. 下颌骨体	19. 缝间骨
5. 顶骨	10. 枕外隆突(点)	15. 下颌角	

颅 后面观

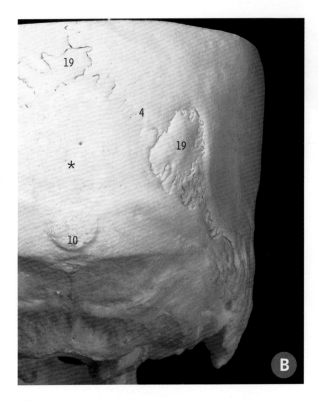

B 另一个不含下颌骨的标本

缝间骨（B19）来源于不同颅骨缝中心的骨化作用。最
　常见于人字缝（4）。另见第 80～81 页

枕部（*）是颅骨的最后方，位于枕骨正中线、枕外隆突
　上方几厘米处（10；第 8 页，8），并且是向后摔倒时头
　后部被撞击的地力

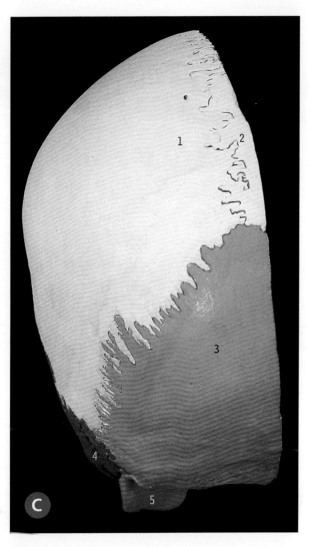

C 颅骨左半部后面观，标有不同颜色

1. 左顶骨
2. 右顶骨 *
3. 枕骨
4. 颞骨
5. 下颌骨

> * 尽管颅骨是沿正中矢状面切
> 　开，矢状线的天然迂回纹路在
> 　左顶骨和部分右顶骨都可见

颅顶

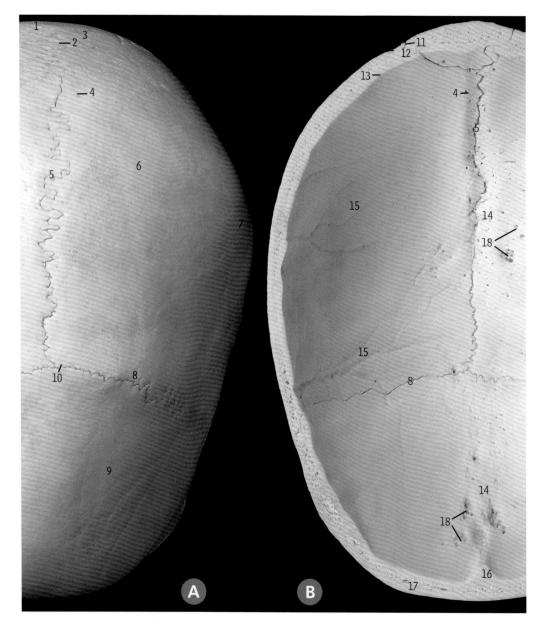

Ⓐ 外面观（左半部）　**Ⓑ** 内面观（左半部）

1. 枕骨
2. 人字点
3. 人状缝
4. 顶骨孔
5. 矢状缝
6. 顶骨

7. 顶结节
8. 冠状缝
9. 额骨
10. 前囟点
11. 顶骨外板
12. 顶骨板障

13. 顶骨内板
14. 上矢状沟
15. 脑膜中动脉沟
16. 额嵴
17. 额窦
18. 蛛网膜压迹

颅顶

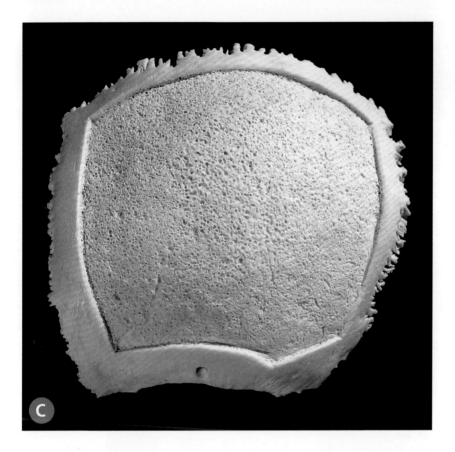

C 右顶骨板障

标准的顶面观见于图 A，可见正中线处的矢状缝（5）和前面的冠状缝（8）。图 B 内侧可见上矢状窦的沟和压迹（14；第 196 页，2），中脑膜血管沟和压迹（15；第 199 页，B 16 和 17）及蛛网膜颗粒的沟及压迹（第 200 页，5）。

在图 C 中骨密质外板已分离，可见"蜂窝"样的骨松质（海绵状的），即颅骨的板障。

> 该颅骨顶点为其最正中最高点，约为矢状缝的标记处（5）
>
> 顶结节（7）位于颅顶最外侧的部分；在此标本上尤为明显
>
> 颅骨外面的骨缝线（如 A 5、8）比颅骨内面的骨缝线（如 B 5、8）更迂曲

颅底 外表面观

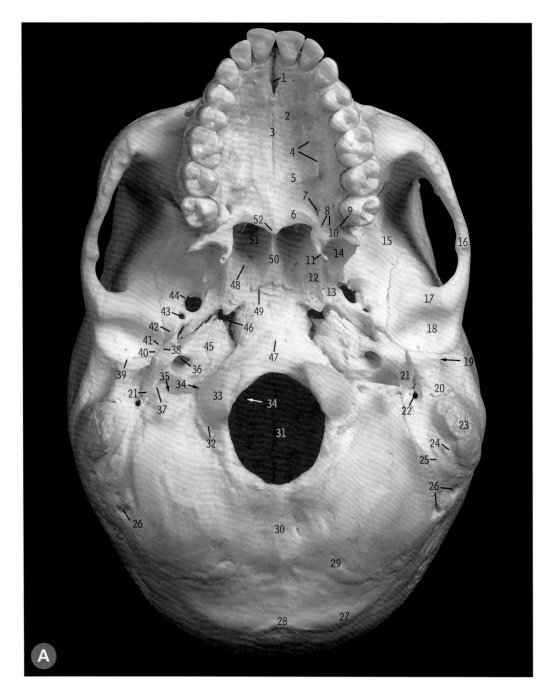

A 下面观

在图 A 中，标准颅底外面观中最重要的孔（除了巨大的枕骨大孔外，31）包括破裂孔（46）、卵圆孔（44，通常在此面为圆形，但在另一面为椭圆形）、棘孔（43）、茎乳孔（22）、颈静脉孔（35）和颈动脉管（36）。

在图 B 中，通过鼻后孔（A 51）可见部分鼻甲（第 58～60 页）。

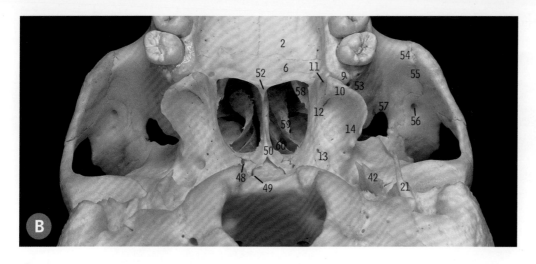

B 后下面观

1. 切牙窝
2. 上颌骨腭突
3. 腭中缝
4. 腭沟和腭棘
5. 腭横缝
6. 腭骨水平板
7. 腭大孔
8. 腭小孔
9. 上颌结节
10. 腭骨锥突
11. 翼沟
12. 翼内板
13. 舟状窝
14. 翼外板
15. 颞下嵴
16. 颧弓
17. 关节结节
18. 下颌窝
19. 外耳道
20. 颞骨鼓部
21. 茎突
22. 茎乳孔
23. 乳突
24. 乳突切迹
25. 枕槽
26. 乳突孔
27. 上项线
28. 枕外隆凸
29. 下项线
30. 枕外嵴

31. 枕骨大孔
32. 髁管
33. 枕髁
34. 舌下神经管
35. 颈静脉孔
36. 颈动脉管
37. 茎突鞘
38. 岩鳞裂缝
39. 鳞鼓裂
40. 鼓室盖
41. 岩鳞裂
42. 蝶骨棘
43. 棘孔
44. 卵圆孔
45. 颞骨岩部尖
46. 破裂孔
47. 咽结节
48. 腭鞘管
49. 犁鞘管
50. 犁骨
51. 鼻后孔
52. 鼻后棘
53. 上颌骨颞下面
54. 上颌骨颧突
55. 颧上颌缝
56. 颧颞孔
57. 眶上裂
58. 上鼻甲
59. 中鼻甲
60. 下鼻甲

上颌骨的腭突(2)和腭骨水平板(6)形成
　硬腭

颅底 外表面观,肌肉附着点

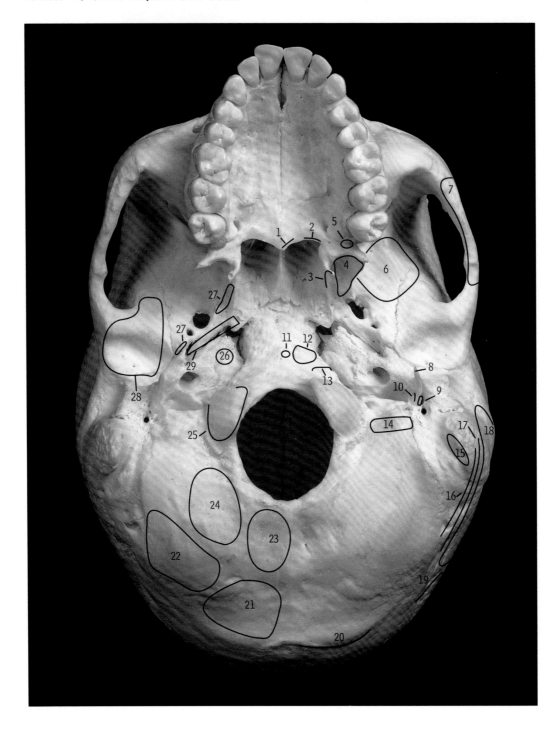

　　翼内肌和翼外肌(4和6)主要起自于翼板的外侧,翼外肌还起自蝶骨大翼(6)的颞下面。咽上缩肌的最上部(3)附着于翼板内侧后缘下方,胸锁乳突肌(18)在乳突外侧,其内侧相邻二腹肌后腹(15)。斜方肌(20)在半棘肌(21)和枕下肌群(第22~24页)后方至颅后部。

1. 腭垂肌	
2. 腭咽肌	
3. 咽上缩肌	
4. 翼内肌(深头)	
5. 翼内肌(浅头)	
6. 翼外肌(上头)	
7. 咬肌	
8. 茎突舌肌	
9. 茎突舌骨肌	
10. 茎突咽肌	
11. 咽缝	
12. 头长肌	
13. 头前直肌	
14. 头外侧直肌	
15. 二腹肌后腹	
16. 头最长肌	
17. 头夹肌	
18. 胸锁乳突肌	
19. 枕额肌枕腹	
20. 斜方肌	
21. 头半棘肌	
22. 上斜肌	
23. 头后小直肌	
24. 头后大直肌	
25. 寰枕关节囊	
26. 腭帆提肌	
27. 腭帆张肌	
28. 颞下颌关节囊	
29. 咽鼓管软骨部	

颅骨主要的孔及其内容物(更多细节见第286~287页)

眶上孔
　　眶上神经和血管
眶下孔
　　眶下神经和血管
颏孔
　　颏神经和血管
下颌孔
　　下牙槽神经和血管
视神经管
　　视神经
　　眼动脉
眶上裂
　　眼神经和静脉
　　动眼神经、滑车神经、外展神经
眶上裂
　　上颌神经
蝶腭孔
　　蝶腭动脉
　　翼腭神经节鼻支
圆孔
　　上颌神经
卵圆孔
　　下颌和岩小神经
棘孔
　　脑膜血管
破裂孔
　　颈内动脉(从后面进入从上方出现)
　　岩大神经(从后面进入和离开前方的翼管神经)
颈动脉管
　　颈内动脉和神经
颈静脉孔
　　岩下窦
　　舌咽、迷走神经和副神经
　　颈内静脉(下方出现)
内耳道
　　面神经、前庭蜗神经
　　迷路动脉
舌下神经管
　　舌下神经
茎乳孔
　　面神经
枕骨大孔
　　延髓和脑膜
　　脊椎和脊髓前后动脉
　　副神经(脊髓部)

颅底 内表面,上面观

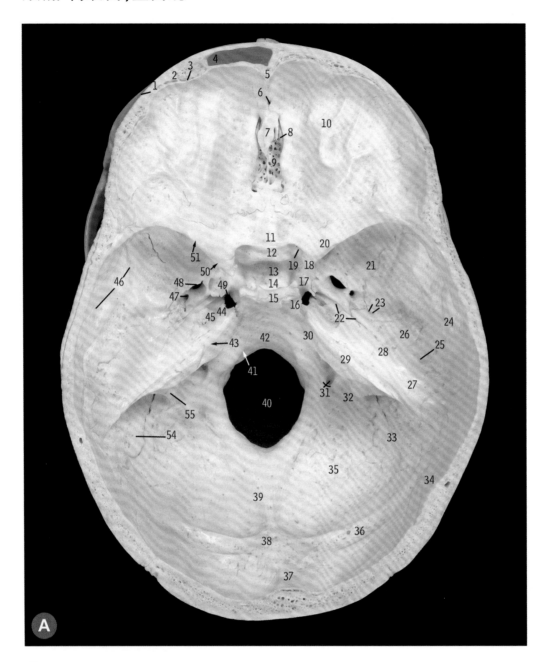

A 颅前、中、后窝,上面观

图 A 为标准的上面观。在图 B 中,颅骨向下或向上倾斜以便能观察到右眶上裂(51)和圆孔(50),而当直接从上方观察时是无法看到的。图 C 标本展示了左蝶骨内静脉孔和岩孔(52、53)(少见)。

1. 外板（颅骨）
2. 板障
3. 内板（颅骨）
4. 额窦（上部）
5. 额嵴
6. 盲孔
7. 鸡冠
8. 筛前神经血管沟
9. 筛骨筛板
10. 额骨眶部
11. 蝶骨小翼
12. 视交叉沟
13. 鞍结节
14. 垂体窝（蝶鞍）
15. 鞍背
16. 后床突
17. 颈动脉沟
18. 前床突
19. 视神经管

20. 蝶骨小翼
21. 蝶骨大翼
22. 岩大神经管裂孔和沟
23. 岩小神经管裂孔和沟
24. 颞骨鳞部
25. 岩鳞裂
26. 鼓室盖
27. 弓状隆起
28. 颞骨岩部
29. 岩上窦沟
30. 岩下窦沟和岩枕缝
31. 颈静脉孔
32. 乙状窦沟
33. 枕乳缝
34. 顶骨乳突（后下）角
35. 枕骨
36. 横窦沟
37. 上矢状窦沟

38. 枕内隆凸
39. 枕内嵴
40. 枕骨大孔
41. 舌下神经管
42. 斜坡
43. 内耳道
44. 颞骨岩部尖
45. 三叉神经印迹
46. 脑膜中动脉沟
47. 棘孔
48. 卵圆孔
49. 破裂孔
50. 圆孔
51. 眶上裂
52. 静脉（蝶骨）孔（维萨里解剖学）
53. 岩（无名）孔
54. 乳突内孔
55. 前庭导管

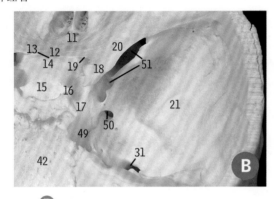

B 颅中窝右半部（上，右，后面观）

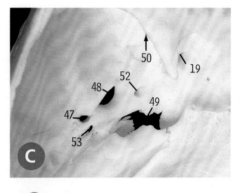

C 颅中窝左半部（上面观）

关于颅底的更多细节见第 68～71 页
圆孔、卵圆孔、棘孔（50,48 和 47）一般在蝶骨大翼内；静脉（蝶骨）孔（维萨里解剖学，C52）和岩（无名）孔（C53）偶尔可见

颅前窝开口的有：
- 盲孔（6）
- 筛骨筛板孔（9）

颅中窝开口的有：
- 视神经管（19）
- 眶上裂（51）
- 圆孔（50）
- 卵圆孔（48）
- 棘孔（47）
- 静脉（蝶骨）孔（维萨里解剖学）（52）
- 岩（无名）孔（53）（偶见）
- 破裂孔（49）
- 岩大、小神经管裂孔（22 和 23）

颅后窝开口的有：
- 枕骨大孔（40）
- 内耳道（43）
- 前庭导管（55）
- 颈静脉孔（31）
- 舌下神经管（41）
- 乳突内孔（54）

颅骨孔内容物见第 19 页和第 286～287 页

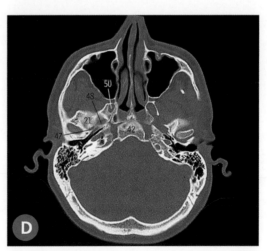

D 颅中窝的轴向 CT 与 B 图平面相近

颅内 左半部

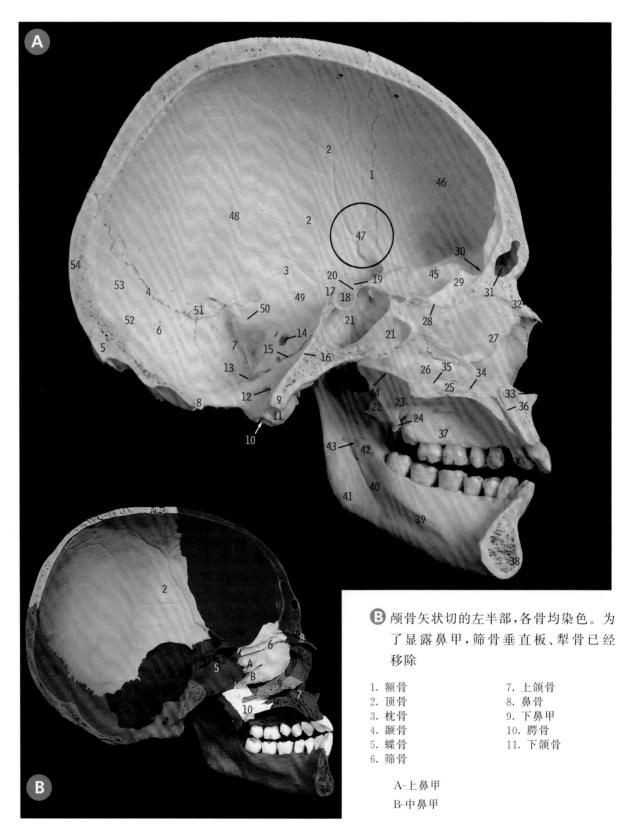

B 颅骨矢状切的左半部,各骨均染色。为了显露鼻甲,筛骨垂直板、犁骨已经移除

1. 额骨
2. 顶骨
3. 枕骨
4. 颞骨
5. 蝶骨
6. 筛骨
7. 上颌骨
8. 鼻骨
9. 下鼻甲
10. 腭骨
11. 下颌骨

A-上鼻甲

B-中鼻甲

颅骨的左半部右面观,可看到鼻中隔部分骨(犁骨,26;筛骨垂直板,27)。画圈处(47)显示翼点位置
(见第 9 页和第 199 页注释)

Ⓐ 在正中矢状切面上

1. 冠状缝
2. 脑膜中动脉沟
3. 鳞缝
4. 人字缝
5. 枕外隆凸
6. 横窦沟
7. 乙状窦沟
8. 枕骨大孔后缘
9. 枕骨大孔前缘
10. 乳突
11. 枕髁
12. 舌下神经管
13. 颈静脉孔
14. 内耳道
15. 岩下窦沟
16. 斜坡
17. 鞍背
18. 垂体窝
19. 前床突
20. 视神经管
21. 蝶窦
22. 外侧板(蝶骨翼突)
23. 内侧板(蝶骨翼突)
24. 翼突钩状凸起
25. 硬腭
26. 犁骨
27. 筛骨垂直板
28. 筛骨筛板

29. 鸡冠
30. 盲孔
31. 额窦
32. 鼻骨
33. 鼻前棘
34. 上颌骨鼻嵴
35. 腭骨鼻嵴
36. 切牙管
37. 上颌骨牙槽突
38. 颏隆凸
39. 下颌舌骨线
40. 下颌舌骨神经沟
41. 下颌角
42. 小舌
43. 下颌孔
44. 鼻后孔
45. 额骨眶部
46. 额骨鳞部
47. 翼点(圆圈)
48. 顶骨
49. 颞骨鳞部
50. 岩上窦沟
51. 顶骨乳突(后下)角
52. 枕内隆凸
53. 枕骨
54. 枕部

脑膜中动脉沟(2)在颅腔内向上、向后走行

横窦沟(6)行于枕骨前上方,穿过顶骨乳突角(51),然后向下至颞骨成为乙状窦沟
  (7)进入颈静脉孔(13;与第 30 页 A36、34、32、31 比较观察)

垂体窝(18)位于蝶窦(21)上方

舌下神经管(12)位于枕骨枕髁上方(11),内耳道(14)位于颞骨上方。从该角度观
  察枕髁挡住了乳突(10)

颅腔 眶和鼻腔

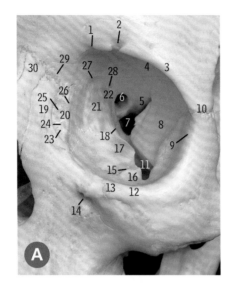

A 左眶

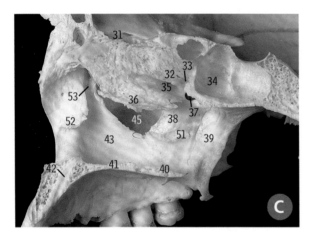

B 鼻腔右半部（含完整侧壁）

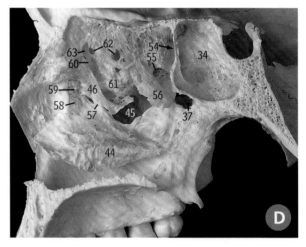

C 鼻腔侧壁（无下鼻甲）

D 鼻腔侧壁（无中鼻甲）

在图 A 中，从左眶向稍左上方观察，可以看到顶部，外侧壁、底部和内侧壁。这些骨参与构成眶的边界，并相互融合，详见后述第 58～63 页。

图 B～E 展示了右半鼻腔的侧壁。在 B 图中，侧壁完整；在 C 图中，将下鼻甲去除（B44），以更好地展示上颌骨内侧壁（43）；在 D 图中，将中鼻甲去除（B36），以更好地展示筛孔（61）和半月裂孔（60）；E 图以倾斜的角度展示蝶窦前壁（54）。

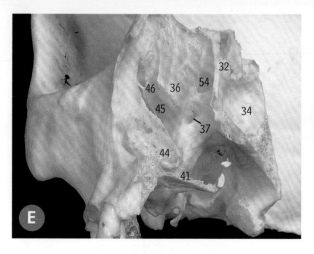

E

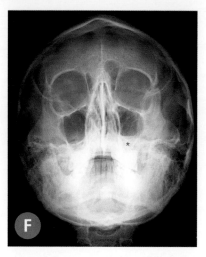

F

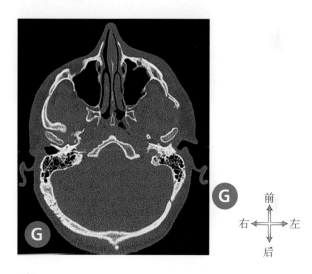

G

E 斜面观,从前方和左侧,去除鼻中隔

1. 额切迹
2. 眶上孔
3. 眶上缘
4. 额骨眶部 ⎫ 形成顶
5. 蝶骨小翼 ⎭
6. 视神经管
7. 眶上裂
8. 蝶骨大翼 ⎫ 形成侧壁
9. 颧骨(额突到结节) ⎭
10. 额颧缝
11. 眶下裂
12. 眶下缘
13. 颧上颌缝
14. 眶下孔
15. 眶下沟
16. 颧骨 ⎫ 形成底
17. 上颌骨 ⎭
18. 腭骨眶突
19. 上颌骨额突 ⎫
20. 泪骨 ⎪
21. 筛骨眶板 ⎬ 形成内侧壁
22. 蝶骨体 ⎭
23. 泪前嵴
24. 泪沟
25. 泪囊窝
26. 泪后嵴
27. 前面 ⎫ 筛孔
28. 后面 ⎭
29. 额上颌缝
30. 鼻骨
31. 筛骨筛板
32. 上鼻甲
33. 蝶筛隐窝
34. 蝶窦

F 颧骨复合体的骨裂或者上颌骨可以使血液汇聚在上颌窦从而使液面上升(*),如上图枕颌的放射片所示

G 通过上颌窦的 CT 图显示左侧的颧骨复合体骨折

前
右 ←→ 左
后

眼眶骨的更多细节在 58～63 页,鼻的相关结构见第 58,64～66 页。

图 B 中,鸡冠(48)较大,额窦(49)延伸至其内侧。

35. 上鼻甲
36. 中鼻甲
37. 腭大孔
38. 腭骨垂直版
39. 翼突内侧板
40. 腭骨水平板
41. 腭突
42. 切牙孔
43. 下鼻甲和上颌骨内侧壁
44. 下鼻甲
45. 上颌窦裂孔
46. 筛骨钩突
47. 中鼻道
48. 鸡冠
49. 额窦

50. 鼻骨
51. 腭骨垂直版鼻甲嵴
52. 上颌骨鼻甲嵴
53. 鼻泪管
54. 开口于蝶筛隐窝的蝶窦孔
55. 开口于上鼻道的筛窦后群孔
56. 中鼻甲基部
57. 筛突
58. 泪突
59. 泪骨下突
60. 半月孔
61. 筛窦
62. 筛窦中群开口
63. 额鼻管

颅腔 颞下区

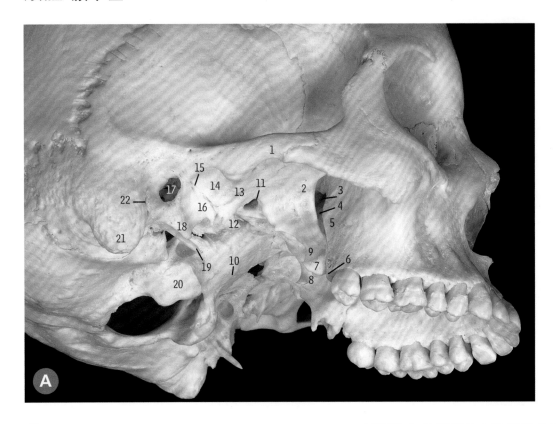

A 颞下区右侧观，从下部倾斜

1. 颧弓
2. 翼突外侧板
3. 腭大孔
4. 翼上颌裂
5. 上颌骨的颞下面
6. 上颌粗隆
7. 腭骨椎突
8. 翼钩
9. 翼突内侧板
10. 咽结节
11. 卵圆孔
12. 蝶骨棘
13. 关节结节
14. 下颌窝
15. 鳞鼓裂
16. 颞骨鼓部
17. 外耳道
18. 茎突鞘
19. 茎突
20. 枕髁
21. 乳突
22. 鼓乳裂

观测图 A 斜侧面的主要原因是为了标注翼突上颌缝的结构（4），在上颌骨后方（5）及翼突前方，翼突外侧板（2）全长都可以观察。在缝隙的深面，如翼腭窝的内侧面（见 74、75 页），可观察到腭大乳（3）（在侧面观如 8 页所示，缝隙大部分被颧突和下颌骨的冠突所覆盖，见第 8、16 和第 34 页）。

牙齿 牙组织学

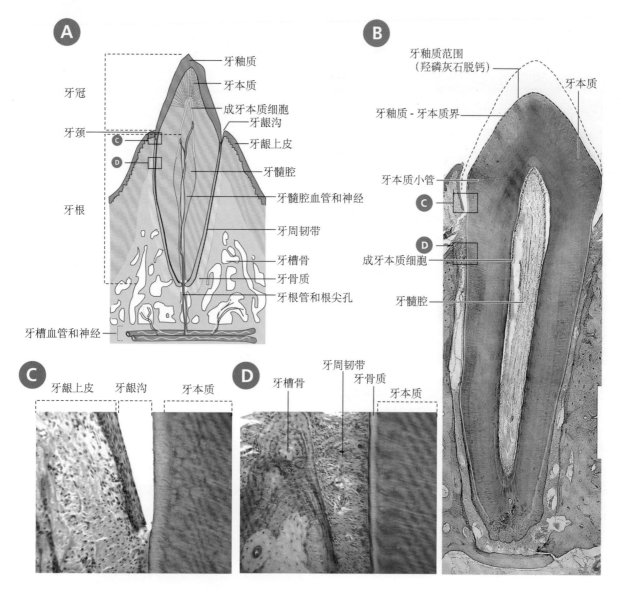

A 牙釉质
牙本质
成牙本质细胞
牙龈沟
牙龈上皮
牙髓腔
牙髓腔血管和神经
牙周韧带
牙槽骨
牙骨质
牙根管和根尖孔
牙冠
牙颈
牙根
牙槽血管和神经

B 牙釉质范围
（羟磷灰石脱钙）
牙本质
牙釉质 - 牙本质界
牙本质小管
成牙本质细胞
牙髓腔

C 牙龈上皮　牙龈沟　牙本质

D 牙槽骨　牙周韧带　牙骨质　牙本质

A 牙的纵剖面的支持组织及神经血管的供应

B 部分脱钙的切牙的组织切片

C 上皮附着组织切片（图 B 中所框区域的局部放大）

D 牙周韧带组织切片（图 B 中所框区域的局部放大）

乳牙列

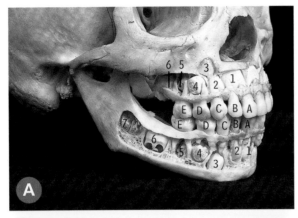

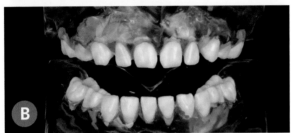

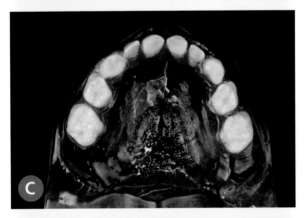

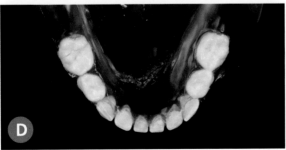

A 4 岁儿童右侧头骨上萌出和未萌出的牙齿。乳牙编号 A～E,恒牙编号 1～6

A. 乳中切牙	恒牙,右侧
B. 乳侧切牙	1. 中切牙
C. 乳尖牙	2. 侧切牙
D. 第 1 乳磨牙	3. 尖牙
E. 第 2 乳磨牙	4. 第 1 前磨牙
	5. 第 2 前磨牙
	6. 第 1 磨牙

图 A 是一个 4 岁儿童的头颅,通过去除部分下颌骨展示未萌出的恒牙列,及已经萌出的乳牙列(字母标记)。

> 在孩子的乳牙列(俗称"奶牙"),中切牙、侧切牙和尖牙与同名恒牙的位置相对应,但第 1 和第 2 乳磨牙则与第 1 和第 2 恒前磨牙位置相对。为了区别乳牙和恒牙,乳牙用字母标出,而不是数字(在图 A 中)

B C D

图 B 是将脱落的上下颌乳牙固定在透明塑料上建立的模型的前面观。图 C 和图 D 分别为是上下颌牙弓的咬合面。乳牙牙根在乳牙脱落、恒牙萌出的正常过程中被吸收。

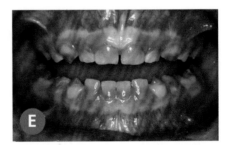

E

这一张乳牙列的临床照片展示了出生后系统性损伤所引起的乳牙发育不全。相似的异常和畸形在 28 页的图 D 和图 E 的中也可以看到。

乳牙和恒牙萌出时间

乳牙长出的日期				
牙		开始钙化 （出生前子宫内）	牙冠发育完成 （月份）	萌出时间 （月份）	牙根发育完成 （年龄）
上颌	A	4	4	7	1½ ,～2
	B	4½	5	8	1½～2
	C	5	9	16～20	2½～3
	D	5	6	12～16	2～2½
	E	6～7	10～12	20～30	3
下颌	A	4½	4	6½	1½～2
	B	4½	4½	7	1½～2
	C	5	9	16～20	2½～3
	D	5	6	12～16	2～2½
	E	6	10～12	20～30	3

恒牙萌出时间				
上颌		月份	年龄	年龄	年龄
上颌	1	3～4	4～5	7～8	10
	2	10～12	4～5	8～9	11
	3	4～5	6～7	11～12	13～15
	4	18～21	5～6	10～11	12～13
	5	24～30	6～7	10～12	12～14
	6	Birth	2～3	6～7	9～10
	7	2～3yrs	7～8	12～13	14～16
	8	7～9yrs	12～16	17～21	18～25
下颌	1	3～4	4～5	6～7	9
	2	3～4	4～5	7～8	10
	3	4～5	6～7	9～10	12～14
	4	20～24	5～6	10～12	12～13
	5	27～30	6～7	11～12	13～14
	6	Birth	2～3	6～7	9～10
	7	2～3yrs	7～8	12～13	14～15
	8	8～10yrs	12～16	17～21	18～25

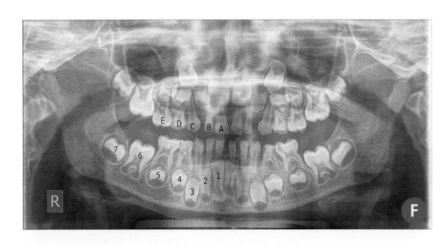

F 混合牙列的全口曲面断层片可显示乳牙列，肉眼观则类似于图 A

牙齿萌出阶段 发育、形成、萌出和时间轴

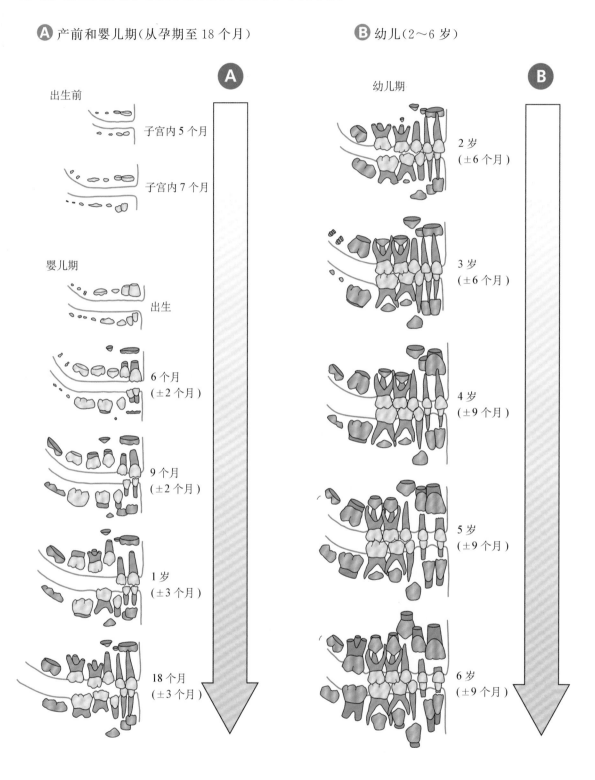

出生前

子宫内 5 个月

子宫内 7 个月

婴儿期

出生

6 个月
（±2 个月）

9 个月
（±2 个月）

1 岁
（±3 个月）

18 个月
（±3 个月）

幼儿期

2 岁
（±6 个月）

3 岁
（±6 个月）

4 岁
（±9 个月）

5 岁
（±9 个月）

6 岁
（±9 个月）

C 混合牙列　儿童后期（7～10 岁）　　　**D** 恒牙列　青春期和成年期（11～35 岁）

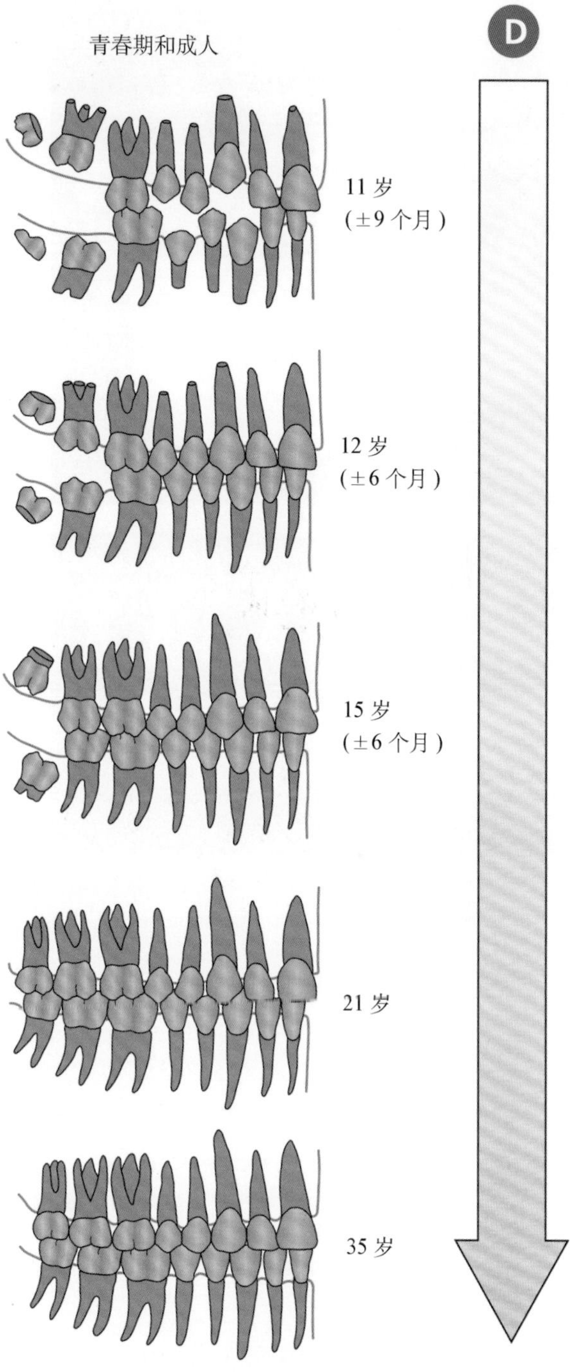

C

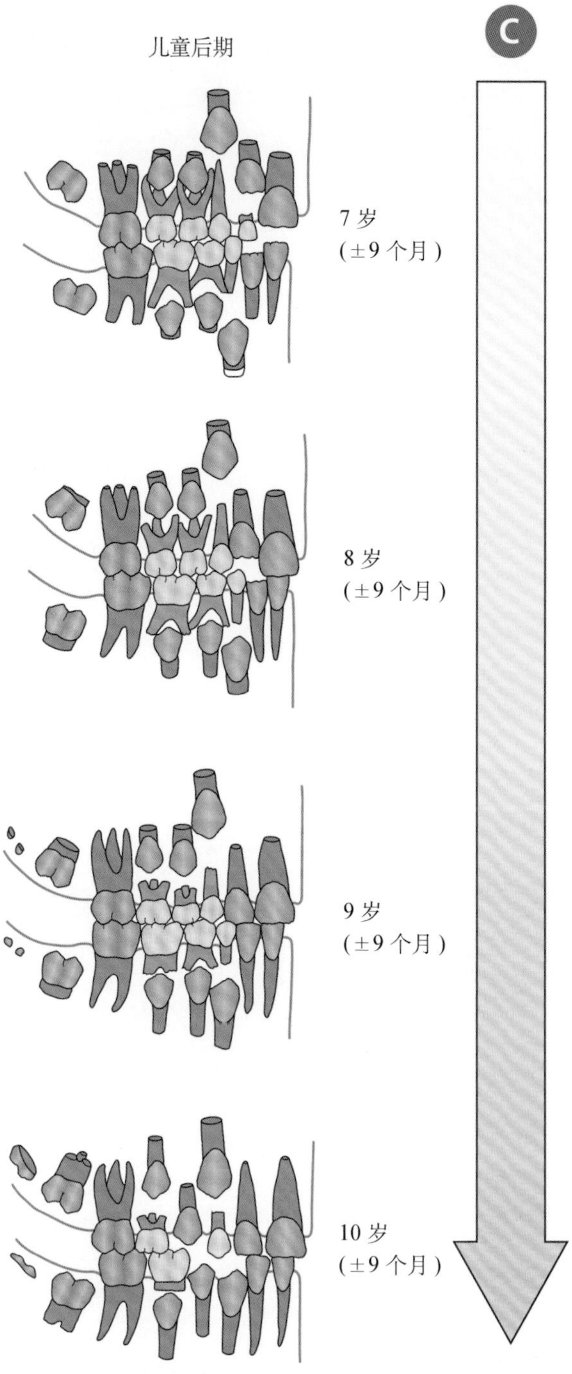

儿童后期

7 岁
（±9 个月）

8 岁
（±9 个月）

9 岁
（±9 个月）

10 岁
（±9 个月）

D

青春期和成人

11 岁
（±9 个月）

12 岁
（±6 个月）

15 岁
（±6 个月）

21 岁

35 岁

恒牙列

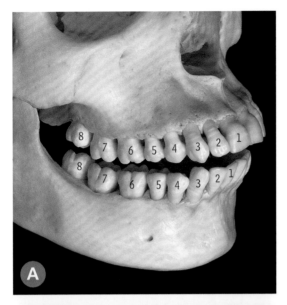

上、下颌相应的牙齿有相应的名称。在牙医学中，牙齿经常被列为数字 1～8，而不是名字。因此，"右上六"指的是右上第 1 磨牙。

Ⓐ 恒牙，右侧

1. 中切牙
2. 侧切牙
3. 尖牙
4. 第 1 前磨牙
5. 第 2 前磨牙
6. 第 1 磨牙
7. 第 2 磨牙
8. 第 3 磨牙

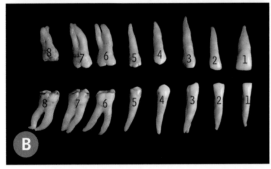

Ⓑ 成人右侧上下颌的牙齿右侧面观，从它们的外表可见牙根（唇颊侧）

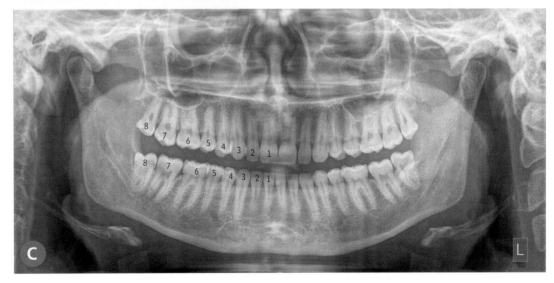

Ⓒ 恒牙列的全口曲面断层片，对应图 A

CT 影像的三维表面模型

这些二维图片来自于对三维多面体模型的微型 CT 扫描。扫描仪所产生的立体像素放射密度数据经过处理后,可以用来判断牙齿硬组织与髓腔和骨骼之间的界限。这些界限绘制出来以后就可形成多面体的模型。当在视角和不透明度可控的计算机上观察时,这些模型拥有极强的交互性。

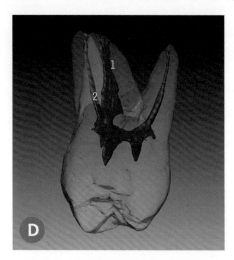

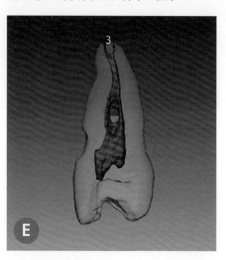

D 这是微型 CT 扫描真实的牙齿生成的上颌第 1 磨牙的电脑数字透视模型。近中颊根有一个较宽的根管(1)。有些牙根具有两个根管(2)。(图片由 eHuman 有限公司提供;www. ehuman. com)

E 右上颌第 1 前磨牙的电脑数字透视模型。注意图中的两个根尖孔(3)。(图片由 eHuman 有限公司提供;www. ehuman. com)

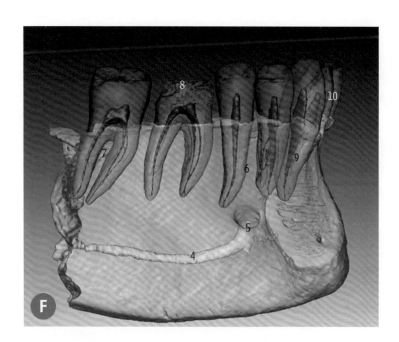

F 这是右侧下颌的电脑数字透视模型,显示了下颌管(4)和颏孔(5)与前磨牙牙根(6)的位置关系。图像显示了发育完全的右下 7(7),牙冠缺失的右下 6(8),右下侧的尖牙(9)及切牙(10)(在这个角度被遮挡)。(图片由 eHuman 有限公司提供;www. ehuman. com)

异常与畸形

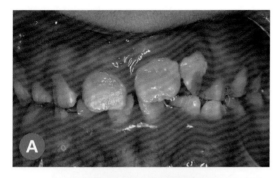

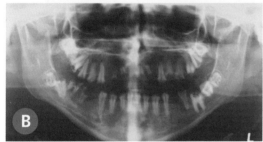

A B

　　牙釉质发育不全是一种主要通过常染色体遗传的遗传病(尽管有 5% 与 X 染色体相关),其发病率为 1/400 到 1/14 000,并且被认为是由于成釉蛋白和釉质素等釉质蛋白的合成异常引起。患有这种疾病的个体的牙齿有较高的龋齿和牙齿敏感风险,并且可能波及所有牙齿。图 A 为患病牙的临床照片,图 B 为一个患病牙列的全口曲面断层片

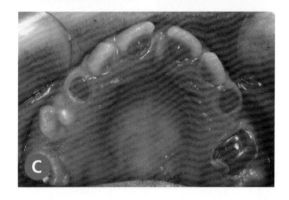

C 牙本质发生不全是一个发病率为 1/5000 到 1/8000 的常染色体异常疾病。它主要有 3 种类型,其中第一种与伴有蓝色巩膜症状的骨发育不全有关。牙本质矿化程度较低,并且由于牙釉质为半透明的,使牙齿呈现出乳白色。牙釉质得不到有效支撑可造成牙齿的严重磨损

D 特定时间发生的牙齿发育不全是由特定时期的严重疾病或者环境干扰造成的牙齿发育异常

E 四环素牙是由于在牙齿发育阶段使用了四环素

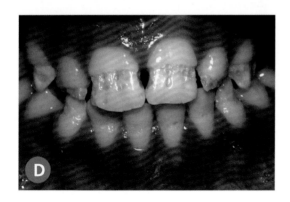

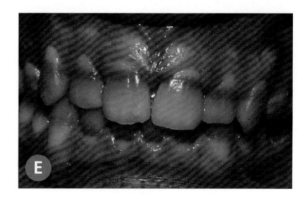

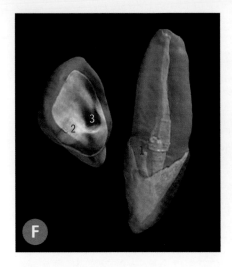 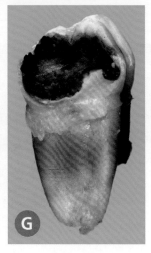 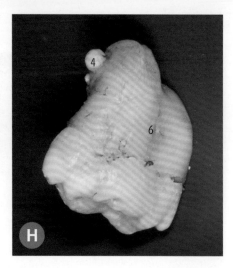

F 在牙发生阶段,有时成釉器会包埋进入牙乳头凸起,导致釉线腔的发生(1)。这种情况常见于中切牙或侧切牙的舌窝(2)并且会出现小坑(3)或者延伸至根尖产生所谓的牙中牙。(图片由 eHuman 有限公司提供;www.ehuman.com)

G 这种深龋导致此磨牙不可逆的牙髓炎和牙齿拔除

H 牙齿畸形包括釉珠(4)、双生牙(6)、多生牙、额外牙及牙缺失的产生。釉珠(4)是牙釉质上某一点的过度生长,从牙根面看通常接近釉质牙本质界,且最常见于上颌磨牙。偶尔在其中可见牙本质核和一个小髓角。图 H 既是一个双生牙(6)又伴有釉珠(4)

I 牙齿萌出过程可受阻,造成阻生齿,常见于下颌第 3 磨牙。这种阻生齿根据其与正常牙列的相对位置被描述为垂直阻生(7)、水平阻生(8)、近中阻生(9)和远中阻生(10)。下颌第 3 磨牙的根尖与下牙槽牙神经有密切联系

1. 牙中牙
2. 舌窝
3. 舌窝中的点隙小窝
4. 釉珠
5. 釉牙本质界
6. 上侧双生磨牙
7. 垂直阻生,右侧下颌第 3 磨牙
8. 水平阻生,右侧下颌第 3 磨牙
9. 近中阻生,左侧下颌第 3 磨牙
10. 远中阻生,右侧下颌第 3 磨牙

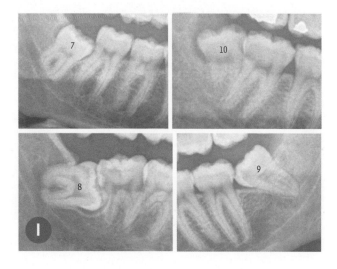

颅各骨 下颌骨

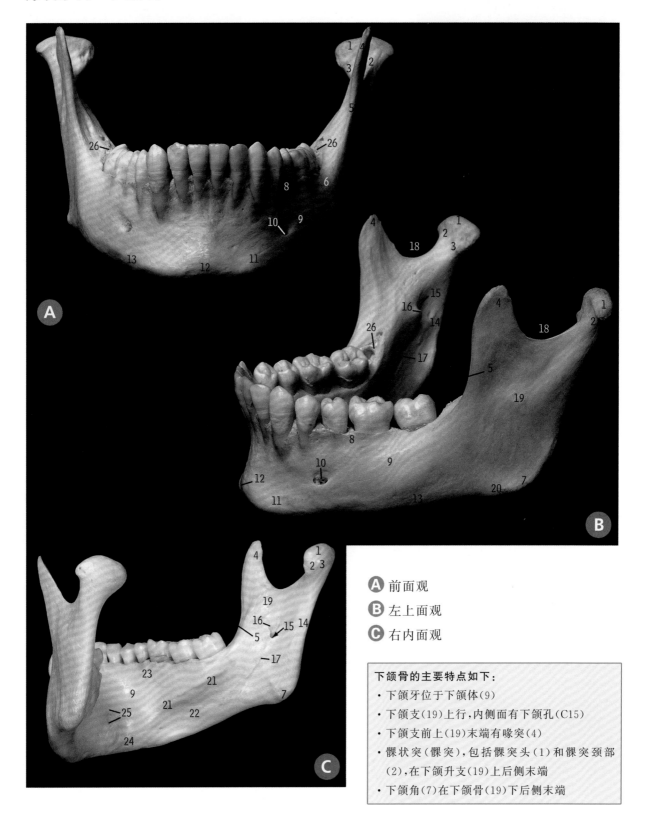

Ⓐ 前面观

Ⓑ 左上面观

Ⓒ 右内面观

下颌骨的主要特点如下：
· 下颌牙位于下颌体（9）
· 下颌支（19）上行，内侧面有下颌孔（C15）
· 下颌支前上（19）末端有喙突（4）
· 髁状突（髁突），包括髁突头（1）和髁突颈部（2），在下颌升支（19）上后侧末端
· 下颌角（7）在下颌骨（19）下后侧末端

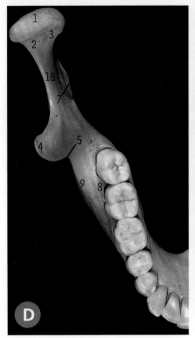

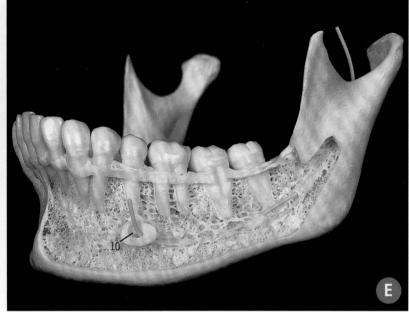

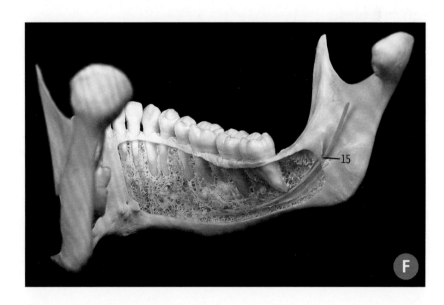

D 上面观

E 左面观

　　下颌骨是下颌的骨性结构,作为下侧牙列的基础并且与颞骨共同形成颞下颌关节

　　在图 A 和图 B 中的下颌骨中,第 3 磨牙(26)尚未萌出。在图 C、图 D、图 E 和图 F 中的下颌骨中第 3 磨牙已经萌出。

　　在图 E 和图 F 中骨密质已经被去除以便暴露其深面的骨松质,其中黄色标记显示了下齿槽神经的走行:自下颌孔(15)穿入,自颏孔(10)穿出,更名为颏神经。

1. 头部 ⎫ 形成髁突
2. 颈部 ⎭
3. 翼肌窝
4. 喙突
5. 下颌支前缘和乙状切迹
6. 外斜线
7. 下颌角
8. 牙槽部
9. 下颌骨体
10. 颏孔
11. 颏结节
12. 颏突
13. 下颌底
14. 下颌支后侧缘
15. 下颌孔
16. 下颌小舌
17. 下颌舌骨沟
18. 乙状切迹
19. 下颌升支
20. 下颌升支下侧缘
21. 下颌舌骨肌线
22. 下颌下腺窝
23. 舌下腺窝
24. 二腹肌窝
25. 上下颏棘
26. 尚未萌出的第 3 磨牙

F 左侧面观、后面观及下面观

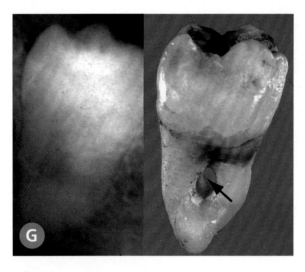

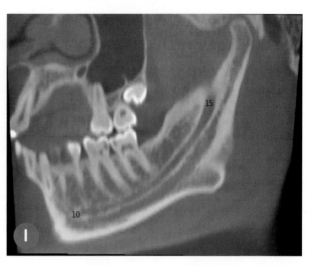

G 下牙槽神经（IDN）以多种方式邻近下颌磨牙牙根，在极端情况下它甚至会穿过牙根，如图中的 X 线片和已拔出的牙标本所示（箭头处）

I 下颌骨的斜矢状位 CT 成像显示，下牙槽神经从下颌孔到颏孔的走行

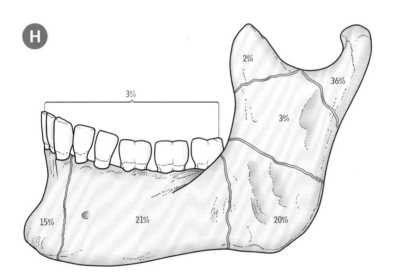

H 最常见的下颌骨骨折部位是髁突，其次是下颌骨体。然而，也常有混合骨折，如下颌联合骨折伴双侧髁突骨折的 Guardsman 骨折。图中的百分比可在别的报道中有所不同

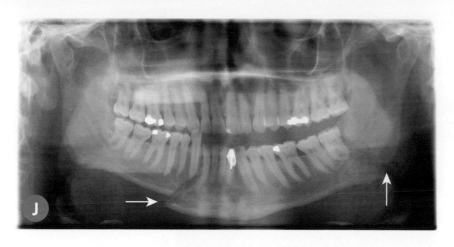

J 全口曲面断层片显示在左侧下颌角的对位愈合骨折和右侧下颌骨体的移位骨折

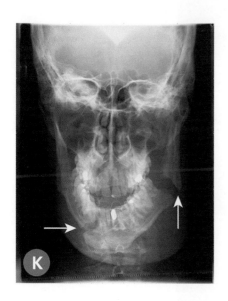

K 同一位患者的前后位的下颌骨 X 线片。注意骨折断端因咬肌、颞肌及翼内肌的牵拉产生的分离

下颌骨 肌肉附着点及年龄变化

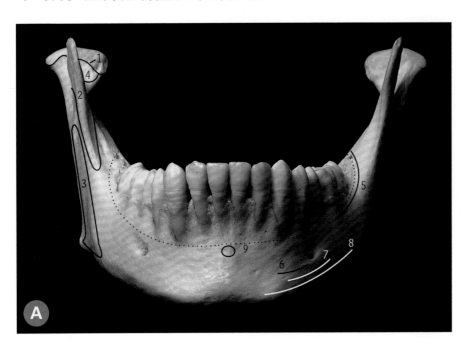

A 正面观

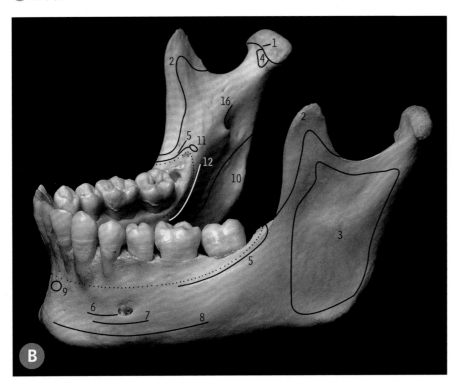

B 左上面观

在图 C 中黄色标示表明舌神经如何分布在骨膜上——在第 3 磨牙（此处未萌出）后下面。老年的无牙（无齿）下颌骨（D）的右侧面观应与图 B、图 C 对比。注意到下颌骨体和升支形成的下颌角更钝，而且牙槽骨已被吸收导致颏孔更加靠近无牙下颌骨体的上表面。

颊肌的附着（5，附着于磨牙对面的牙槽骨，此处第 3 磨牙未萌出），向后延伸至翼突下颌缝（11）

颞肌肌腱的附着（2）从下颌切迹最低部分开始延伸，经过喙突，顺着下颌升支前面下行，可达第 3 磨牙（此处未萌出）

1. 颞下颌关节囊
2. 颞肌
3. 咬肌
4. 翼外肌
5. 颊肌
6. 降下唇肌
7. 降口角肌
8. 颈阔肌
9. 颏肌
10. 翼内肌
11. 翼突下颌缝和咽上缩肌
12. 下颌舌骨肌
13. 二腹肌前腹
14. 颏舌骨肌
15. 颏舌肌
16. 蝶下颌韧带
17. 茎突下颌韧带

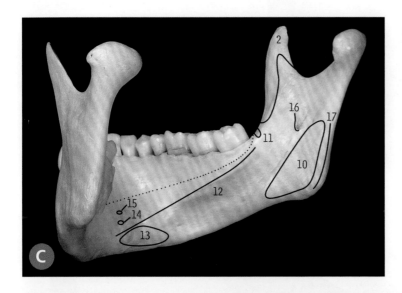

C 右侧下颌骨体和升支的内侧面观

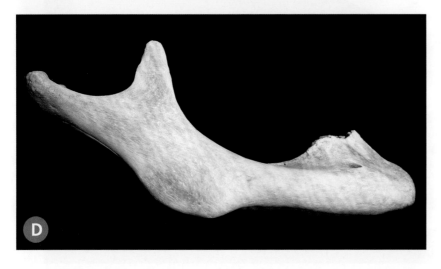

D 老年的下颌骨，右侧面观

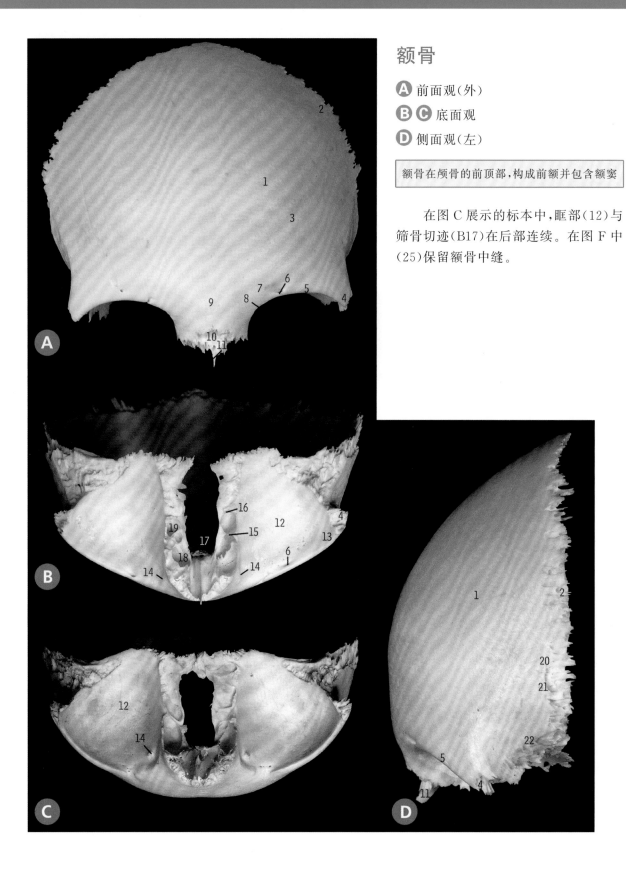

额骨

Ⓐ 前面观(外)

ⒷⒸ 底面观

Ⓓ 侧面观(左)

额骨在颅骨的前顶部,构成前额并包含额窦

　　在图 C 展示的标本中,眶部(12)与筛骨切迹(B17)在后部连续。在图 F 中(25)保留额骨中缝。

1. 鳞部
2. 顶缘
3. 额隆凸
4. 颧突
5. 眶上缘
6. 眶上孔
7. 眉弓
8. 额切迹或孔的位置
9. 眉间
10. 鼻部
11. 鼻嵴
12. 眶部
13. 泪腺窝
14. 滑车凹(C 图中有结节)
15. 筛孔前群
16. 筛孔后群
17. 筛切迹
18. 额窦
19. 筛骨小房顶部
20. 颞上线
21. 颞下线
22. 颞面
23. 额嵴
24. 盲孔
25. 额(额侧)缝

额骨的主要特征：

· 鳞部(1)上面向上向后弯曲

· 鼻部和眶部

· 眶部(12)向后形成眶的顶部

· 鼻部(10)和鼻棘(11)向下行

在完整的颅骨中,筛骨切迹(B17)被筛骨的筛状板和鸡冠充填(第 42 页,
　A7 和 A9;第 44 页,A2 和 A3)

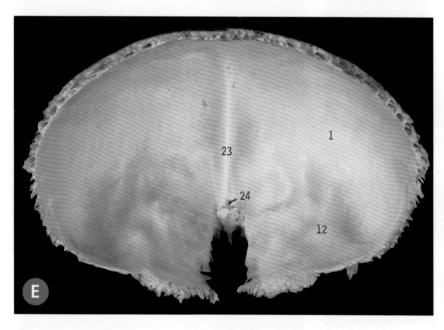

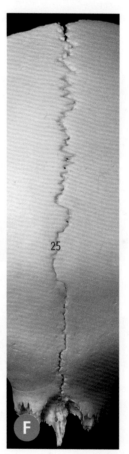

E 内表面,上后面观　　　　　　　　　　　　　　　　　　**F** 外表面,前面观

筛骨

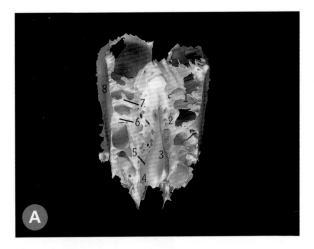

A 上面观

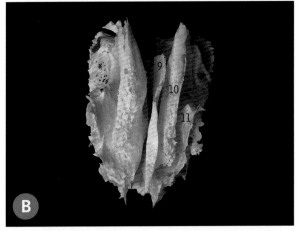

B 下面观

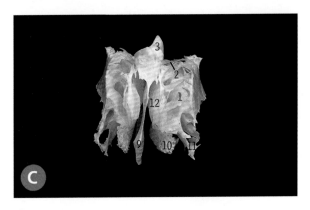

C 前面观

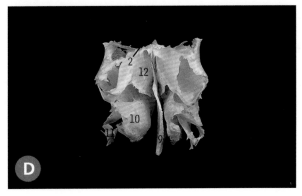

D 后面观

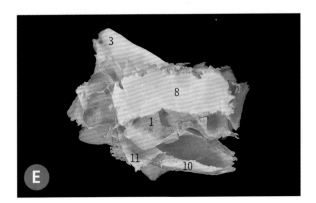

E 左侧面观

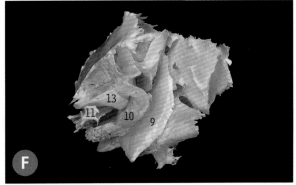

F 左侧的后下面观

标本图 F 被倾斜向上以展示（左）筛窦（F13）如何被中鼻甲（F10）覆盖

筛骨是头颅骨的中心，在眼眶中间，包含筛窦并组成鼻部和眶窝

筛骨的主要特征：

- 垂直板（B、C、D 和 F,9）和鸡冠（A 和 C,3）在上顶部
- 筛状板（A、C 和 D,2）在垂直板两侧形成特定角度
- 筛骨迷路（窦，A 和 C,1）在两侧筛状板的外边缘向下
- 上鼻甲和中鼻甲（C 和 D,12 和 10）在两侧迷路中部

鸡冠和筛状板（A3、2）构成颅前窝（第 30 页，A7、9）的底部中心

水平板构成骨性鼻中隔一部分（第 32 页，27）

上鼻甲和中鼻甲（C 和 D,12、10）构成筛骨迷路中侧壁，并作为鼻腔（第 34 页，B32 和 B36）的外侧壁（下鼻甲作为单独的骨，不作为筛骨一部分：第 34 页，B44；第 53 页，G 和 H）

筛骨迷路的外侧壁是眶板（A 和 E,8），构成眶（第 34 页，A21；第 63 页，D 和 E,20）的内侧壁。眶板极薄因此也叫筛骨纸板；筛窦的轮廓可通过其隐约可见（如 E8）

筛窦（F13，膨胀的气室）被中鼻甲（F 10）覆盖。当移除鼻甲（如第 34 页中，D），可以看到筛窦和筛骨钩突（F10、11）之间有沟。凹陷被完整的鼻腔黏膜连起，叫作半月裂孔（第 34 页，D60，在 61 和 46 之间；第 160 页，B12，在 11 和 14 之间）

1. 筛骨迷路和气室
2. 筛状板
3. 鸡冠
4. 鸡冠翼
5. 前筛骨神经和血管的切口
6. 筛前神经和血管的沟
7. 筛后神经和血管的沟
8. 眶板
9. 垂直板
10. 中鼻甲
11. 钩突
12. 上鼻甲
13. 筛窦

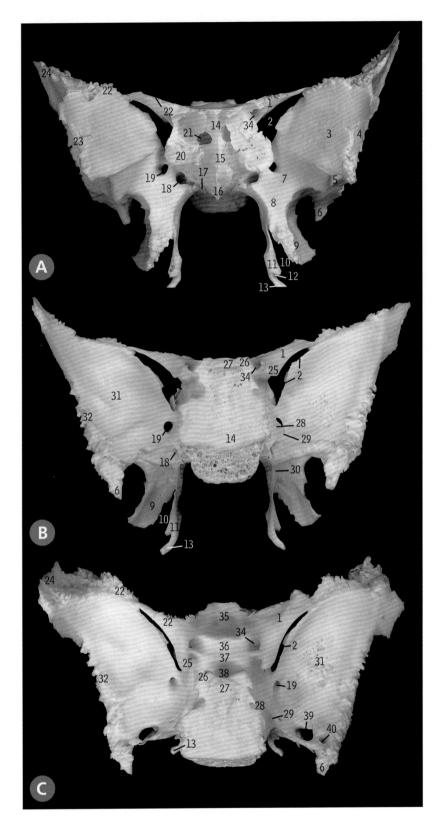

蝶骨

Ⓐ 前面观

Ⓑ 后面观

Ⓒ 上后面观

蝶骨位于颅骨基底中间,延伸至
各边并包含垂体窝和蝶窦

1. 小翼
2. 眶上裂
3. 眶面 ⎤
4. 颞面 ⎥
5. 颞下面 ⎬大翼翼峰
6. 脊柱 ⎥
7. 上颌面 ⎦
8. 翼状板
9. 翼突外侧板
10. 翼切迹
11. 翼突内侧板
12. 翼钩沟
13. 翼钩
14. 蝶骨体
15. 蝶骨嵴
16. 蝶骨喙突
17. 鞘突
18. 翼管
19. 圆孔
20. 蝶骨穹顶
21. 蝶窦口
22. 额缘
23. 颧缘
24. 顶缘
25. 前床突
26. 后床突
27. 鞍背
28. 颈动脉沟
29. 蝶小舌
30. 舟状窝
31. 大翼大脑面
32. 鳞缘
33. 耳道沟
34. 视神经管
35. 蝶轭
36. 视交叉沟
37. 鞍结节
38. 垂体窝
39. 卵圆孔
40. 棘孔
41. 蝶翼
42. 后缘
43. 鼻腭神经和血管的沟

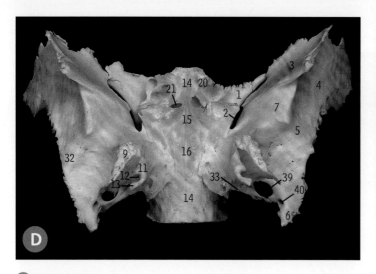

Ⓓ 下底面观

Ⓔ 右面观

犁骨

> 犁骨在颅骨底中线处,构成鼻中隔后部

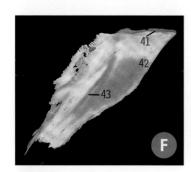

Ⓕ 左侧面观

Ⓖ 后面观

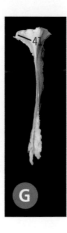

蝶骨的主要特征:

- 蝶骨体(A14)包含两个蝶窦和开口(A21)
- 垂体窝(C 和 E,38)在蝶骨体上表面
- 小翼(1)在各两侧根处有视神经管(C34)
- 大翼(A 3;B 31)在两侧穿过小翼的后下部,眶上裂(A 和 B,2)在大翼和小翼之间,圆孔、卵圆孔和棘孔在大翼上
- 翼状板(A8)两侧分隔为翼突内侧板和翼突外侧板(A 和 B,9 和 11)

蝶骨体后部参与构成枕骨的蝶枕软骨联合(第 71 页)称为蝶底骨(B 14 和 D 中低位的 14)

犁骨的主要特征是翼状部(41),其向外侧延伸构成上缘

枕骨

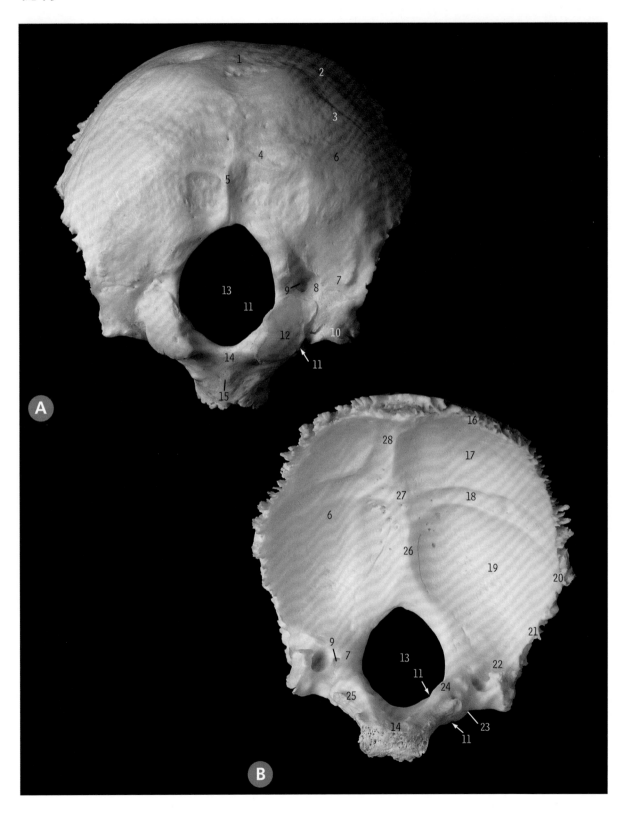

Ⓐ 外侧面观，下面观
Ⓑ 内侧面观
Ⓒ 外侧面观（右下方）

1. 枕外隆凸
2. 最上项线
3. 上项线
4. 下项线
5. 枕外嵴
6. 鳞部
7. 侧部
8. 髁突
9. 髁管
10. 颈静脉突
11. 舌下神经管
12. 髁突
13. 枕骨大孔
14. 基底部
15. 咽结节
16. 人字缘
17. 大脑窝
18. 横窦沟
19. 小脑窝
20. 外侧角
21. 乳突缘
22. 乙状窦沟
23. 颈静脉切迹
24. 颈静脉结节
25. 岩下窦沟
26. 枕内嵴
27. 枕内隆突
28. 上矢状窦沟

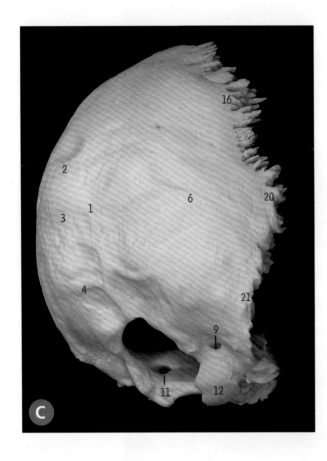

枕骨在颅骨基底部的后方，包括枕骨大孔，有着承接颅骨的寰枕关节突至颈椎的作用

枕骨的主要特征：

· 枕骨大孔（13）在较低的部分
· 颞骨鳞部（6）从上至下包绕枕骨大孔后部
· 外侧部（7）和枕髁在底面（A 和 C，12）
· 基底部（A 和 B，14）在枕骨大孔之前

基底部前端（B14）和蝶骨连于蝶枕软骨联合（第 71 页），是我们熟知的后枕基底部（和蝶底骨相对比——见第 47 页注）

舌下神经管（A 和 C，11）从上方穿过枕骨髁（A12）的中部，但它只能从侧面看到（同 C 中 11），舌下神经从舌下神经管穿行

髁管（A9）不常见，它开口于枕骨髁后方，有一条交通静脉从这里穿过，它联系乙状窦（颅内）中的静脉到下枕骨区（颅外）

上颌骨 左侧

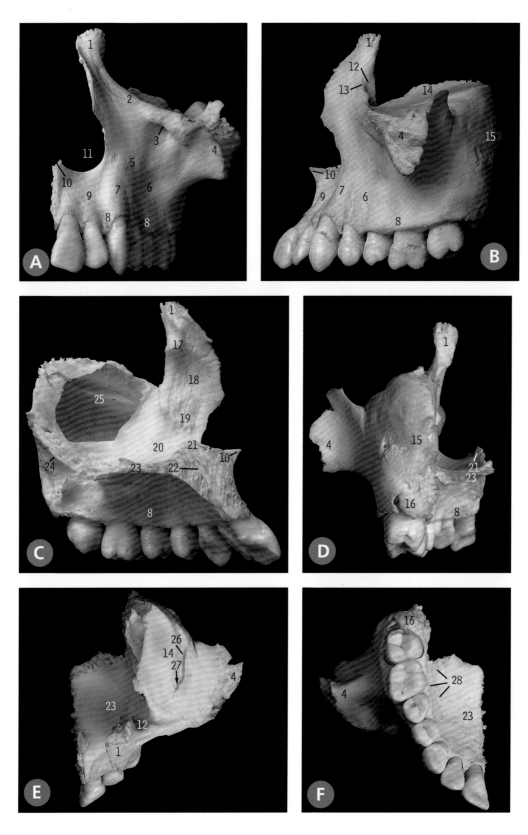

Ⓐ 前侧面观

Ⓑ 外侧面观

Ⓒ 内侧面观

Ⓓ 后面观

Ⓔ 上面观

Ⓕ 下面观

上颌骨构成上颌的一半,包含一边的上牙槽和上颌窦

在图 D 和图 F,16,第 3 磨牙还未萌出

1. 额突	19. 鼻甲嵴
2. 眶下缘	20. 下鼻道
3. 眶下孔	21. 鼻嵴
4. 颧突	22. 切牙管
5. 前侧面	23. 腭突
6. 尖牙窝	24. 腭大沟
7. 尖牙突	25. 上颌窦裂孔和窦
8. 牙槽突	26. 眶下沟
9. 切牙窝	27. 眶下管
10. 前鼻嵴	28. 腭沟和腭棘
11. 鼻切迹	29. 外侧面和血管孔
12. 泪腺沟	30. 内侧面和筛骨沟
13. 前泪腺嵴	31. 泪腺窝
14. 眶面	32. 后泪腺嵴
15. 颞颧骨下缝	33. 眶面
16. 结节(第 3 磨牙上)	34. 泪钩
17. 筛骨嵴	35. 鼻面
18. 中央导管	36. 降突

上颌骨的主要特征:

· 在上颌窦内侧壁形成裂孔(C25)

· 牙槽突(A~D,8)在上牙的下缘

· 额突(A~D,1)向上移行

· 腭突(C~F,23)向内移行

· 颧突(A、B、D 和 F,4)从内侧通过上颌骨,颧突侧向连接与颞骨颧突形成颧弓

在完整的颅骨,两上颌骨联合位置低于鼻切迹(A11),但额突(A1)被两鼻骨分离(第 2 页,33)

腭突(F23)连接在腭骨(第 52 页,F15)水平板的背面。

它们相互结于对侧而形成了硬腭(第 16 页,A2 和 6)对形成鼻腔外侧壁的关节(参见第 64~65 页)

鼻骨的主要特点如下:

· 侧面光滑(G29)

· 在内表面上的筛骨沟(H30)

泪骨的主要特征如下:

· 在前的眶面(横向)和泪槽面(I31)

· 降突(J36)突向下方

鼻骨 左侧

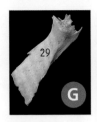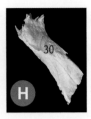

两鼻骨形成鼻桥

Ⓖ 外侧面观

Ⓗ 内侧面观

泪骨 左侧

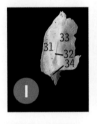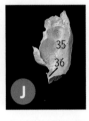

泪骨在眶的内侧壁的前方

Ⓘ 外侧面观

Ⓙ 内侧面观

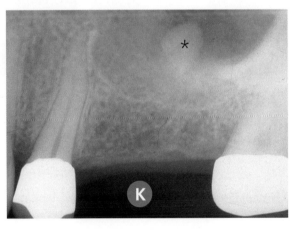

Ⓚ 上颌磨牙顶紧邻上颌窦。这些牙(*)断裂的根可能会挤入窦中

腭骨 左侧

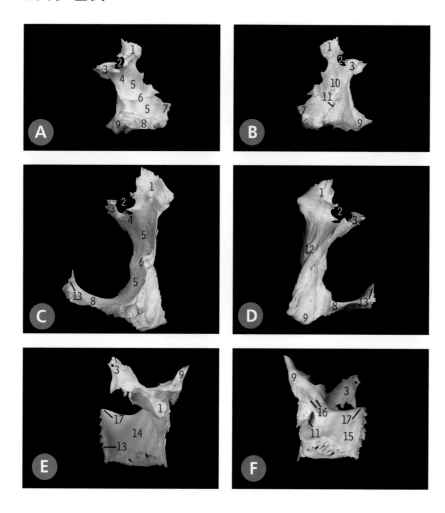

A 内侧面观
B 外侧面观
C 前面观
D 后面观
E 上面观
F 底面观

1. 眶突
2. 蝶腭切迹
3. 蝶突
4. 筛嵴
5. 垂直板，鼻面
6. 鼻甲嵴
7. 上颌骨突
8. 水平板
9. 锥体突
10. 垂直板，上颌骨面
11. 腭大沟
12. 垂直板
13. 鼻嵴
14. 水平板，鼻面
15. 水平板，腭面
16. 腭小管
17. 后鼻道
18. 前端
19. 泪腺突
20. 内表面
21. 筛突
22. 后端
23. 上颌骨突
24. 外侧面

腭骨在鼻腔外侧壁之后并形成
口腔的一部分顶（硬腭）

下鼻甲 左侧

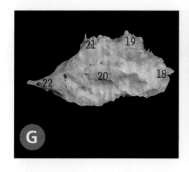

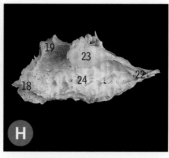

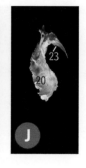

G 内侧观

H 外侧面观

J 前面观

下鼻甲是鼻腔外侧壁的最
低处

腭骨的主要特征：

- 垂直板（A 和 C，5；B10）是腭骨的最大部分
- 眶和蝶突（A～D，1 和 3）位于垂直板的上端与蝶腭切迹（A～D，2）之间
- 水平板（C 和 D，8）从中间通过垂直板的下端
- 上颌突（A 和 B，7）通过了垂直板的下端
- 锥突（A，B 和 D～F，9）向后通过垂直板的下端

腭骨（E1）眶突上表面构成眶底（第 34 页，A18）的最后一部分

蝶腭切迹（A2），在眶和蝶突（A1 和 3）之间的垂直板（A5）的上端转为蝶腭
孔（在鼻腔外侧壁）与蝶骨体相关节（第 74 页，B6）

鼻外侧壁的关节形成参见第 64～65 页，眶底参见 62～63 页。

下鼻甲的主要特点如下：

- 内侧面（G20）突出一个锋利的末端（G22）
- 泪突和筛突（G19 和 21）向上走行
- 上颌突（H 和 J，23）从侧面向下走行

侧表面的前、后两端（H 18 和 22）分别连接鼻甲嵴的上颌骨及腭骨（第 50 页
和第 52 页，C17，A6）

颞骨 右侧

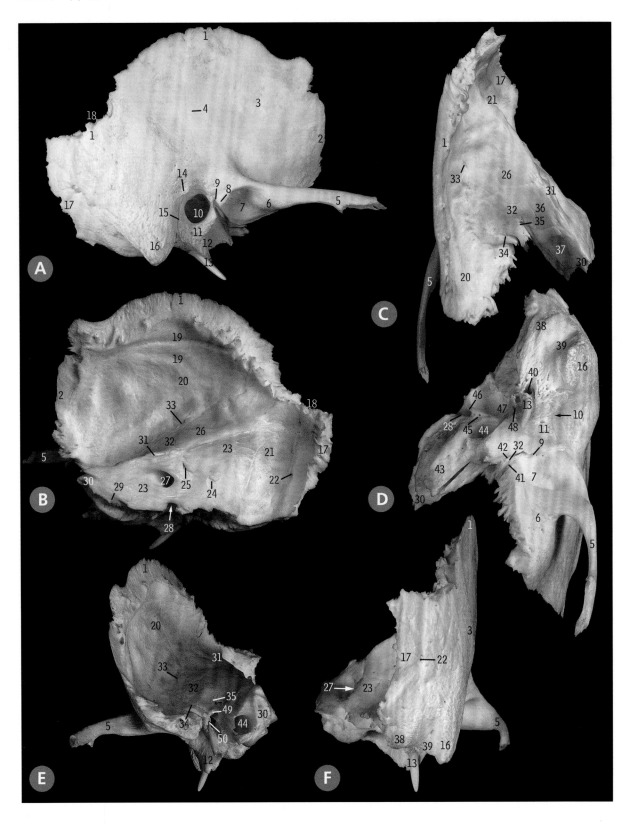

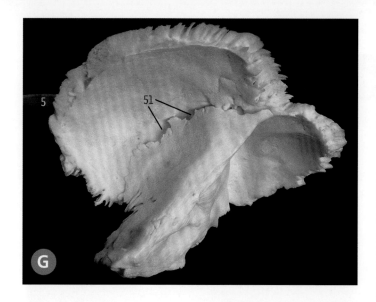

A 外侧面观

B 内侧面观

C 上面观

D 下面观

E 前面观

F 后面观

G 上内面观

颞骨在颅骨的基底部边缘，包括耳和下颌形成颞下颌关节

颞骨的主要特征如下：

- 岩部（C 31；D 43）包括乳突（A 和 F，16）
- 鳞部（A 和 F，3）向上移行，下颌窝（A 和 D，7）面向下，颧突（A 和 D，5）向前突出
- 茎突（A 和 F，13）向前下方通过
- 鼓部（A11）围绕外耳道（A10）开口向外
- 内耳道（B27）开口在颞骨岩部内

乳突窝（A 14）位于距表面内侧约 1.25cm 乳突窦（第 182 页，F50）的上方

乳突孔（F 22，在乳突的后上方，F 16）从乙状窦到耳后或枕静脉通行一个导静脉

乳突小管（D 48，在颈静脉窝的外侧部，D47）通迷走神经耳支颞骨岩部的弓状隆起（B 26）在前半规管上

G 图中的岩鳞裂仍然保留开口，从而形成岩鳞窦沟（51）。裂缝通常是几乎关闭的，见 B 33。静脉窦在胎儿时期存在，却在成人时期消失；如果一直存在，它可能会收纳来自鼓室的小静脉形成颅骨内外静脉交通

对于颞骨和耳的部分进一步的细节，参见第 182～185 页

1. 顶叶边缘
2. 蝶缘
3. 颞面鳞部
4. 颞叶中动脉沟
5. 颧突
6. 关节结节
7. 下颌窝
8. 窝后结节
9. 鳞鼓裂
10. 外耳道
11. 鼓部
12. 茎突鞘
13. 茎突
14. 道上凹和棘（乳突窝）
15. 鼓室乳突裂
16. 乳突
17. 枕骨缘
18. 顶切迹
19. 脑膜中动脉血管壁支沟
20. 大脑表面鳞部
21. 乙状窦沟
22. 乳突孔
23. 后侧面岩部
24. 前庭导水管的外侧口
25. 弓状下窝
26. 弓状突
27. 内耳道
28. 耳蜗小管在颈静脉切迹中的外孔
29. 岩下窦沟
30. 岩窦顶
31. 岩部上缘和岩上窦沟
32. 鼓室盖
33. 岩鳞裂（上部）
34. 岩小神经窦沟和裂
35. 岩大神经窦沟和裂
36. 岩部前侧面
37. 三叉神经压迹
38. 枕骨沟
39. 乳突切迹
40. 茎乳孔
41. 岩鳞裂（下部）
42. 岩鼓裂
43. 岩部内侧面
44. 颈动脉管
45. 鼓室小管
46. 颈静脉突
47. 颈静脉窝
48. 乳突小沟
49. 鼓膜张肌半管
50. 咽鼓管半管
51. 岩鳞窦沟

顶骨 右侧

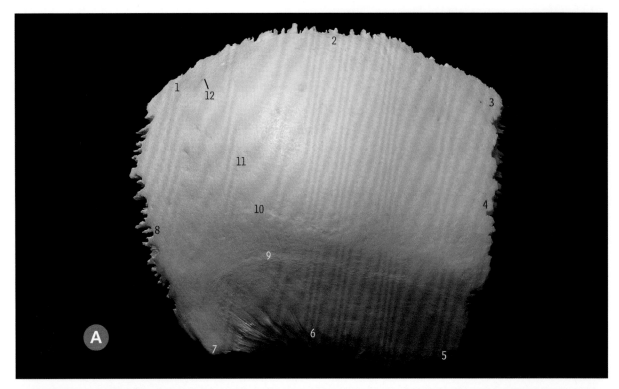

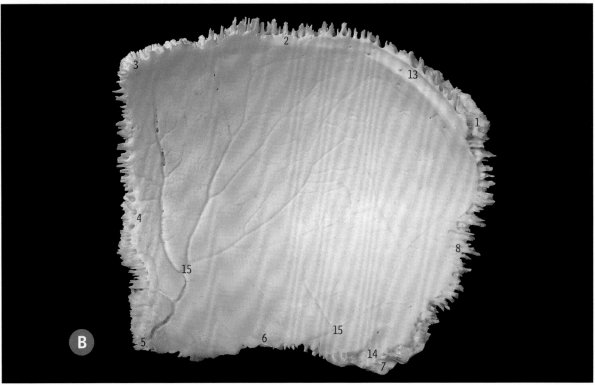

A 外表面

B 内表面

顶骨位于颅骨的侧面和顶部

1. 枕骨（后上）角
2. 矢状（上）缘
3. 额（上）角
4. 额（前）缘
5. 蝶骨（前下）角
6. 鳞状（下）缘
7. 乳突（后下）角
8. 枕（后）缘
9. 下颞线
10. 上颞线
11. 顶骨结节
12. 顶骨孔
13. 上矢状窦沟
14. 乙状窦沟在乳突角内

15. 脑膜中动脉沟
16. 额突
17. 颞缘
18. 颞突
19. 侧面
20. 上颌骨缘
21. 颧面孔
22. 眶缘
23. 眶面
24. 颧面孔
25. 颞面
26. 颧面孔
27. 蝶骨缘
28. 边缘结节

顶骨的主要特点如下：

- 外面凸起（A）
- 内面凹陷具有向上后穿行的脑膜中动脉沟（B15）及乳突（后下位）角的乙状窦（B14）

为了便于了解顶骨的位置，标注了脑膜中动脉沟向上后的走行（B15），少部分乙状窦沟位于乳突（后下方）角（B14）

颧骨的主要特点如下：

- 稍凸起的侧面（C19）
- 平滑卷曲的眶缘（C22）和眶面（D23）
- 向上的额突（C、D，16）
- 向下的颞突（C、D，18）

官方的命名不承认颧缘（C17 和 22），但是这些术语可以帮助定位

缘结节（Whitnall 结节，D28）正好位于颧额缝下方的眶缘内（完整的头骨），它通常可以通过指尖扪及即使不可见。它连接睑外侧缝（起于眼轮匝肌）和睑外侧韧带

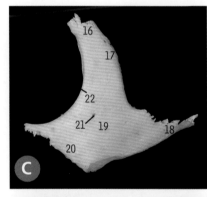

颧骨 左侧

C 侧面观

D 内侧面观

E 前面观

F 后面观

颧骨是在颅前部和侧面，形成脸颊的突起

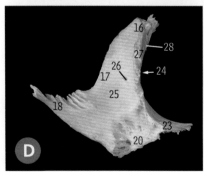

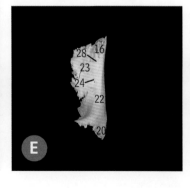

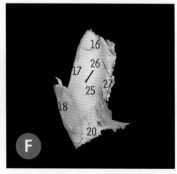

颅骨连结 面部骨骼

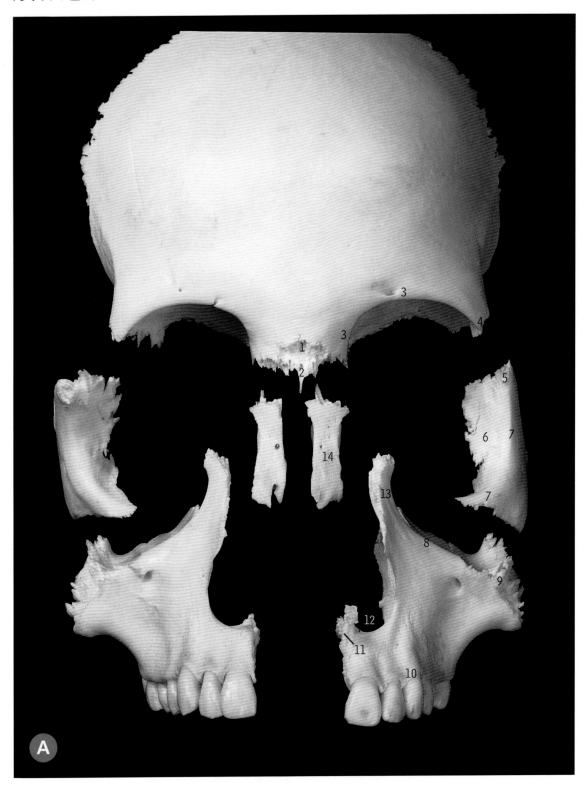

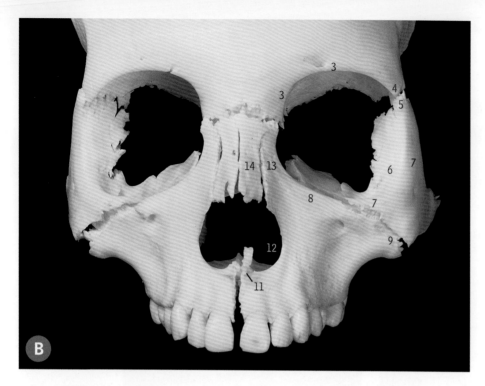

眶和前鼻孔

Ⓐ Ⓑ 额骨、鼻和颧骨和上颌骨前面观,分离和骨连结

　　由于骨骼边缘的不规则形状参与形成颅骨连结,将骨骼精密地重新组合形成关节通常是不可能的,但是第 58～81 页的插图显示了单个颅骨组装在一起以形成完整的颅骨。

1. 鼻部 ⎫
2. 鼻嵴 ⎬ 额骨
3. 眶上缘 ⎪
4. 额突 ⎭
5. 额突 ⎫
6. 眶面 ⎬ 颧骨
7. 眶缘 ⎭
8. 眶下缘 ⎫
9. 颧突 ⎪
10. 牙槽突 ⎪
11. 鼻前嵴 ⎬ 上颌骨
12. 鼻切迹 ⎪
13. 额突 ⎪
14. 鼻骨 ⎭

> 眶孔(眼眶的入口)的上界由额骨的眶上缘(3),横向的颧骨(7)和额骨颧突(4),下方的颧骨(7)和上颌骨的眶下缘(8),内侧额骨(3)和上颌骨眶突的泪前嵴(13)围成
>
> 鼻前孔(梨状孔为界)主要由上颌骨鼻切迹的大部(12),与鼻骨下缘的上部(14)围成

眶 左眶顶和外表面

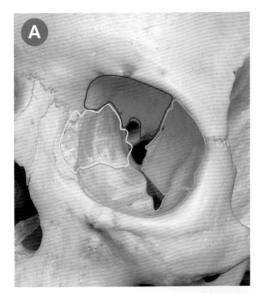

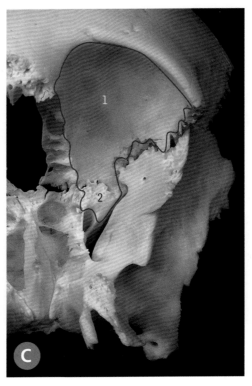

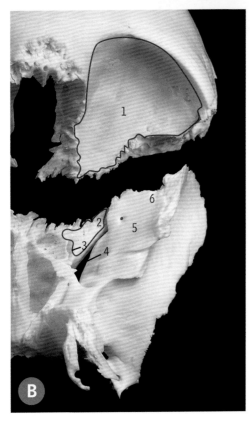

眶的顶部、壁和底部：Ⓐ Ⓑ Ⓒ Ⓓ Ⓔ

绿色的代表底

黄色的代表内侧壁

红色代表顶部

蓝色代表外侧壁

1. 额骨眶部
2. 蝶骨小翼
3. 视神经管
4. 眶上裂
5. 蝶骨大翼
6. 蝶骨大翼前缘
7. 蝶骨小翼
8. 蝶骨体外侧壁
9. 蝶骨翼突
10. 圆孔
11. 眶上裂
12. 蝶骨大翼的眶面
13. 颧缘
14. 眶面
15. 额突
16. 缘结节
17. 眶缘
18. 眶下缘
19. 眶面
20. 眶下裂

}蝶骨

}额骨

}上颌骨

Ⓐ 左眶，前面观、左侧面观、上面观（参见第 34 页，图 A）

Ⓑ Ⓒ 额骨和蝶骨的部分下面观，骨及骨连结，形成了眶顶部

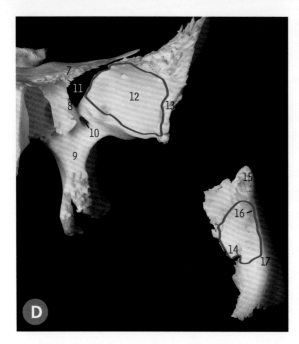 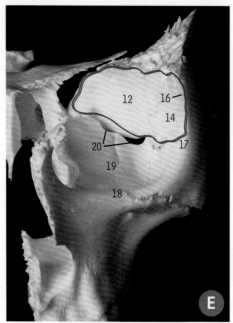

D **E** 蝶骨和颧骨的部分前面观(见图 E 中上颌骨),骨及骨连结形成眶外侧壁

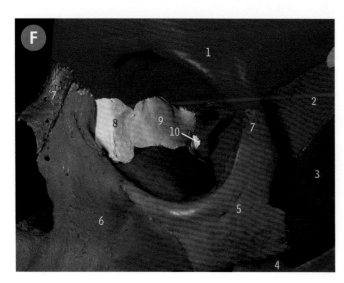

F 左眶前面观、左侧面和上面观,不同的骨
　涂以不同的颜色

1. 额骨
2. 蝶骨
3. 颞骨
4. 下颌骨
5. 颧骨
6. 上颌骨
7. 鼻骨
8. 泪骨
9. 筛骨
10. 腭骨

眶的顶部主要由额骨的眶部(B 和 C,1)构成,以及蝶骨小翼(2)
　形成最后面的一部分(蝶骨大翼,B 5,形成眶的外侧壁的一
　部分)

眶的外侧壁是由蝶骨大翼眶面(12)和颧骨(14)构成(颧骨与上
　颌骨同时也形成眶底的部分,见下页)

眶 底部和左眶内侧壁

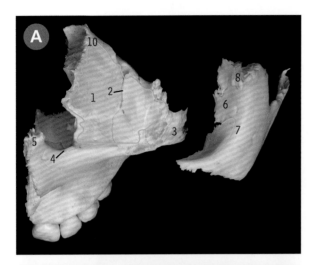

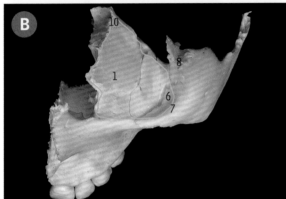

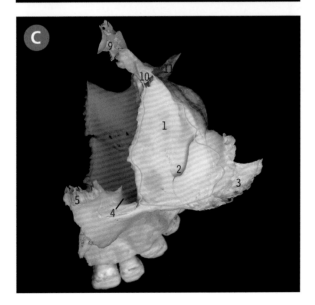

Ⓐ Ⓑ Ⓒ 左上颌骨、颧骨和腭骨的上面观和前面观；骨及骨连结形成眶的底部

　　在图 A 和图 B 中，腭骨眶突（10）仍附着于上颌骨；整个腭骨如图 C 所示。蝶骨体部分形成眶内侧壁的后部的大部分，这里没有显示（参见第 34 页，A 22）。

1. 眶面 ⎫
2. 眶下沟 ⎪
3. 颧突 ⎬下颌骨
4. 泪沟 ⎪
5. 额突 ⎭
6. 眶面 ⎫颧骨
7. 眶缘 ⎬
8. 额突 ⎭
9. 蝶突 ⎫
10. 眶突 ⎬腭骨
11. 锥突 ⎭

Ⓐ Ⓑ Ⓒ
绿色部分代表眶底部

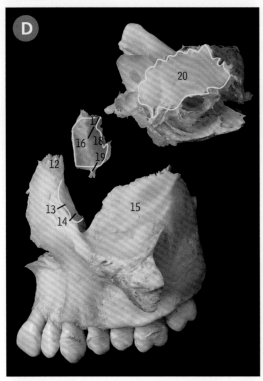

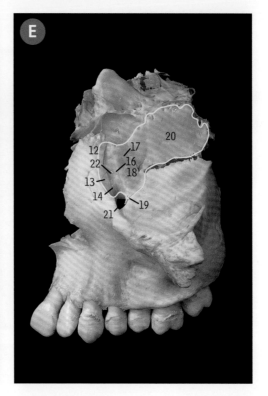

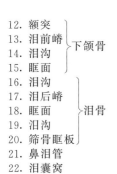 左上颌骨、泪骨和筛骨的右侧面观，骨及骨连结，形成了眶内侧壁

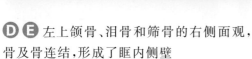

12. 额突 ⎤
13. 泪前嵴 ⎱
14. 泪沟 ⎰ 下颌骨
15. 眶面 ⎦
16. 泪沟 ⎤
17. 泪后嵴 ⎱
18. 眶面 ⎰ 泪骨
19. 泪沟 ⎱
20. 筛骨眶板 ⎦
21. 鼻泪管
22. 泪囊窝

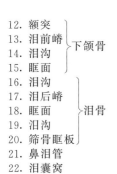 黄色部分代表眶内侧壁

眶的底部由上颌骨的眶面（1）和颧骨（6）构成，以外，腭骨的眶突（10）位于其最后部

鼻泪管上口（E21），由上颌骨及泪骨形成，在眶底部与内侧壁交界处的前方（参见第 66 页、67 页）

眶的内侧壁起于上颌骨额突的泪前嵴。上颌骨额突的泪沟和泪骨的泪囊窝及泪后嵴位于泪骨眶面的剩余部分。筛骨眶板形成眶内侧壁的大部，蝶骨体的一小部分（这里没有标注，参见第 61 页图 F）形成眶内侧壁的后部

鼻腔 右侧顶、底及外侧壁

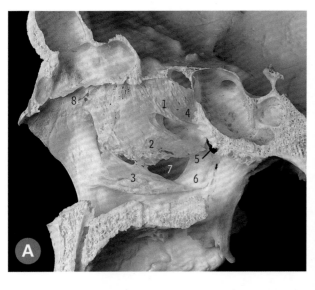

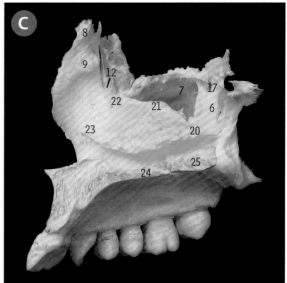

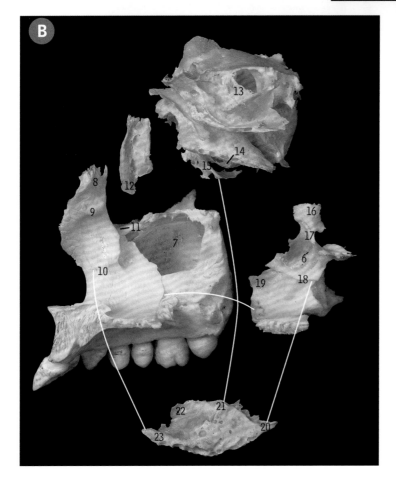

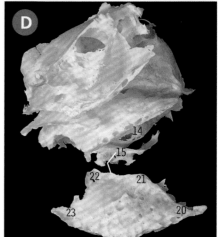

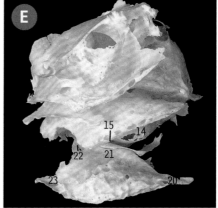

Ⓐ 在整个颅骨中,鼻腔的右半侧观(同第 34 页, B)

Ⓑ 右上颌骨、泪骨、筛骨、腭骨和下鼻甲的左侧观

Ⓒ 右上颌骨与泪骨、腭骨、下鼻甲的连接。

Ⓓ Ⓔ 筛骨与下鼻甲,分离的和连接的。

　　图 B 中的白线表示下鼻甲和上颌骨的重叠部分,彼此相连并与上颌骨相连,即在图 C 中所示。图 E 为筛骨的右钩突(15)与下鼻甲的筛突(21)连接。

1. 上　┐
2. 中　├ 鼻甲
3. 下　┘
4. 蝶筛隐窝
5. 蝶腭孔
6. 腭骨垂直板
7. 上颌窦裂孔
8. 额突　┐
9. 筛嵴　├ 上颌骨
10. 鼻甲嵴├
11. 泪沟　┘
12. 泪骨降突
13. 左筛骨迷路┐
14. 右筛窦　├ 筛骨
15. 右钩突　┘
16. 眶突　┐
17. 筛嵴　├ 腭骨
18. 鼻甲嵴├
19. 上颌突┘
20. 后端　┐
21. 筛突　├ 下鼻甲
22. 泪突　├
23. 前端　┘
24. 上颌腭突
25. 腭骨水平板

当连接在一起时,这 4 块骨在图 B 中围绕着上颌排列(泪骨、筛骨、腭骨及下鼻甲),使上颌窦裂孔(B 7)减小到如图 A7 所示或更小。活体中它被黏膜进一步覆盖缩小(第 160 页,C21)

图 B 和图 D 中筛骨被向上倾斜以显示右筛窦(14)和钩突(15)。这些骨性结构在 A 图中不可见,因为它们被中鼻甲(2)覆盖。当移开鼻甲之后即可见,参见第 34 页,D61、46 各部分展示

两侧的鼻腔顶部由筛骨的筛板在中部形成(第 32、28 页),前端由鼻骨和额骨鼻嵴组成(第 58 页,A 2 和 14),后端与蝶骨体相交于犁骨翼和腭骨蝶突(第 76 页,B2 和 11)

底部由上颌腭突和腭骨水平板构成(C 24 和 25)

内侧壁为鼻中隔。骨性部分由筛骨垂直板和犁骨构成(第 32 页,27 和 26),上颌鼻嵴(第 50 页,D21)和腭骨(第 52 页,C 13)在最底部,其前方为鼻中隔软骨(第 158 页,A 22)

外侧壁由上颌内侧面组成。上颌窦大裂孔(B 7)在这里被(上方的)泪骨和筛骨,(后面的)腭骨和下鼻甲(下面的)重叠部缩小(如图 B、C、D 所示,也可见于第 66、67 页)

图 A 中左额窦(未标明)较大,向后延伸至低端进入鸡冠

鼻腔 上颌窦裂孔和鼻泪管

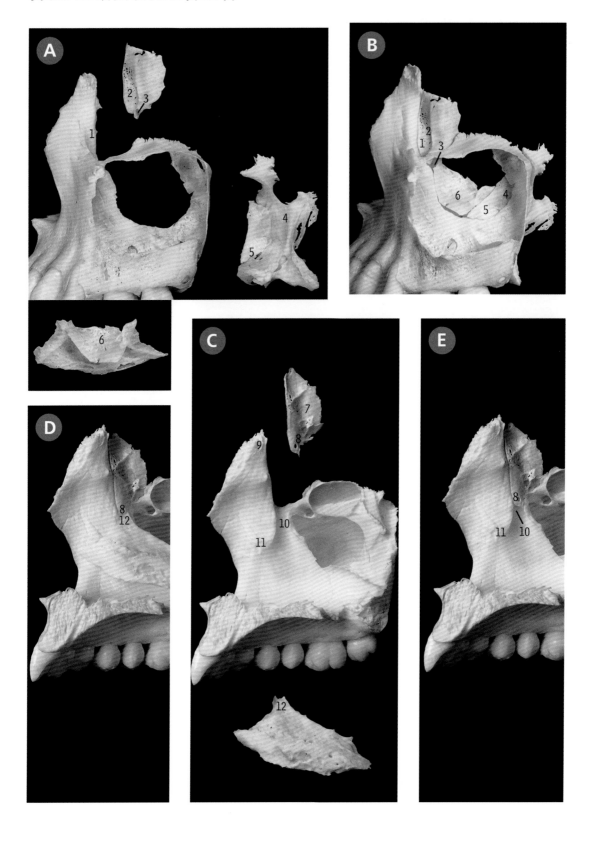

Ⓐ Ⓑ 左上颌骨、泪骨、腭骨和下鼻甲,分离的骨及其连接

Ⓒ 右上颌骨、泪骨、下鼻甲,分离的骨

Ⓓ 右上颌骨、泪骨与下鼻甲连接,分离的骨

Ⓔ 右上颌骨、与泪骨的连接

　　在图 A 中,大部分外侧壁和上颌眶窝表层结构已被移去,这样可从外侧观察裂孔。在图 B 中,图 A 里的裂孔被泪骨降突(3)从上前角,下鼻甲的上颌突(6)从下方,上颌突和腭骨垂直板(5 和 4)从后方部分填充(上方的主要由筛骨填充,图中未显示)

　　在图 C～E 中,上颌的鼻泪沟(10)转入鼻泪管,显示出它与泪骨和下鼻甲的连接处(8 和 12)。

1. 上颌泪沟
2. 泪沟　⎫
3. 降突　⎬ 泪骨
4. 垂直板 ⎫
5. 上颌突 ⎬ 腭骨
6. 下鼻甲上颌突
7. 鼻面　⎫
8. 降突　⎬ 泪骨
9. 前突　⎫
10. 泪沟　⎬ 上颌骨
11. 鼻甲嵴 ⎭
12. 下鼻甲泪突

注意图 A 和图 B 所示为左侧的骨,在上颌骨外侧壁做较大切口,当与图 B 中合并起来时,可见泪骨和腭骨的外侧、下鼻甲部分填充了上颌窦裂孔(上颌内侧壁的间隙)。在图 C 和图 E 中,为这些骨的右侧面观,显示其内面

颅底 颅前窝

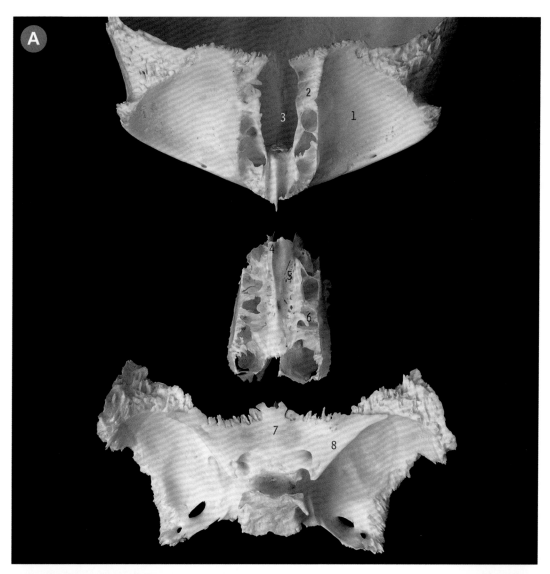

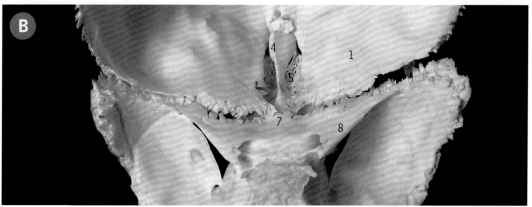

A 额骨、筛骨和蝶骨，额骨斜翻，上面和后面观

B 各骨连接

在图 A 中，额骨被向前翻起，显示眶部的眶（底）面（1），它的内侧边缘形成了筛骨（2）迷路顶（6）。图 B 中的各骨连接，显示眶部的大脑面。

1. 额骨眶部
2. 筛骨窦顶
3. 筛切迹
4. 鸡冠
5. 筛骨筛板
6. 筛骨迷路和气室
7. 蝶骨隆凸
8. 蝶骨小翼

颅前窝由额骨眶部（1）、鸡冠、筛骨迷路（4 和 5）和蝶骨隆凸、蝶骨小翼（7 和 8）组成

颅前窝的内容物详见第 207 页

额骨眶部内侧部（2）组成了筛骨窦顶（6），而蝶骨体前壁补全了筛骨迷路后壁

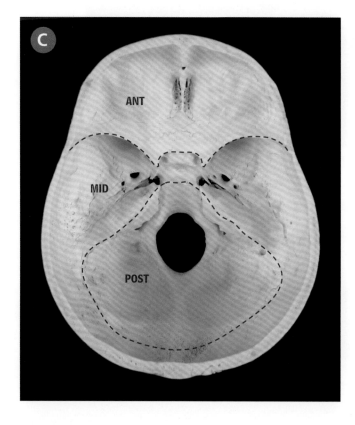

C 颅骨底内侧面，俯视图

　　ANT——颅前窝

　　MID——颅中窝

　　POST——颅后窝

　　小脑幕组成了颅后窝的顶部；颅前窝和颅中窝无上边界（详见第 207 页）

颅底 颅中窝和颅后窝

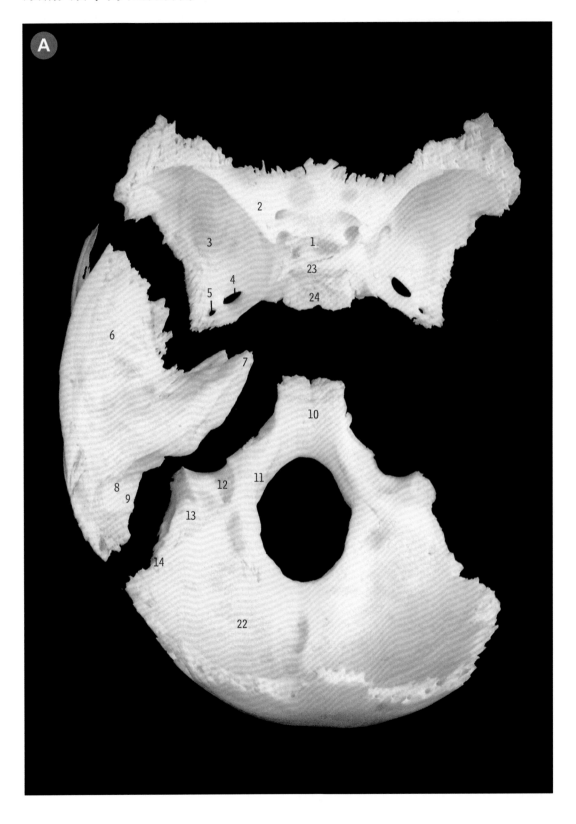

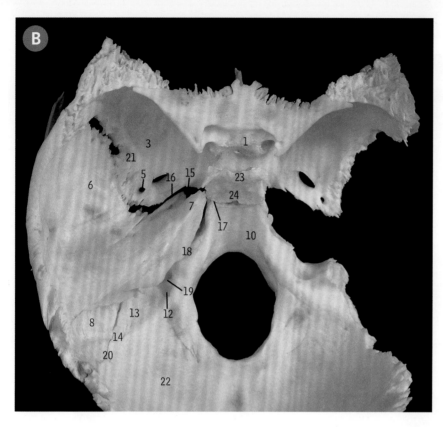

A B 蝶骨、左颞骨、枕骨上侧观,分离的骨和连接的骨

蝶骨大翼后角,包括棘孔(5),与颞骨鳞部和岩部之间的角契合(6 和 7)。

1. 体 ⎫
2. 小翼 ⎪
3. 大翼 ⎬ 蝶骨
4. 卵圆孔 ⎪
5. 棘孔 ⎭
6. 颞骨鳞部
7. 尖 ⎫
8. 乙状窦沟 ⎬ 颞骨岩部
9. 枕缘 ⎭
10. 基底部 ⎫
11. 侧部 ⎪
12. 颈静脉切迹 ⎬ 枕骨
13. 乙状窦沟 ⎪
14. 乳突缘 ⎭
15. 破裂孔
16. 蝶岩结合
17. 蝶枕结合
18. 岩下窦沟和岩枕缝
19. 颈静脉孔
20. 枕乳突缝
21. 蝶鳞缝
22. 枕骨鳞部
23. 鞍背
24. 蝶底骨

颅中窝包括中部——由蝶骨体(1)组成,和左右部——分别由蝶骨大翼(3)和颞骨的鳞部和岩部组成(6 和 7)

颅后窝由枕骨基底部、侧部和鳞部(10,11 和 22)、颞骨岩部(7~9)、顶骨后角(乳突)的一小部分(此处未显示,详见第 30 页,A34 和第 56 页,B14)、鞍部(23)、蝶骨体的后部组成

颞骨岩部前尖(7)和蝶骨之间的间隙为破裂孔(B15)。枕骨基底部(10)的很小一部分处于该孔的内侧缘

枕骨的颈静脉切迹(A12)和颞骨岩部之间的间隙组成了颈静脉孔(B19)

枕骨基底部(10,也叫枕基)与蝶骨体后部(24,也叫蝶基)的连接为软骨结合,在 25 岁后此处形成骨连接

颅中窝和颅后窝的内容物详见第 207 页

颅底 外侧面,后部

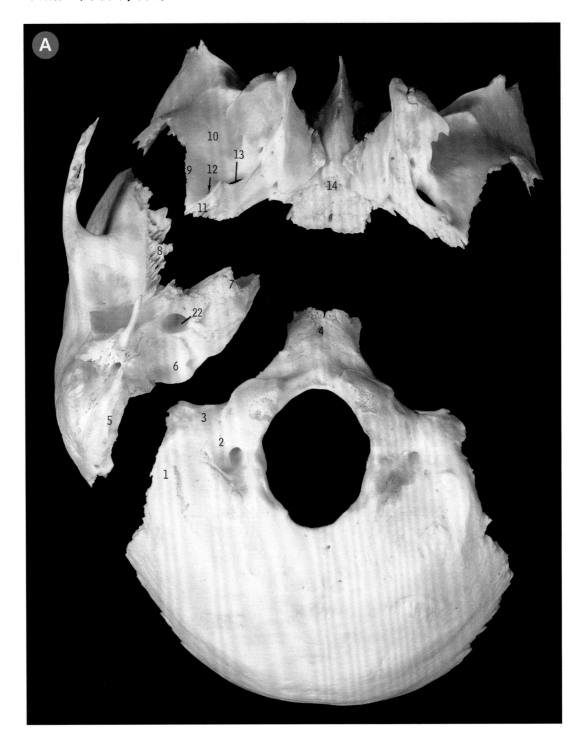

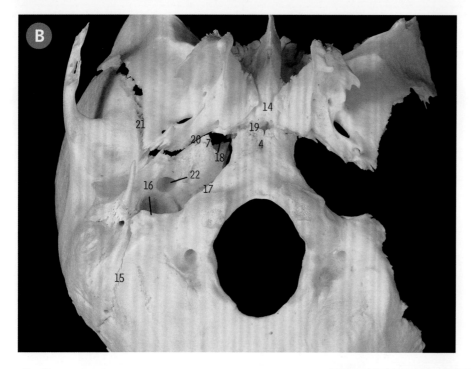

A B 蝶骨、右侧颞骨和枕骨，下面观分离的和连结的骨

（比较第 70 页图 A 和第 71 页图 B 中这些骨的上表面与第 18 页和第 30 页图 A 中这些骨的底部）

1. 乳突缘
2. 侧部 ⎫
3. 颈静脉切迹 ⎬ 枕骨
4. 基底部 ⎭
5. 枕缘 ⎫
6. 颈静脉切迹 ⎬ 颞骨岩部
7. 尖端 ⎭
8. 颞骨鳞部蝶缘
9. 鳞缘 ⎫
10. 大翼 │
11. 嵴 ⎬ 蝶骨
12. 棘孔 │
13. 卵圆孔 │
14. 体 ⎭
15. 枕乳突缝
16. 颈静脉孔
17. 岩枕缝
18. 破裂孔
19. 蝶枕软骨联合
20. 咽鼓管蝶岩软骨联合和压迹
21. 蝶鳞缝
22. 颈动脉管

破裂孔(B 18)是颞骨的岩部顶点的前部(A 和 B,7)和蝶骨之间的间隙；在其内侧边缘是枕骨的基底部分的一小部分(A 和 B,4)

颈静脉孔(B16)是颞骨岩部的颈静脉切迹(A6)与枕骨的颈静脉切迹(A3)之间的间隙

颈动脉管(B22)在颞骨的岩部内。从它在骨内下部开口(如这里可见的)平稳地转入破裂孔后方的上部开口；该上部开口仅当从前面非常倾斜地观察孔中时或当看到颞骨岩部顶端时，才能被看到(参见第 54 页，E44)

颅底 右翼腭窝

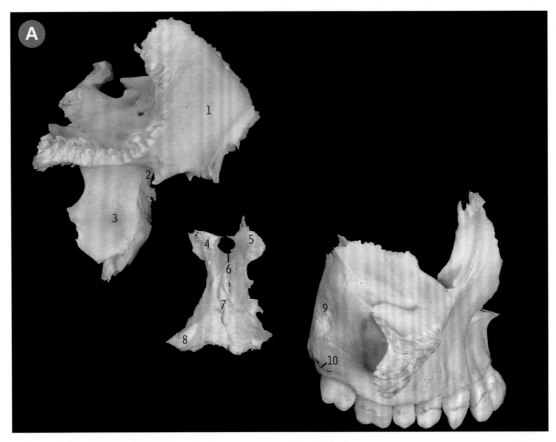

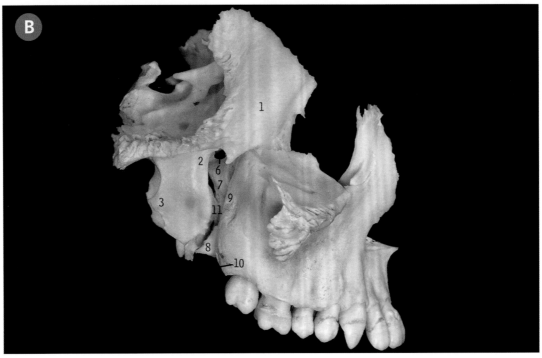

A B 右侧上颌骨、腭骨和蝶骨,右侧面观分离的
和连结的骨

（与第 20 页图 A 比较）

1. 大翼颞面 ⎫
2. 翼突 ⎬ 蝶骨
3. 翼突外侧板 ⎭
4. 蝶突 ⎫
5. 眶突 ⎪
6. 蝶腭切迹 ⎬ 腭骨
7. 垂直板 ⎪
8. 锥突 ⎭
9. 颞下面 ⎫ 上颌骨
10. 粗隆 ⎭
11. 翼上颌裂

翼腭窝 是上颌骨后面和蝶骨的翼状突前方的空间(参
见第 21 页注释 1)

窝的前壁由上颌骨(9)的下(后)表面形成

窝的后壁由蝶骨的翼状突(2)形成

窝的侧壁由腭骨的垂直板(7)形成。在板上端的蝶腭
切迹(6)通过蝶骨体(在该侧视图中被大翼遮盖,1)
转变成蝶腭孔(如在 B6 中)

在侧面,翼腭裂(B11)形成翼腭窝与外侧翼板的通路
(第 20 页,A4)

腭骨锥突(8)联系了上颌突结节并填充了内侧(10)和
外侧翼状板底端(第 17 页,B10)的三角形间隙

有关翼腭窝的内容,请参见第 141 页

颅底 右鼻后孔

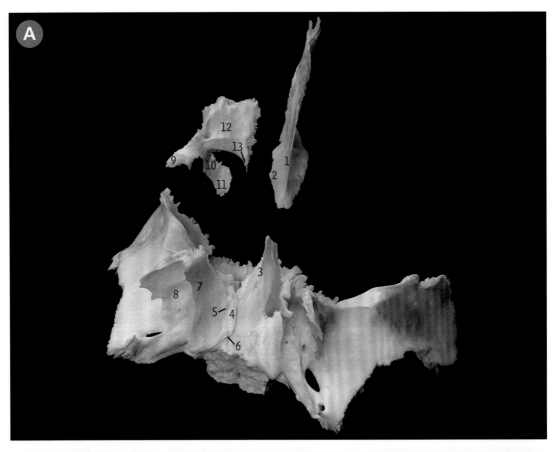

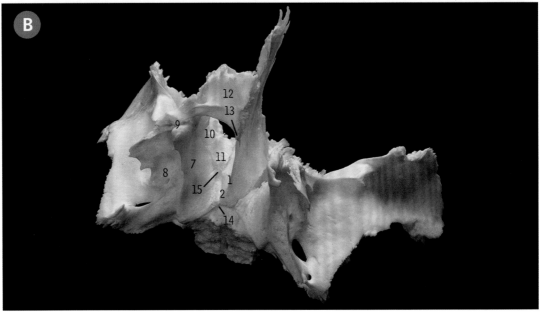

A B 蝶骨、右侧腭骨和犁骨的拆分和连结,左、下、后侧观

　　犁骨(1)形成后(中线)鼻中隔的一部分,部分腭骨和蝶骨形成后鼻孔的其余边界。

1. 后缘 ⎫
2. 翼　 ⎬ 犁骨
3. 吻突
4. 鞘突
5. 当与腭骨的蝶突(11)相连接时,沟变成腭鞘管(15)
6. 当与犁骨翼(2)相连接时,沟变成犁鞘管(14)　⎬ 蝶骨
7. 翼突内侧板
8. 翼突外侧板
9. 锥突 ⎫
10. 垂直板
11. 蝶突　⎬ 腭骨
12. 水平板
13. 鼻后棘 ⎭
14. 犁鞘管
15. 腭鞘管

鼻后孔通常被称为漏斗

犁骨的后缘(1)分隔两个鼻后孔,形成它们的内侧边界

其他的边界如下:

· 外侧界——蝶骨中间的翼突内侧板(7)

· 下边界——腭骨的水平板(12)的后缘

· 上边界——蝶骨体和鞘突(4)及犁骨翼(2)

蝶骨鞘突(A5)下表面的沟当与腭骨(B11)上表面连结时移行为腭鞘管(B15)

犁鞘管(B14)在蝶骨鞘突(A6)上表面和犁骨翼(2)之间。在这之前,犁鞘管还加入了腭鞘管(B15)

腭骨锥突(9)填充了翼板内侧和外侧部底端的间隙(7和8;第17页,B10)

胎儿颅

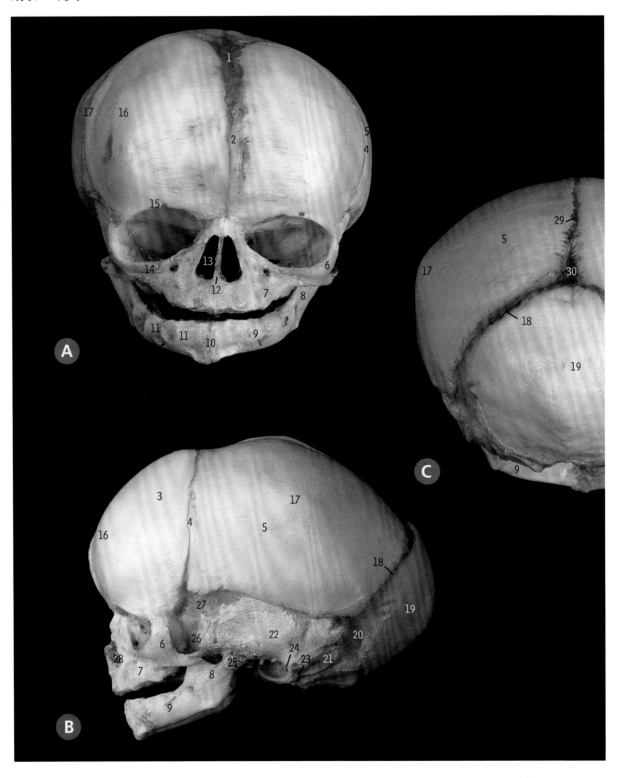

胎儿颅 成熟胎儿颅

A 前面观

B 左侧观

C 左侧颅骨后面观

D 上面观

　　除了尺寸的差别（见注释）和缺少萌出牙齿，胎儿颅骨与成人颅骨的最大差别是有大的缝（2、4、18 和 29）和囟及顶骨分为 4 个区（1、20、27 和 30）。

1. 前囟
2. 额缝
3. 一半额骨（鳞部）
4. 冠状缝
5. 顶骨
6. 颧骨
7. 上颌骨
8. 支 〕
9. 体 〕下颌骨
10. 颏联合
11. 乳牙突
12. 鼻中隔
13. 鼻前孔
14. 眶下缘
15. 眶上缘
16. 额隆凸
17. 顶结节
18. 人字缝
19. 枕骨
20. 乳突（后外侧的）囟门
21. 岩部 〕
22. 鳞部 〕颞骨
23. 茎乳孔
24. 鼓环
25. 下颌骨髁突
26. 蝶骨大翼
27. 蝶骨（前外侧）囟
28. 鼻中隔软骨
29. 矢状缝
30. 后囟

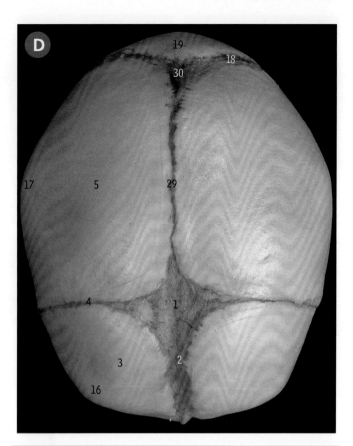

　　小尺寸的鼻腔和上颌窦及缺少萌出齿，都导致了胎儿出生时的面部比例小于成人（将图 A 与第 2 页的成人颅骨相比较）

　　后囟和蝶囟（30 和 27）在出生后 3 个月内愈合（成骨），乳突囟（20）在 1 岁时愈合，前囟（1）在 18 个月左右愈合。这些在新生儿超声时提供一个有用的窗口（参见图表）

　　乳突在第 2 年时才开始发育，所以在此之前，茎乳孔（23）和面神经很表浅，并且没有保护（与第 16 页 A 图 22 和 23 成人颅骨相比较）

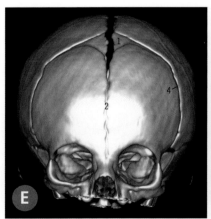
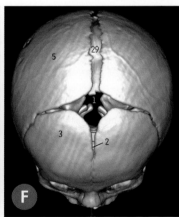
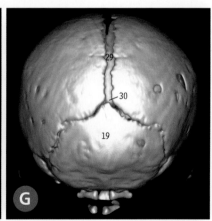

E F G CT 显示重塑的新生儿颅骨的囟和缝

囟,缝和缝间骨

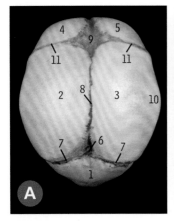

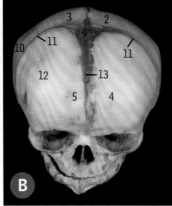

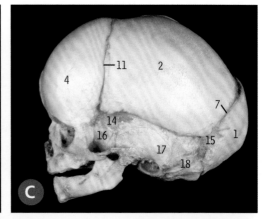

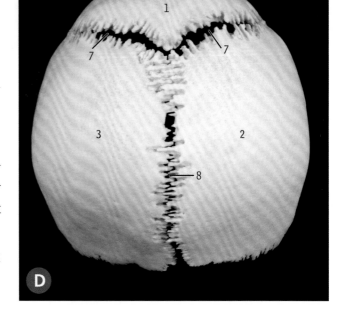

成熟胎儿颅

Ⓐ 上面观

Ⓑ 前面观

Ⓒ 左侧观

　　注意大的缝(7、8、11、13)和囟(6,9,14,15)及未闭合部分的纤维膜在发育与合并的个体颅骨之间的区别。

成人颅骨

Ⓓ 从上面看枕骨和相关的顶骨,虽然骨间结合紧密但是为了显示骨间连结缝所以故意将骨沿缝分开,以显示骨间紧密连结的缝(弯曲状的线)

　　头顶部含有的 13 条缝间骨已经按正常比例尺寸分别涂色以强调它们的相对位置。

Ⓔ 外表面上面观

Ⓕ 内表面

Ⓖ 外表面后面观

Ⓗ 外表面左上观

有一个坚硬的"额侧"缝的左右额骨

Ⓘ 外表面前面观

Ⓙ 内表面后面观

1. 枕骨
2. 左顶骨
3. 右顶骨
4. 左额骨
5. 右额骨
6. 后(中线)囟
7. 人字缝
8. 矢状缝
9. 前(中线)囟
10. 顶结节
11. 冠状缝

12. 额隆突
13. 额缝
14. 蝶(前外侧)囟
15. 乳突(后外侧)囟
16. 蝶骨大翼
17. 鳞部 ⎫颞骨
18. 岩部 ⎭
19. 后囟
20. 前囟
21. 额骨

22. 外侧板 ⎫
23. 板障 ⎬顶骨
24. 内侧板 ⎭
25. 脑膜中动脉沟
26. 上矢状窦沟
27. 额嵴
28. 蛛网膜粒压迹
29. 左侧冠状缝内单一的缝间骨
30. 矢状缝处的 3 块缝间骨
31. 人字缝处的 9 块缝间骨

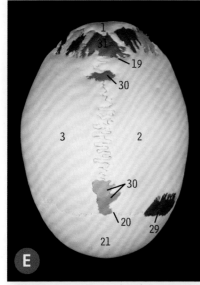

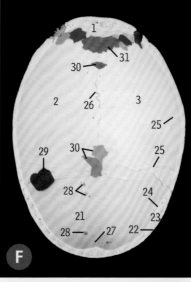

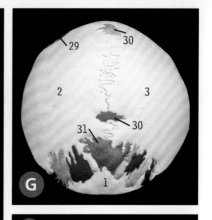

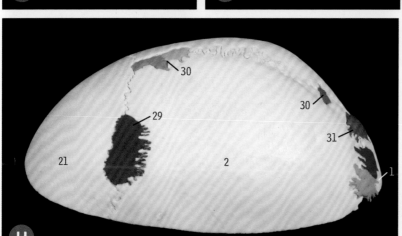

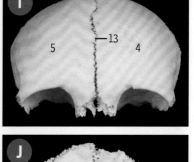

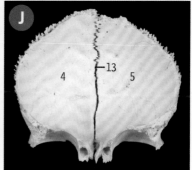

6个出生后闭合的囟门

左右两侧的蝶囟（前外侧囟）	3个月
枕囟（后囟）	3个月
乳突囟（后外侧囟）	12个月
额囟（前囟）	18个月

出生后颅缝闭合

颅缝在出生后6个月时变窄，在1岁之内开始闭锁，根据并假测成人的锯齿状（曲线）缝隙在两岁出现。它们在十几岁时合拢，并在十几岁时完全骨化。偶尔胎儿的两块额骨不能闭合，从而成年后在颅前部中线（额侧的）处一直存在（参见图 B4、5；图 I4、5；图 J4、5）

缝间骨

缝间骨发自各位于囟门或靠近颅缝处分离的骨化中心，常出现在侧后部的人字缝处。它们常没有固定的形状和尺寸，并且可能以单块骨的形式存在（这种情况经常在顶间骨中出现），常见的是以多块骨的形式（与颅骨脑积水有关并被认为是颅骨快速扩张的结果）（如图 E、F、G）

颅内骨缝线的锯齿比颅外的少一些（如图 E、F）

临床意义

缝间骨可能会在放射图像中被错认为颅骨骨折

颅缝和颅缝骨连接

概述	发病机制
颅顶通过颅缝间纤维连接的外积性生长扩大体积 **颅缝**早闭是用于定义颅缝过早的结合造成的颅骨的增长和外形不正常的术语,是由于两岁之前大脑的过快生长所造成的。	环境因素(体外压力,大脑发育不足) 几个控制成纤维细胞生长因子受体的基因发生突变,如 *FGFR1*、*FGFR2*、*FGFR3*、*MSX2* 及 *twist* 基因
发病率	**并发症**
在新生儿中为 1/2500	颅内压升高、大脑内血流减缓、气道阻塞、损害视听和学习障碍

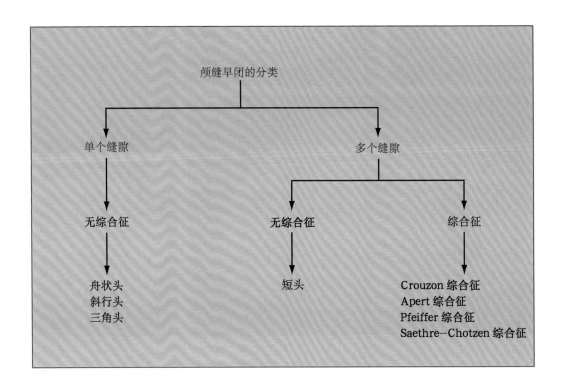

颅缝早闭的例子

额缝早闭,会引起三角头畸形

矢状缝早闭,会引起舟状头畸形

冠状缝早闭,会引起斜行头畸形

多发早闭,常与特定综合征有关

综合征,也会引起手部和四肢的畸形,如 Apert 综合征、Crouzon 综合征和 Saethre-Chotzen 综合征

额间缝骨连接

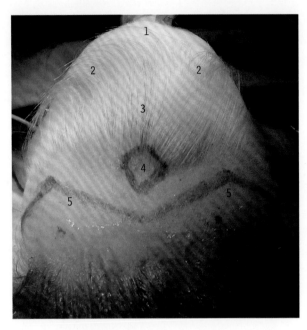

A 术前观：双颞距离狭窄的三角形头

A B C D

1. 额鼻缝区
2. 眶上嵴
3. 额缝线
4. 前囟
5. 两侧冠状折线
6. 后外侧颅骨的延伸

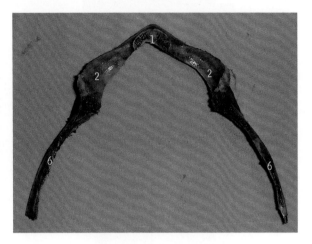

B 术中观：手术移除眶突的下面观

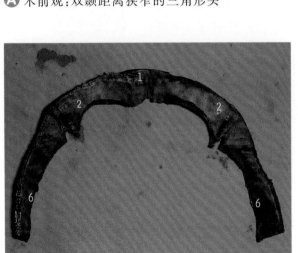

C 术中观：通过颞突增加双颞距离以及双侧额部

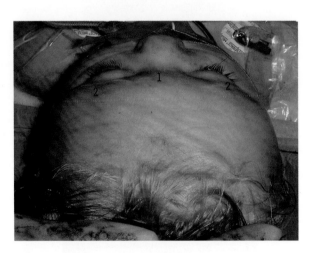

D 术后观

矢状缝骨连接

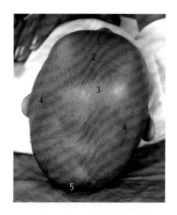

Ⓐ 术前观

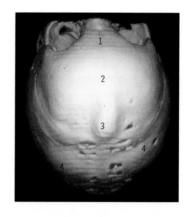

Ⓑ CT 显示了前矢状缝的融合与突起

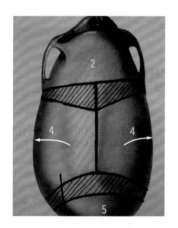

Ⓒ 舟状头的特点就是颅骨的瘦长与缩窄

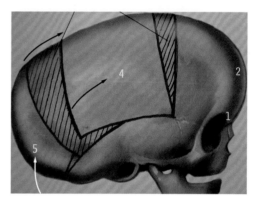

Ⓓ 图中显示的颅骨切除术是为了增加颅骨宽度并减少颅骨长度

Ⓐ Ⓑ Ⓒ Ⓓ Ⓔ Ⓖ
1. 额鼻缝
2. 额骨
3. 骨上隆起物
4. 顶骨区域
5. 枕骨区域
6. 矢状面颅骨切除术
7. 冠状缝线
8. 冠状面上的手术断端
9. 人字缝区域

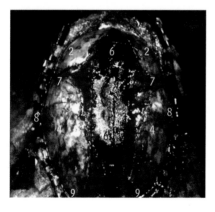

Ⓔ 术中观是打开人字缝和冠状缝的矢状面的颅骨切除术

冠状缝骨连接

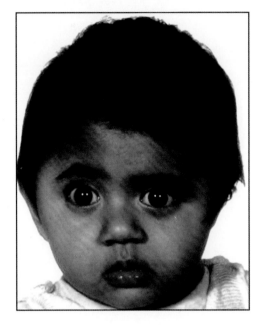

F 术前观

斜头畸形是前额塌陷引起的患侧面部歪斜

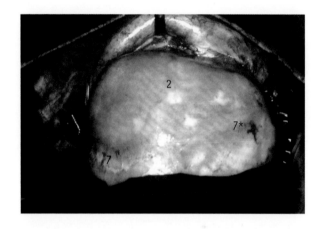

G 术中观

右冠状缝闭合伴随着前额的塌陷(7*)

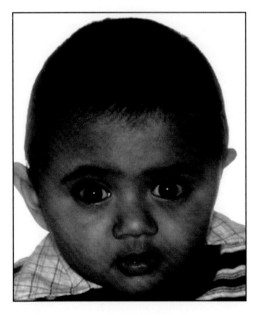

H 术后观

颈椎和颈部

2

颈椎

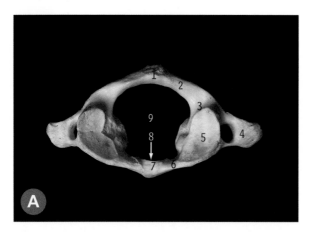

A 上面观

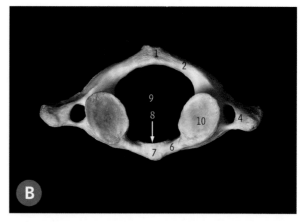

B 下面观

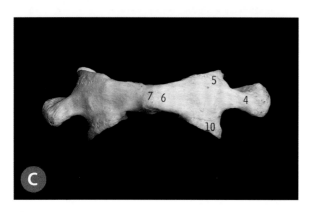

C 前面观

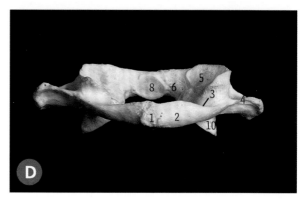

D 后面观

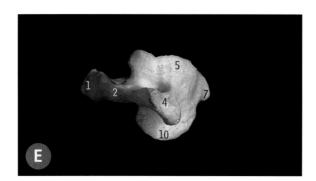

E 右侧观

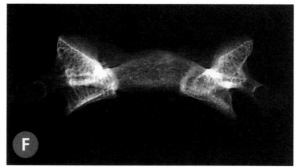

F 前后位投影的寰椎 X 线片

寰椎 第1颈椎

不含椎体；包括上下关节面的两侧的侧块（A5；B10）和前后弓（A 和 B，6 和 2）。

1. 后结节
2. 后弓
3. 椎动脉沟
4. 横突和横突孔
5. 上关节面的侧块
6. 前弓
7. 前结节
8. 枢椎齿突面
9. 椎孔
10. 下关节突

全部7对颈椎的横突处都有横突孔（如图中 A4）。这是颈椎区别于其他椎骨的特征

第6颈椎的横突孔需要特别注意，原因在于：

• 椎动脉通过它，穿行第1～5颈椎的横突孔，最终上升至枕骨大孔。（见第206页25，第246页48，第248页39）

• 椎静脉在动脉周围在这里开始形成丛

• 一些与椎静脉伴行的小血管会下行穿至第7颈椎的横突孔，但这一点具有易变性

典型的颈椎是第3～6颈椎如第5颈椎见第92页的插图说明

第1颈椎（寰椎，见本页），第2颈椎（枢椎，见第90页）和第7颈椎（见第92页），具有显著特征。

寰椎是唯一一个无椎体的椎骨——在过去被视为其被枢椎齿突所取代（第90页，A1 和 3；第90页 F16），注意第91页的注释。

寰椎没有棘突，而是以后结节取代之（A1）

利用关节面的形状不同，可在寰椎的侧块区分其上、下面：

• 上关节面呈肾脏状凹形（A5），与枕骨髁（第16页，A33）构成寰枕关节（第248页，B43）

• 下关节面呈近扁平的圆形（B10），与枢椎上关节突连结（第90页，C4）形成寰枢关节侧部（第248页，B41）

寰椎的前弓（6）比后弓（2）更短而直，由此可区别椎骨的前后。寰椎的前弓承接侧面枢椎齿突的关节面（A，B 和 D，8），形成寰枕关节的中部（第90页，F17）

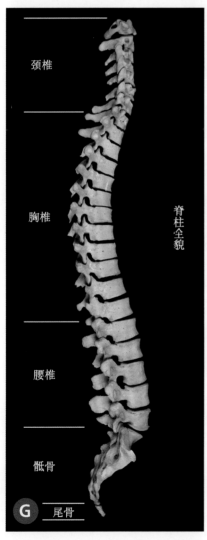

G 脊柱全貌的右侧观

成人的脊柱由26块骨骼构成

而在胎儿发育过程中有33块。

• 7块　颈椎-颈部
　　　　第1颈椎（C1），寰椎，支撑颅骨

• 12块　胸椎-胸部
　　　　支撑12对肋骨，头前7对（T1～7是真肋），借它们前端的肋软骨与胸骨连结形成骨性胸廓

• 5块　腰椎-后背及腰部

• 1块　骶骨-骨盆由婴儿的5个骶椎合并而成。左侧和右侧髋骨相连形成骨盆带

• 1块　尾骨-骨盆（底）由婴儿的4节尾椎融合而成。与骶骨的顶端结合

枢椎 第 2 颈椎

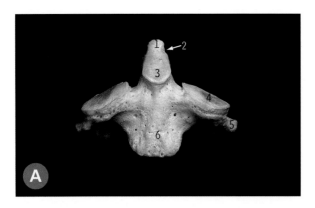

A 前面观

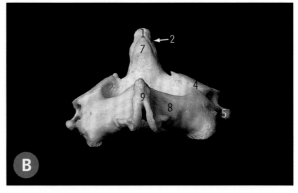

B 后面观

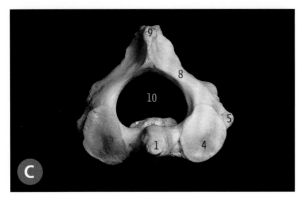

C 上面观

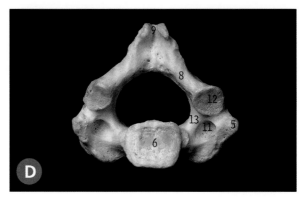

D 下面观

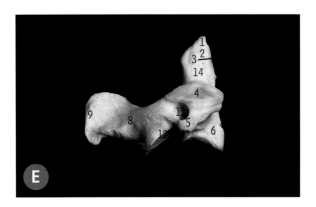

E 右侧面观

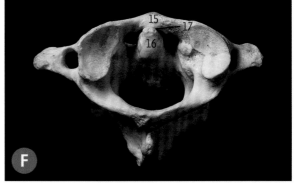

F 与寰椎结合，上面、后面观

枢椎特殊在具有齿突（齿状突起，图A和图 E，1～3），使椎体向上突出（6）。

1. 齿突尖
2. 寰椎横韧带压迹
3. 齿突前关节面
4. 上关节突
5. 横突
6. 椎体
7. 齿突后关节面
8. 椎弓板
9. 分叉的棘突
10. 椎孔
11. 横突孔
12. 下关节突
13. 椎弓根
14. 齿突
15. 前弓
16. 枢椎齿突
17. 寰枢正中关节

齿突一直被认为是寰椎的"缺失部分"，它与寰椎的椎体吻合，但比较解剖学的研究发现它是枢椎自身的直接发育

齿突的前关节面（A 和 E，3）与寰椎前弓的后表面（第 88 页，D8）形成一个滑液关节（寰枢正中关节，F17）

齿突的后关节面（B7）与软骨包裹的寰椎横韧带前表面，形成一个滑膜关节（有时与寰枕关节一侧关节腔相续）

枢椎的棘突较大且常从侧面看成直角（E9）

上关节突的表面为近扁平状圆形（C4）与寰椎的下关节面（第 88 页，B10），构成寰枢外侧关节

第 3～7 颈椎

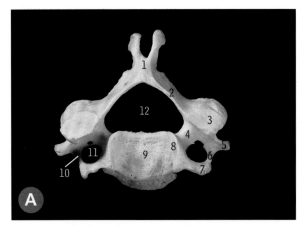

Ⓐ 第 5 颈椎，上面观

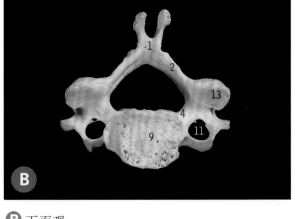

Ⓑ 下面观

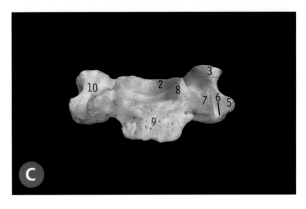

Ⓒ 前面观

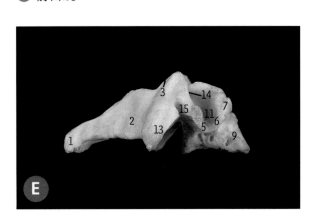

Ⓓ 后面观

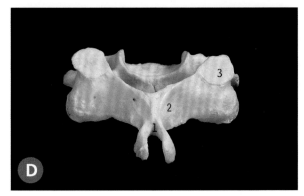

Ⓔ 右侧面观

1. 分叉的棘突
2. 椎弓板
3. 上关节突
4. 椎弓根
5. 后结节
6. 结节间板 ｝横突
7. 前结节
8. 椎体钩（后外侧缘）
9. 椎体
10. 脊神经沟（腹部分支）
11. 横突孔
12. 椎孔
13. 下关节突
14. 椎上切迹 ｝脊弓切迹
15. 椎下切迹

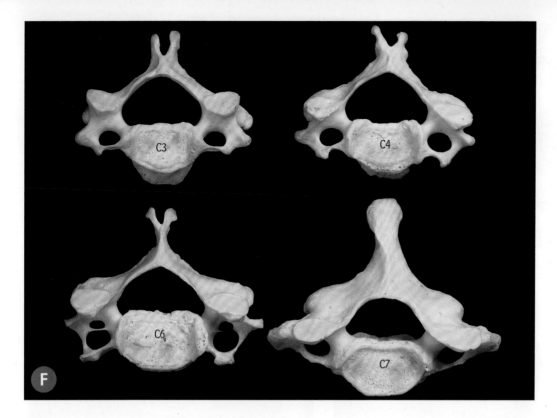

F 第 3、4、6 和 7 颈椎上面观,分别标为 C3、C4、C6 和 C7

典型的颈椎(第 3～6 颈椎,这以第 5 颈椎例证,A～E)具有上关节突(A 和 D,3)的上、后面,在椎体的上表面两侧各有一个钩(后外侧缘,A 和 C,8),一个三角形椎孔(A12)和一个分叉的棘突(A,B 和 D,1)

任何一个椎骨的突起的棘都被称为棘突

椎弓由 2 个椎弓根(A4)和 2 个椎弓板(A2)构成

椎孔是椎弓和椎体之间的空隙。当椎骨连结形成脊柱时,连续的椎孔组成椎管。切勿混淆椎孔和椎间孔,椎间孔是相邻椎骨的椎弓根的间隙,其中有脊神经穿行——详见第 95 页注释和第 94 页,D13

第 7 颈椎(隆椎,F,C7)单棘突的末端有小结节(并非分裂成两叉的棘突)

颈椎的肋骨样结构由有前结节的横突前根(A7)、结节间板(A6)和后结节的前半部分(A5)

结节间板(A 和 E,6)常被误称作肋横突

图中所示的第 6 颈椎(F,C6)在右横突孔有小的骨板

颈椎和第 1 胸椎 颈椎关节和第 1 胸椎

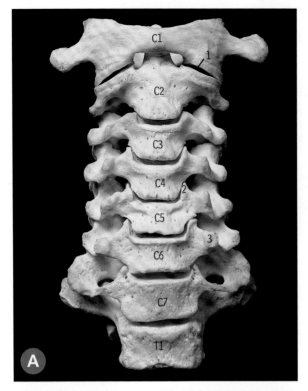

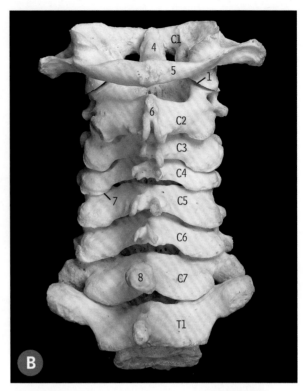

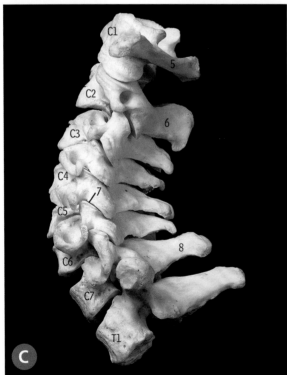

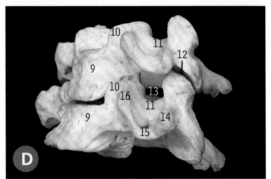

Ⓐ 连接颈椎（已除去椎间盘），前面观，并标以 C1～7 和 T1

Ⓑ 后面观

Ⓒ 左侧面观

Ⓓ C4 和 C5 颈椎，左侧偏前面观

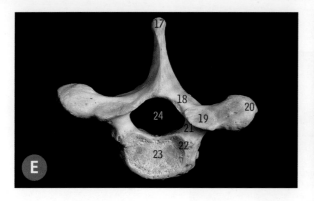

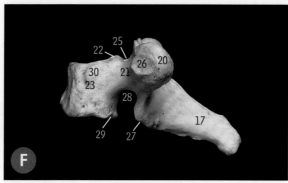

E 第 1 胸椎，上面观   **F** 左面观

　　颈部脊柱和第 1 胸椎在插图 A～C 中。图 D 的视角是为强调椎间孔的边骨，而 E 和 F 展示第 1 胸椎的更多细节。

颈部脊柱的颈曲有前凸，如图 C（如同腰曲；胸廓和骶骨的曲度则向前凹）

第 7 颈椎的棘突不是典型颈椎分叉的棘突，而是末端有圆形结节（B 和 C，8）。因为其向后在颈后中最突出，可在颈后体表触及（故此椎骨又名隆突）

椎间孔（D13）由相邻椎骨的椎弓根（D11）区分其上、下界，前面有椎间盘及部分邻近的椎骨体（D9），后方是椎骨关节突（D12）

典型胸椎（第 2～9 胸椎，未图示）的椎体的上、下缘有半关节面（与肋骨头相接）

横突前方也有关节面（与肋结节形成关节），一个圆形的椎孔，一个棘突伸向后下方，上关节突垂直于水平面，朝向后侧方

第 1 胸椎和典型的胸椎不同在于在椎体（E22）的上表面的每侧有一个钩，和一个三角形的椎孔（特征与典型颈椎相似，虽然在 E24 中孔更椭圆），以及在椎体的每一侧有一个完整（圆形）的肋关节面（F30）（而非一个半圆形的半关节面）

---

1. 寰枢外侧关节
2. 第 5 颈椎钩
3. 第 6 颈椎颈动脉结节
4. 枢椎齿突
5. 寰椎后弓
6. 枢椎棘突
7. 关节突关节
8. 第 7 颈椎棘突
9. 椎体
10. 椎体钩
11. 椎弓根
12. 上下关节面间的关节突关节
13. 椎间孔 ⎫
14. 后结节 ⎬ 横突
15. 结节间板 ⎪
16. 前结节 ⎭

17. 棘突
18. 椎弓板
19. 上关节突
20. 横突
21. 椎弓根
22. 椎体钩
23. 椎体
24. 椎孔
25. 椎上切迹
26. 横突的肋凹
27. 下关节突
28. 椎下切迹
29. 下 ⎫
30. 上 ⎬ 椎体肋凹

其他骨 第 1 肋骨,右侧

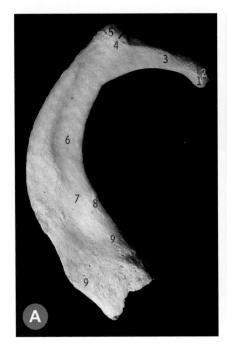

A 上面观

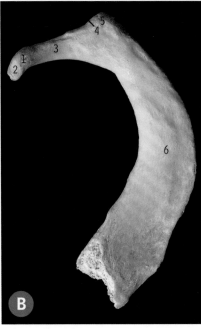

B 下面观

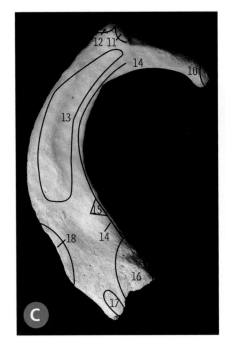

C 上面观,肌肉附着部

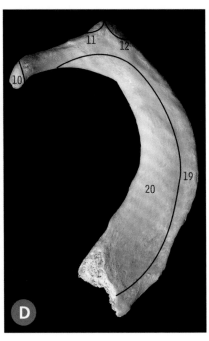

D 下面观,肌肉附着部

有 12 对肋骨构成胸廓骨架;图中只显示第 1 肋骨,因为它是胸廓上口的一部分,是颈部和胸部的连接处(第 100 页)。

1. 肋头
2. 肋头关节面
3. 肋颈
4. 肋结节关节面
5. 肋结节
6. 肋体
7. 锁骨下动脉沟
8. 斜角肌结节
9. 锁骨下静脉沟
10. 肋头关节囊
11. 肋横突关节囊
12. 肋横突侧韧带
13. 中斜角肌
14. 胸膜上膜
15. 前斜角肌
16. 肋锁韧带
17. 锁骨下肌
18. 前锯肌
19. 肋间肌
20. 肋膜覆盖区
21. 颈静脉切迹
22. 锁骨切迹
23. 第 1 肋软骨切迹
24. 第 2 肋软骨上部切迹
25. 胸骨柄关节面
26. 胸大肌
27. 胸锁乳突肌
28. 胸锁关节囊
29. 胸骨舌骨肌
30. 胸骨甲状肌
31. 肋膜覆盖区
32. 横突和肋关节面 ⎫ 构成胸
33. 结节和关节面 ⎭ 锁关节
34. 肋头和关节面 ⎫ 构成肋
35. 肋骨关节面 ⎭ 头关节

胸骨柄

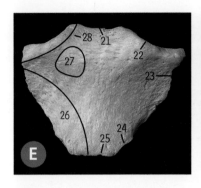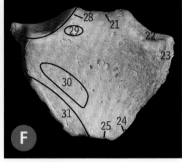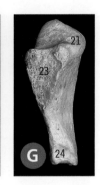

E 前面观,有肌肉附着点

F 后面观,有肌肉附着点

G 右面观

胸骨柄是胸骨的上部,与胸骨体构成胸骨柄关节(E25),组成胸廓的入口(第100页)。

肋椎关节

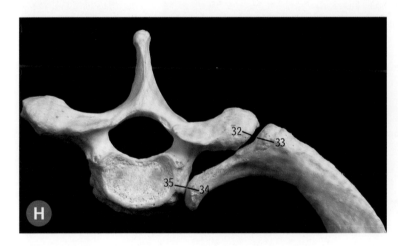

H 第1左肋与第1胸椎在上部有关节连结

肋头(34)与椎骨体(35)的上肋凹连接,形成肋头关节。肋结节(33)与椎骨横突肋凹连接,形成肋横突关节。这些关节共同构成了肋椎关节。

第1肋的主要特征:
- 头部(A,1、2)
- 颈部(A 3)
- 体部(A 6),在上表面有斜角肌结节(A 8)
- 结节部(A,4、5)在颈和体连接的后面

第1肋头与在第1胸椎体旁的上部肋凹形成滑膜关节(H,34、35)

结节有关节和非关节两部分。关节部与第1胸椎的横突肋凹形成滑膜关节(H,32、33)

第1肋的上表面特点是有前斜角肌附着的斜角肌结节(A 8)。在结节后面是锁骨下动脉(A7)走行的浅沟,在结节前是锁骨下静脉(A 9)走行的浅沟。同样有粗糙的区域与中斜角肌连接

第1肋的下表面与上表面相比相对光滑,并且大部分被胸膜覆盖(D 20)

在胸骨柄(E 21)顶端的颈静脉切迹是在颈部最低点中央非常容易看到和辨识的标志,并且在两边的胸锁关节(第98页,A 11)处的胸骨端的锁骨是容易看到和摸到的

第1肋的前端与胸骨柄(E 23)通过第1肋软骨(第101页,C 23)相连,形成第1胸肋关节

肩周骨 锁骨和肩胛骨,右侧

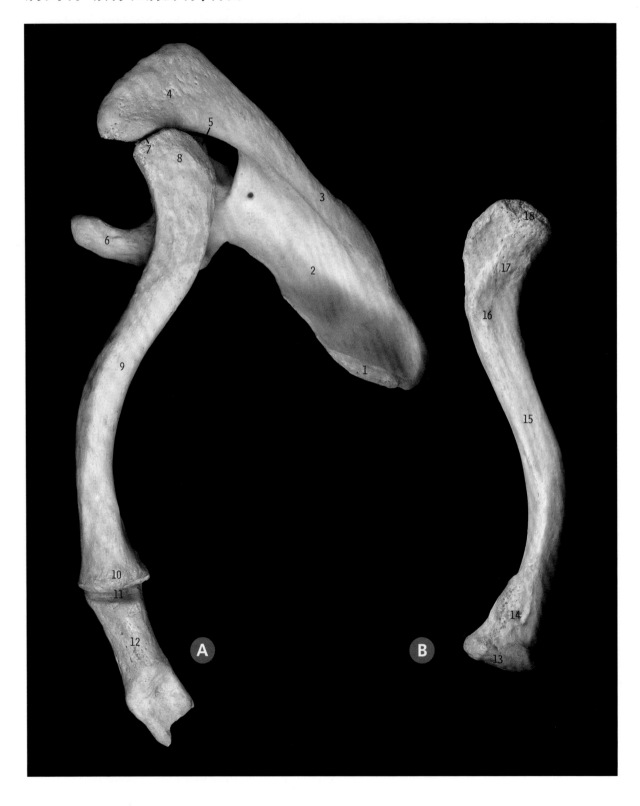

Ⓐ 上面观，与胸骨柄连结

Ⓑ 锁骨下面观

　　锁骨和肩胛骨是肩胛带骨（胸部带骨），骨连结上肢和躯干骨。锁骨在颈根部构成了一个明显的标志，并且可以触摸到它的全长。

1. 上角　　　　　┐
2. 冈上窝　　　　│
3. 脊柱缘　　　　├肩胛骨
4. 肩峰　　　　　│
5. 关节盂上缘　　│
6. 喙突　　　　　┘
7. 肩锁关节
8. 肩峰端　　　　┐
9. 锁骨体　　　　├锁骨
10. 胸骨端　　　 ┘
11. 胸锁关节
12. 胸骨柄颈静脉切迹
13. 胸骨关节面
14. 肋锁韧带压迹
15. 锁骨下肌沟
16. 锥状结节
17. 斜方线
18. 肩峰关节面
19. 锁骨下肌
20. 肱骨头
21. 三角肌
22. 肩胛骨
23. 冈下肌

锁骨的主要特征：

· 球状的内侧（胸骨）端（A10）
· 扁平的外侧（肩峰）端（A 8）
· 在下表面的中部有锁骨下肌沟（B15）
· 在下表面的两端有粗糙的韧带标志（B,14、16、17）

胸骨端（A10）与胸骨柄（第 97 页，E 22）的锁骨切迹构成胸锁关节（A11）

肩峰端（A 8）与肩胛骨的肩峰（A 4）形成肩锁关节（A 7）

在胸骨端附近下表面的粗线（B14）是肋锁韧带牵拉形成的（第 100 页，B 12）

在肩峰端附近下表面的粗线（镰状结节和斜方线，B 16、17）是喙锁韧带的镰状部分和斜方肌部分（第 100 页，B14、15）牵拉形成的

锁骨体不是直的（从上面或者下面看）而是有点呈 S 形的；骨的中部是弯向前面的，为了给锁骨下的血管和臂丛内含物提供在颈部和臂部穿行的空间。前面的描述是说锁骨在其的中部 2/3 处有向前的凸形，在后 1/3 处有向后的凹形

位于肩胛冈外侧端的肩峰（4），能在锁骨的外端外侧摸到

锁骨（8）和胸骨（3）的连接请参见第 100 页

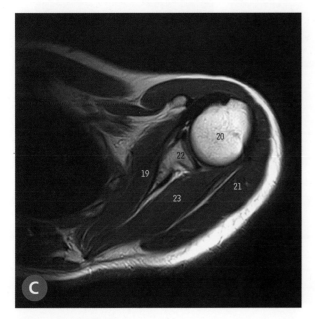

　　前
Ⓒ 右 ←→ 左
　　后

Ⓒ 左肩的轴向磁共振成像

肩周和胸廓上部骨架 锁骨和肩胛骨及胸腔入口

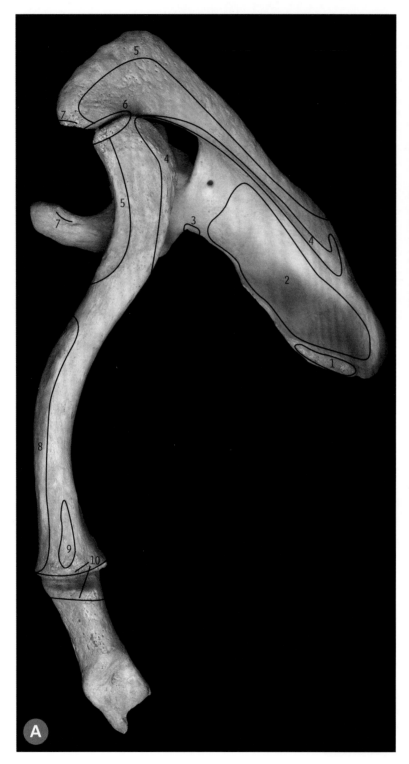

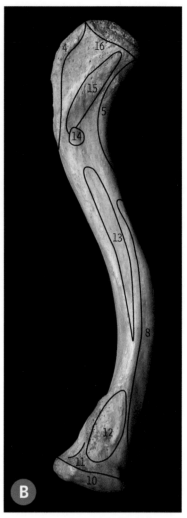

Ⓐ 右锁骨从上面看和肩胛骨有连接,并且与胸骨柄有连接。肌肉附着点

Ⓑ 右锁骨下面观。肌肉附着点

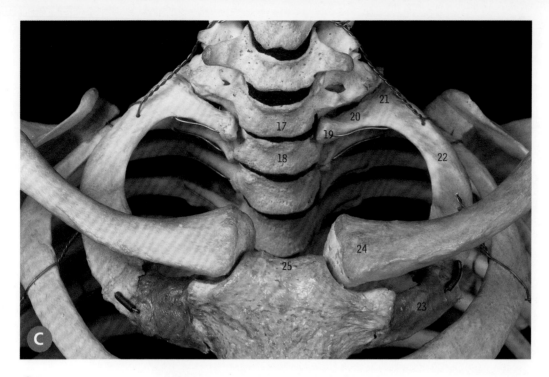

C 胸腔入口的骨关节，前面观

　　肌肉的附着点在图中展示，三角肌（A 5）、冈上肌（A 2）和胸大肌（A 8）连接上肢与肩胛带（肩胛骨和锁骨）。斜方肌（A 4）与锁骨下肌（B13）和更重要的胸锁乳突肌（A 9）一起参与肩胛带和躯干骨的连接。

1. 肩胛提肌
2. 冈上肌
3. 肩胛舌骨肌的下腹
4. 斜方肌
5. 三角肌
6. 肩锁关节的关节囊
7. 喙肩韧带
8. 胸大肌
9. 胸锁乳突肌
10. 胸锁关节的关节囊
11. 胸骨舌骨肌
12. 肋锁韧带
13. 锁骨下肌

14. 锥状韧带 ｝喙锁韧带
15. 斜方韧带
16. 肩锁关节的关节囊
17. 第 7 颈椎
18. 第 1 胸椎
19. 第 1 肋头 ｝
20. 第 1 肋颈
21. 第 1 肋结节 ｝第 1 肋骨
22. 第 1 肋体
23. 第 1 肋软骨 ｝
24. 锁骨的胸骨端
25. 胸骨柄的颈静脉切迹

在图 C 中，多种骨构成了胸腔入口：第 1 胸椎（C 18）；第 1 肋和肋软骨（C22、
　　23）；胸骨柄（C 25）
在临床上，胸腔入口有时被称为胸廓出口

颈部

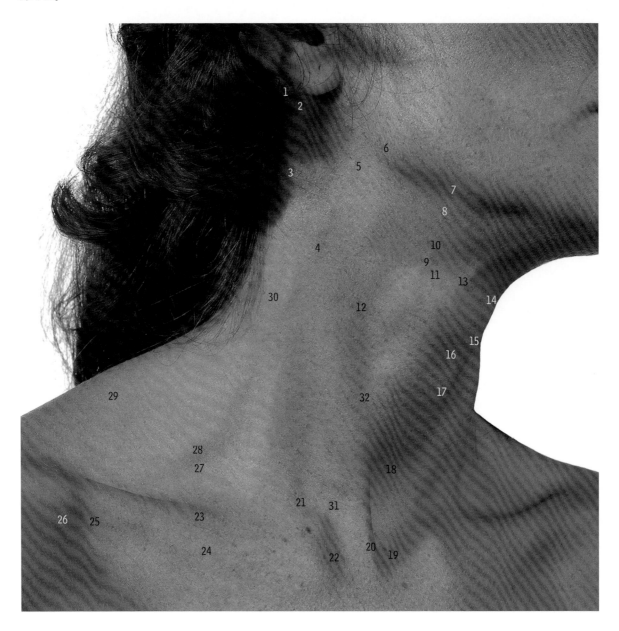

颈部 在前面和右面的体表标志

　　胸锁乳突肌(3)是最明显的特征。颈外静脉(4)斜向下走行在它的上表面。副神经(30)在胸锁乳突肌(3)的后缘的上中 1/3 交点处显露。它走行在颈后三角,穿行在斜方肌前缘下面,在锁骨上 5cm,并且在肌肉的深面进入肌肉。臂丛(28)的上干可在锁骨(23)和胸锁乳突肌后缘(21)组成的夹角内摸到。颈总动脉的搏动(颈动脉搏动,32)可在喉(15)的边缘和胸锁乳突肌(3)的前缘组成的夹角处摸到。颈内静脉(31)的下端走行在胸锁乳突肌的锁骨头和胸骨头(20、21)之间的间隙后部。与第 104～118 页的解剖标本相对照。

1. 乳突
2. 寰椎横突尖
3. 胸锁乳突肌
4. 颈外静脉
5. 腮腺下部
6. 下颌角
7. 咬肌前缘和面动脉
8. 下颌下腺
9. 舌骨大角尖
10. 舌下神经
11. 喉内神经
12. 颈总动脉分叉
13. 颈前静脉
14. 舌骨体
15. 喉结
16. 声带
17. 环状软骨弓
18. 甲状腺峡部
19. 颈静脉切迹和气管
20. 胸骨头 ⎫ 胸锁乳突肌
21. 锁骨头 ⎭
22. 胸锁关节和颈内静脉和锁骨下静脉汇合成头臂静脉
23. 锁骨
24. 胸大肌
25. 锁骨下窝和头静脉
26. 三角肌
27. 肩胛舌骨肌下腹
28. 臂丛的上干
29. 斜方肌和副神经入口
30. 副神经从胸锁乳突肌显露
31. 颈内静脉的下端
32. 颈总动脉的搏动点

舌骨(14)平对第 3 颈椎

喉结(15)是甲状软骨的上缘的中部(第 188 页,C 22),平对第 4 和第 5 颈椎

环状软骨(17)平对第 6 颈椎。位置关系可在颈部的矢状切面图上找到(第 168 页,18、20 和 11)

面部的体表标志可见第 132 页

头部、颈部和肩部 左缘的浅层肌肉，左前面观

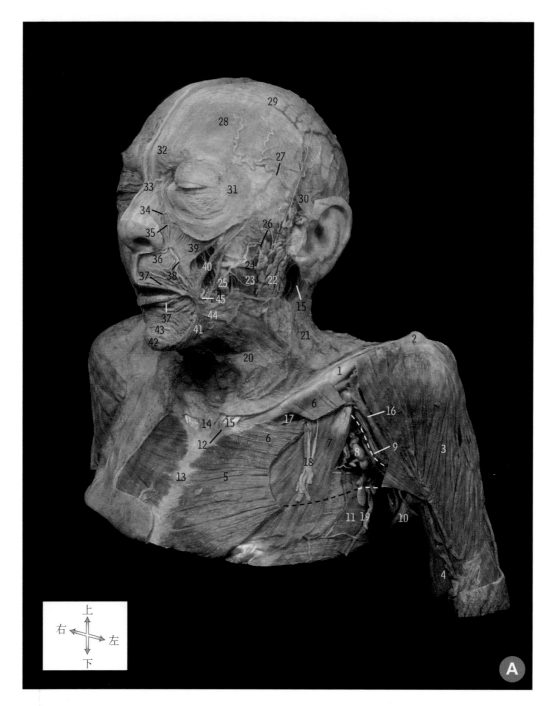

皮肤及皮下组织已经剥离以显露面部，颈部及肩部的表浅结构。用虚线所标识的胸大肌的内侧部分（5～6）已经移除，以显露下层的胸小肌（7）、腋窝淋巴结（8）及在腋动脉上方的正中神经（9）。

A

1. 锁骨
2. 肩锁关节
3. 三角肌
4. 肱二头肌
5. 胸大肌的胸肋部
6. 胸大肌的锁骨部
7. 胸小肌
8. 腋淋巴结
9. 覆盖在腋动脉上方的正中神经
10. 背阔肌
11. 前锯肌
12. 胸锁关节
13. 胸骨体
14. 颈静脉切迹
15. 胸锁乳突肌
16. 三角肌胸大肌间沟内的头静脉
17. 锁骨下肌
18. 胸肩峰动脉及胸外侧神经
19. 胸背动脉、胸背静脉
20. 颈阔肌
21. 椎前筋膜
22. 腮腺
23. 咬肌
24. 腮腺管
25. 颊脂体
26. 面神经分支
27. 颞浅动脉
28. 枕额肌额腹
29. 帽状腱膜
30. 颞顶肌
31. 眼轮匝肌
32. 降眉肌
33. 降眉间肌
34. 鼻肌
35. 提上唇鼻翼肌
36. 提上唇肌
37. 口轮匝肌
38. 上唇动脉
39. 颧小肌
40. 颧大肌
41. 降口角肌
42. 颊肌
43. 降下唇肌
44. 笑肌
45. 面动脉
46. 淋巴管
47. 静脉
48. 动脉

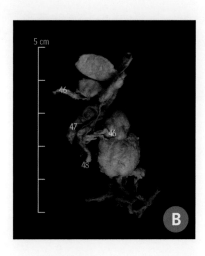

B 伴随多条淋巴管的一群成人左侧腋窝（外）淋巴结，图中展示了剥离出的淋巴结的实际大小

- 正常成人体内存在着 400～450 个淋巴结，集中聚集，每个部分负责收集特定区域的淋巴液

- 淋巴结通常较小，成卵圆形或肾形，并且大多数的长度为 0.1～2.5cm

- 一些淋巴结在正常区域可触及，并且在疾病时特别明显

- 在腋窝处有 20～30 个淋巴结，负责收集上肢及躯干的淋巴液；在头部及颈部含 60～70 个淋巴结

（关于头部及颈部淋巴管走行见书中第 114～115 页）

颈部 浅层解剖 1

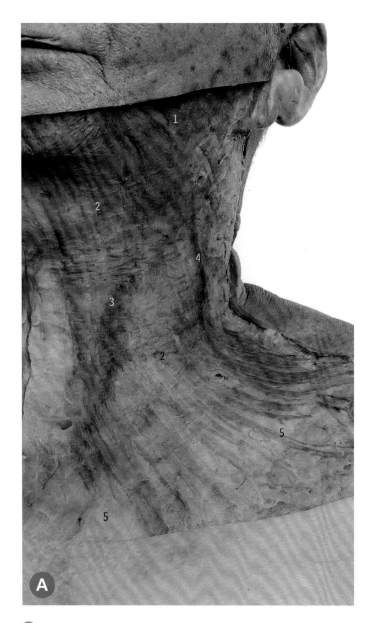

A 颈阔肌,前面观

上
内 ←→ 外(左)
下

左颈阔肌及浅层静脉

在图 A 中,皮肤已经被剥离并且分离了皮下组织显露出颈阔肌。图 B 中去除左颈阔肌,显露其中位于肌肉深面却在颈筋膜表面的较粗大的动脉与静脉(在第 110~111 页中对这一部位的解剖有更加详细的描述)。

1. 下颌骨下缘
2. 颈阔肌
3. 颈前静脉
4. 颈外静脉
5. 锁骨
6. 腮腺
7. 耳大神经
8. 副神经
9. 斜方肌
10. 颈神经及斜方肌内颈神经
11. 颈浅神经
12. 锁骨上神经
13. 胸锁乳突肌
14. 颈横神经
15. 劲深筋膜包埋层
16. 下颌下腺

颈阔肌(2)最下缘的肌纤维连于胸大肌上部及三角肌的中束的筋膜

肌肉的上部连于下颌骨的下缘(1),其中一些纤维与毗邻的面部肌肉的纤维相混合,而其他(位于下颌下部)的则与其对侧的结构交错

颈部的运动神经纤维来自面神经的颈支(第112 页,6)。当用力张大嘴时,这块肌肉明显可见

较大的静脉(颈前静脉和颈外静脉,3、4),颈丛的皮支(如 7、12、14 所示),颈部的面神经(第 112 页,6)都位于肌肉的深部,同时也位于皮下颈深筋膜浅层的表面(参见第111 页提示)

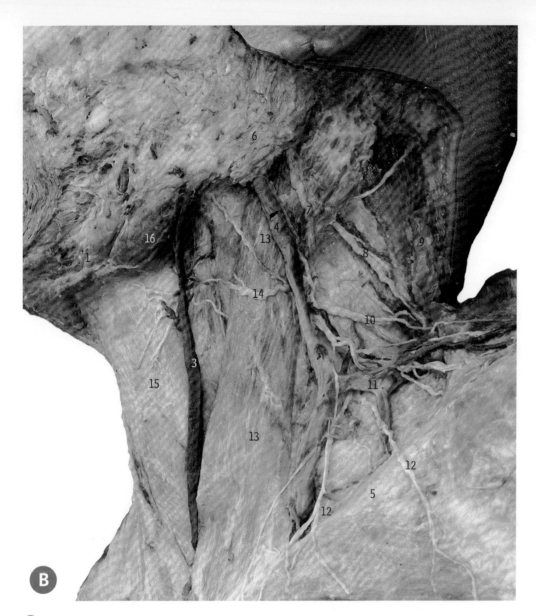

B 表浅的静脉及神经, 左侧观

颈部 血液供应和静脉回流

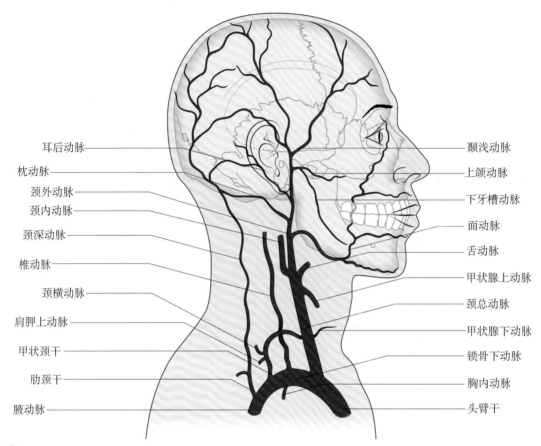

耳后动脉

枕动脉

颈外动脉

颈内动脉

颈深动脉

椎动脉

颈横动脉

肩胛上动脉

甲状颈干

肋颈干

腋动脉

颞浅动脉

上颌动脉

下牙槽动脉

面动脉

舌动脉

甲状腺上动脉

颈总动脉

甲状腺下动脉

锁骨下动脉

胸内动脉

头臂干

A

A 颈部及头部的主要血液供应

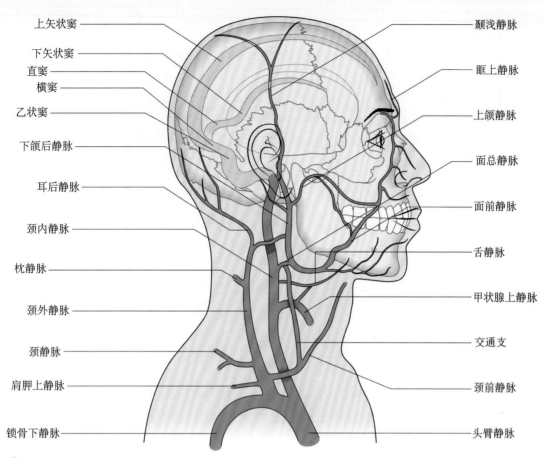

上矢状窦

下矢状窦

直窦

横窦

乙状窦

下颌后静脉

耳后静脉

颈内静脉

枕静脉

颈外静脉

颈静脉

肩胛上静脉

锁骨下静脉

颞浅静脉

眶上静脉

上颌静脉

面总静脉

面前静脉

舌静脉

甲状腺上静脉

交通支

颈前静脉

头臂静脉

B

B 头部及颈部的静脉回流

颈部 浅层解剖 Ⅱ

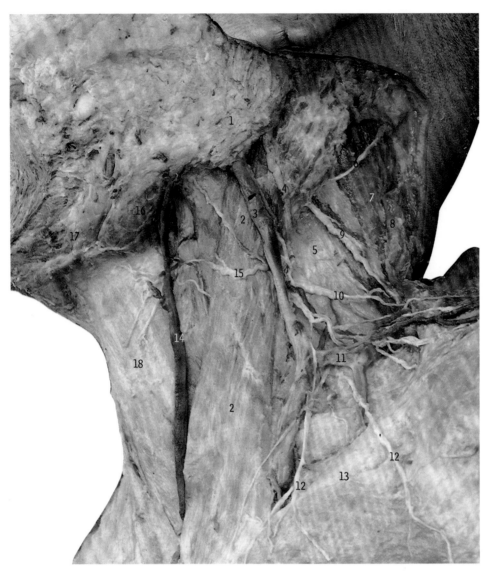

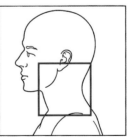

颈部 浅层解剖 Ⅱ

左侧胸锁乳突肌及相关结构

颈阔肌及胸锁乳突肌(2)后部的颈深筋膜浅层一起剥离,但是筋膜(18)仍然在颈部前部留有一部分(深至颈前静脉,14)。颈丛的皮支在胸锁乳突肌(2)的后缘出现,颈横神经(15)向前横过胸锁乳突肌;耳大神经(4)向上斜经胸锁乳突肌;枕小神经(6)向后上过胸锁乳突肌后缘;锁骨上神经(12)的分支下行并散布于锁骨(13)上。副神经(9)从胸锁乳突肌(2)后缘发出并下行(植入形成颈后三角的顶部的颈深筋膜包埋层——第 117 页)行于斜方肌(8)深层在锁骨(13)上约 5cm 处从其前缘发出。颈神经(10)的分支也穿过斜方肌(在更浅的层次进入胸锁乳突肌,图中没有展示出来)。

在英语中更通俗地称为的副神经或者副神经脊椎部(9)的神经,其正式的解剖学命名法应该是躯干神经副神经干的外部神经。这些神经细胞的起源在颈髓上部的 5 到 6 段,其纤维支配胸锁乳突肌及斜方肌运动。两块肌肉都接受来自颈丛的神经(如 10,参见第 117 页注释),但这些通常都是仅为传入(颅部副神经衍生于脑干的延髓中的疑核并加入迷走神经去支配喉及软颚的肌肉)(第 267 页)

颈深筋膜的组成:
· 浅层
· 气管前层
· 椎前层
· 颈动脉鞘

浅层(18)就像皮下的长袜包绕着颈部。其组成了颈前三角和颈后三角的顶(第 113 页);其分裂开分别包绕胸锁乳突肌及三角肌,并形成了腮腺及下颌腺的囊

气管前层形成了甲状腺(第 122 页)的鞘

椎前层(5)形成了颈后三角的底并位于颈椎和椎前肌的上部(第 128 页)

颈动脉鞘由包绕颈内静脉、颈总动脉及颈内动脉,迷走神经及颈襻上下根(第 118 页)的气管前层及椎前层聚合形成,通常紧靠颅底的后 4 个出脑神经(舌咽神经、迷走神经、副神经、舌下神经)在颈动脉鞘的最上部走行了很短一段距离

1. 腮腺
2. 胸锁乳突肌
3. 颈外静脉
4. 耳大神经
5. 肩胛提肌上方的椎前筋膜
6. 枕小神经
7. 头夹肌
8. 斜方肌
9. 副神经
10. 颈神经斜方肌支
11. 颈浅静脉
12. 锁骨上神经
13. 锁骨
14. 颈前静脉
15. 颈横神经
16. 下颌下腺
17. 下颌骨下缘
18. 颈深筋膜包埋层

颈部 浅层解剖 Ⅲ

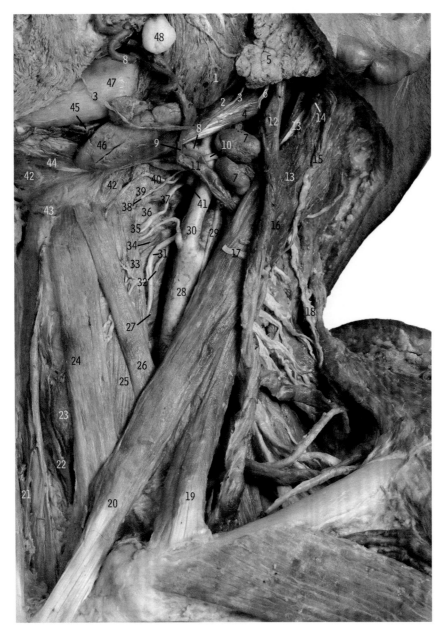

1. 咬肌及下颌角
2. 茎突舌骨肌
3. 面神经的下颌缘支
4. 二腹肌后腹
5. 腮腺（下极）
6. 面神经颈支
7. 颈内静脉二腹肌淋巴结
8. 面动脉
9. 舌静脉
10. 舌下神经
11. 面静脉
12. 下颌后静脉后支
13. 胸锁乳突肌
14. 耳后静脉
15. 耳大神经
16. 颈外静脉
17. 颈横神经
18. 副神经
19. 胸锁乳突肌锁骨头
20. 胸锁乳突肌胸骨头
21. 颈前静脉
22. 甲状腺下静脉
23. 甲状腺峡部
24. 胸骨舌骨肌
25. 胸骨甲状肌
26. 肩胛舌骨肌上腹
27. 咽下缩肌
28. 颈总动脉
29. 颈内动脉及颈襻上根
30. 颈外动脉
31. 甲状腺上动脉
32. 喉外神经
33. 甲状舌骨肌
34. 喉上动脉
35. 喉内神经
36. 甲状舌骨膜
37. 舌骨大角
38. 甲状舌骨肌神经
39. 舌骨舌肌
40. 舌骨上动脉
41. 舌动脉
42. 下颌舌骨肌
43. 舌骨体
44. 二腹肌前腹
45. 颏下动脉
46. 下颌下腺
47. 下颌体
48. 颊脂体

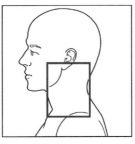

左侧颈前三角,左面观

所有的皮肤和筋膜及所包括的表层结构已去除。这幅插图中的标号大部分集中在胸锁乳突肌(13)前面的结构;其后面的结构将在第116页A图展示。颈总动脉(28)的上部及颈内动脉和颈外动脉(29、30)的下部在胸锁乳突肌(13)的前缘可见。下颌下腺(46)在下颌骨体(47)的下边,腮腺(5)的下极伸到下颌角(1)后面。甲状腺峡部(23)在颈下部的中线位置,其侧叶被胸骨舌骨肌(24)和胸骨甲状肌(25)所覆盖。

将颈部分割成若干个三角区域(参见备注)只是一种以易辨识的肌性标志和所包括的具体结构为依据而将复杂区域分离成许多小区的描述方式

颈总动脉(28)在颈前三角有分支(见备注),颈内静脉更靠后并被胸锁乳突肌(13)所覆盖;其只在肌肉移除或去除时可见(如118页,14)。一定情况下可在颈部下段观察到颈静脉的搏动,搏动是经过其上部肌肉传导的而非静脉自身直接看到的

颈三角

• 颈前三角,可分为
  - 颏下三角
  - 二腹肌三角(下颌下三角)
  - 肌三角
  - 颈动脉三角
• 颈后三角(参见第116和第117页)

颈前三角

• 境界:胸锁乳突肌前缘(20),下颌骨(47)下缘和中线

颏下三角

• 境界:两侧二腹肌(44)前腹,舌骨(43)体和中线
• 底部:下颌舌骨肌(42,在44下方)
• 内容物:颈前静脉(第110页,14)和颏下淋巴结

下颌下三角

• 境界:二腹肌(44和4)前后两腹之间和下颌骨(47)下缘
• 底部:下颌舌骨肌,舌骨舌肌和咽中缩肌(第178页、23、26和28)
• 内容物:下颌下腺(46)和下颌下淋巴结,腮腺后下部(5),面动脉(8)和面静脉(11)及颏下血管(45),以及颈动脉后鞘(覆于4上);舌神经(第120页,A14),下颌舌骨神经(第120页,A6)和血管,茎突咽肌和舌咽神经(第140页,C49)

肌三角

• 境界:胸锁乳突肌(20)前缘、肩胛舌骨肌(26)上腹和中线
• 底部:胸骨舌骨肌(24)和胸骨甲状肌(25)
• 内容物(底部下方):甲状腺、喉、气管、食管

颈动脉三角

• 境界:胸锁乳突肌(20)前缘,二腹肌(4)后腹和肩胛舌骨肌(26)上腹
• 底部:甲状舌骨肌(33),舌骨舌肌(39),咽中缩肌(未标注,37上)及咽下缩肌(27)
• 内容物:颈总动脉(28)分支;颈外动脉分支甲状腺上动脉(31),舌动脉(41),面动脉(8),枕动脉和咽升动脉(第140页,C52、50);舌下神经(10)及其两个分支——支配甲状舌骨肌(38)的神经及颈襻(29)上根;内、外喉神经(35、32)

关于下颌下腺之备注参见第175页

颈部 淋巴系统

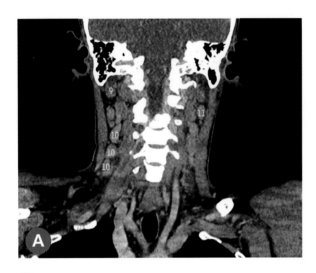

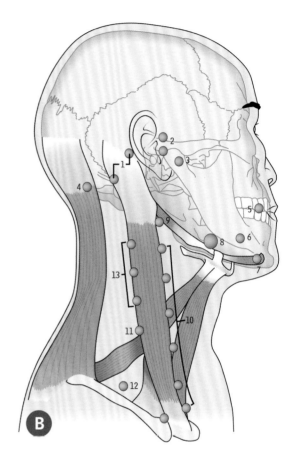

Ⓐ 例如淋巴瘤等恶性肿瘤可能会伴有广泛的急剧的淋巴结肿大,如图所示,这是一张 CT 冠状面的扫描结果

1. 耳后淋巴结
2. 耳前淋巴结
3. 腮腺淋巴结
4. 枕淋巴结
5. 颊部淋巴结
6. 面淋巴结
7. 颏下淋巴结

8. 下颌下淋巴结
9. 颈内静脉淋巴结
10. 颈深淋巴结
11. 颈内静脉-肩胛舌骨肌淋巴结
12. 前部锁骨上淋巴结
13. 后部颈深淋巴结

Ⓑ 头颈部的淋巴系统

头颈部淋巴管非常重要,因为其与急性和慢性感染及恶性肿瘤的传播有关。

头颈部淋巴管		
结构	位置	淋巴结
面部和头皮部	前面	面部→下颌下部→颈深部
	侧面	腮腺→颈深部
头皮	后面	枕部→颈深部
眼睑	中部	下颌下部→颈深部
	侧面	腮腺→颈深部
下巴		颏下部→下颌下部→颈深部
外耳	前面	腮腺→颈深部
	后面	后耳郭→颈深部
中耳		腮腺→颈深部
颈部	表层	颈浅部(ant, lat and post)→颈深部
	深层	颈深部
嘴底部	前面,下门牙	颏下部→下颌下部→颈深部或
	侧面,除门牙之外其他牙	颏下部→颈深部
腭扁桃体		颈内静脉二腹肌→颈深部
咽扁桃体		咽后部→颈深部
鼻咽		
鼻旁窦		
软腭	前面	下颌下部→颈深部
鼻腔	后面	咽后部→颈深部
喉	声带以上	上颈深部
	声带以下	喉部和气管部→下颈深部
口咽		颈深部
食管		
甲状腺	上部分	喉部→颈深部
	下部分	气管部或上纵隔部
舌	两边尖部	颏下部→下颌下部→颈深部和
		颈内静脉-肩胛舌骨肌
	侧缘	下颌下部→颈深部和颈内静脉肩胛舌骨肌

Ⓒ 头颈部淋巴管

颈 浅层解剖 Ⅳ

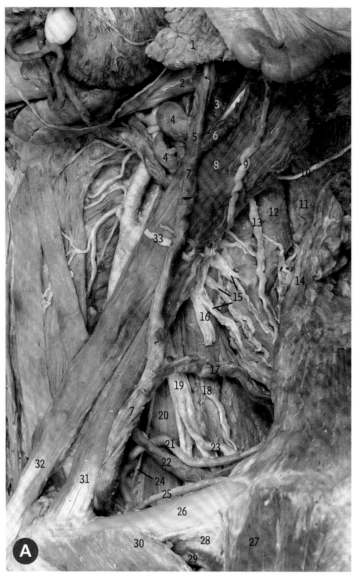

1. 腮腺
2. 二腹肌后腹
3. 颈内静脉
4. 颈内静脉二腹肌淋巴结
5. 下颌后静脉后分支
6. 耳后静脉
7. 颈外静脉
8. 胸锁乳突肌
9. 耳大神经
10. 枕小神经
11. 头夹肌
12. 肩胛提肌
13. 副神经
14. 斜方肌
15. 斜方肌颈神经
16. 锁骨上神经
17. 颈浅静脉
18. 肩胛背神经和中斜角肌
19. 臂丛上干
20. 前斜角肌
21. 颈浅动脉
22. 肩胛舌骨肌下腹
23. 肩胛上神经
24. 膈神经
25. 肩胛上动脉
26. 锁骨
27. 三角肌
28. 锁骨胸筋膜
29. 头静脉
30. 胸大肌
31. 锁骨头 ⎫
32. 胸骨头 ⎭ 胸锁乳突肌
33. 颈横神经
34. 枕静脉
35. 枕额肌枕腹
36. 枕大神经
37. 枕动脉
38. 头半棘肌
39. 第三枕神经

A 左侧观

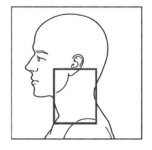

左侧颈后三角

图 A 中的解剖是在第 112 页展示的插图中标记的后面部分。近三角形中部最重要的结构是副神经(13)。在三角的底部，臂丛上干(19)发出肩胛上神经(23)，颈浅动脉和肩胛上动脉(21 和 25)伴随在其侧面以下。在图 B 中显示了后三角的顶点，枕动脉(37)在三角(参见备注)的最高点并且部分半头棘肌(38)和头夹肌(11)在底部。

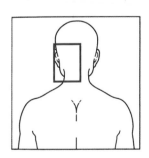

B 三角上部，后面观

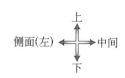

侧面(左) ←→ 中间

上
下

颈后三角

- 境界：胸锁乳突肌后缘(A 8)；斜方肌前缘(A 14)；锁骨(A26)中 1/3
- 顶点：附于颈深筋膜包埋层(此处已除去)，副神经(A13)嵌入其中
- 内容物：动脉——枕动脉(B37)；颈浅动脉(A21)；肩胛上动脉(A25)；锁骨下动脉(此处不可见，在 21 和 25 之下，24 的指示线尖端之下)。
  - 静脉——颈外静脉(A7 的下部分)；颈浅静脉(A17)；肩胛上动脉(已去除)
  - 神经——颈丛分支(耳大神经，A 9；枕小神经，A 10；颈横神经，A 33；锁骨上神经，A 16；肌支神经，A 15)；臂丛干(如 A 19，其他的被胸锁乳突肌遮挡)；上干分支——锁骨下肌(去除)和肩胛上神经(A 23)；肩胛背神经(A 18，发自臂丛根最上面)；副神经(A13，嵌入顶筋膜)
  - 肌肉——肩胛舌骨肌下腹(A 22)
  - 淋巴结和脂肪(特别是底部，去除)
- 底部：颈深筋膜椎骨前层(第 110 页，5)，覆于头半棘肌(B 38)、头夹肌(A、B，11)；肩胛提肌(A 12)；中斜角肌(A 18)；前斜角肌(A20，此处易见但常被胸锁乳突肌遮挡)

后三角的最高结构为枕动脉(B 37)，在头半棘肌的右上角(38)并在胸锁乳突肌(8)和斜方肌之间(14)

锁骨下动脉被归为三角底部内容物之一(在 A 中未标识，在 24 的指示线尖端之下)，但是因为第 1 肋骨偏向下斜，锁骨下静脉太低而没在三角内(尽管其在第 118 页，42 可见)

切忌将进入斜方肌(14)的副神经(13)和向该肌肉走行的颈丛分支弄混：副神经发自胸锁乳突肌(8)，而颈丛发自此肌肉后面

在三角的底部，肩胛上神经(23)，发自臂丛(19)上干，为一条明显的在锁骨上靠近颈浅动脉和肩胛上动脉的神经。肩胛背神经较小并且发自中斜角肌(18)

肩胛舌骨肌下腹(22)可能在这具样品中较小且有可能错认为是一条血管或神经

通常所知的血管如颈浅动脉(21)和静脉(第 110 页，11)正确地应被称为颈横动、静脉，在颈后三角后面可见。注意颈横神经(33)更高并且在前三角前面经过

颈 深部解剖 Ⅰ

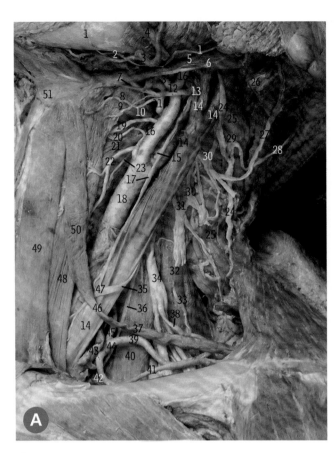

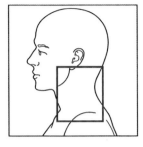

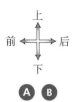

A 左侧血管与神经，左面观

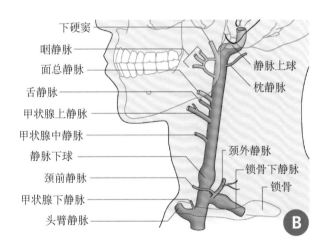

B 颈内静脉重要分支

1. 面神经下颌缘支
2. 颏下动脉
3. 面动脉
4. 面静脉
5. 茎突舌骨肌
6. 二腹肌后腹
7. 舌下神经伴行静脉
8. 舌骨上动脉和舌下神经
9. 甲状舌骨肌（和图 A 中神经）
10. 舌骨大角
11. 舌动脉
12. 舌下神经
13. 舌静脉
14. 颈内静脉（图 A 中上末端分成两支）
15. 颈内动脉和颈动脉窦
16. 颈外动脉
17. 颈襻上根
18. 颈总动脉
19. 喉内神经和甲状舌骨肌膜
20. 喉上动脉
21. 咽下缩肌
22. 甲状上动脉
23. 喉外神经
24. 副神经
25. 肩胛提肌
26. 胸锁乳突肌
27. 耳大神经
28. 枕小神经
29. 第 2
30. 第 3　颈神经前支
31. 第 4

32. 中斜角肌
33. 肩胛背神经
34. 臂丛上干
35. 颈襻下根
36. 膈神经
37. 肩胛舌骨肌下腹
38. 肩胛上神经
39. 颈浅动脉
40. 前斜角肌
41. 肩胛上动脉
42. 锁骨下静脉
43. 胸导管
44. 甲状颈干
45. 甲状下动脉
46. 肩胛舌骨肌肌腱
47. 颈襻
48. 胸骨甲状肌
49. 胸骨舌骨肌
50. 肩胛舌骨肌上腹
51. 舌骨
52. 喉结（亚当的苹果）
53. 环甲肌
54. 甲状腺侧叶
55. 甲状腺中静脉
56. 气管
57. 甲状腺下静脉
58. 甲状腺峡部

大血管和神经及甲状腺

在图 A 中除去了大部分胸锁乳突肌(26)和其表面的皮神经显示出了颈内静脉(14)及毗邻结构。颈内静脉处于颈动脉血管(18、16 和 15)的后侧面;在此样本中颈内静脉上端分双叉,副神经(24)从两部分之间经过。甲状腺上动脉,舌动脉及面动脉(22,11 和 3)从颈外动脉(16)前经过。

颈襻上根(47)和下根(17、35)环绕颈内静脉(14)下部形成襻环,刚好位于肩胛舌骨肌肌腱(46)上面。膈神经(36)在前斜角肌(40)表面斜向下行。甲状颈干(44)发出甲状腺下动脉,颈浅动脉及颈横动脉(45,39 和 41),胸导管弯曲着进入颈内静脉和锁骨下静脉(14 和 42)连接处。

在图 C 部分中为显示甲状腺(54)左侧叶已除去左侧带状肌群(48、49)。甲状腺下静脉(57)在此处是一条非常大的单支血管,其上末端覆着甲状腺峡部。

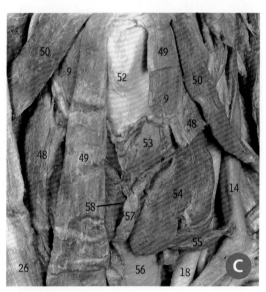

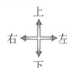 甲状腺,前面观

上
右 ← → 左
下

舌下神经(12)从舌骨大角(10)尖部上方经过,而喉内神经(19)从该骨下面向下向前穿行

颈总动脉(18)通常在甲状软骨(第 4 颈椎)上缘水平分为颈内动脉和颈外动脉(15 和 16)

颈外动脉(16)可非常简单地区别于颈内动脉(15),因其发出许多分支。颈内动脉在颈部无分支

颈襻(47)上根(17)自舌下神经(12)在颈动脉和颈内静脉(18 和 14)之间下行;下根(35,自颈丛)发自颈内静脉后缘

甲状腺上动脉(22)自颈外动脉(16)起始处下行,喉外神经(23)紧接在其后

喉上动脉(20,甲状腺上动脉的 1 个分支,22)在喉内神经(19)下方前行

肩胛舌骨肌肌腱(46)覆于颈内静脉(14)之上——手术中可作为颈内静脉在颈下部的一个标志

颈动脉窦是一个在颈内动脉(在其壁内)起始处的压力感受器(压力感受器);它接收来自舌咽神经和迷走神经的神经纤维并且与监控血压变化有关

颈动脉体是一个化学感受器,其在颈总动脉分叉处之后或在两者之间。它是一个几毫米长的椭圆体,包含结缔组织囊内的球细胞;它接收来自舌咽神经和迷走神经的神经纤维并且与监控血中氧浓度有关

颈 深部解剖 Ⅱ

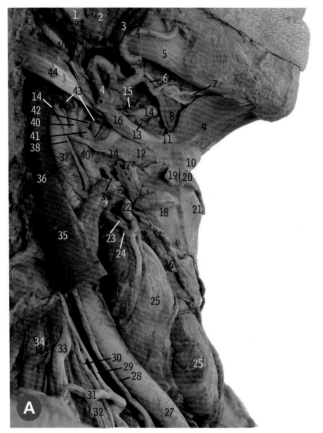

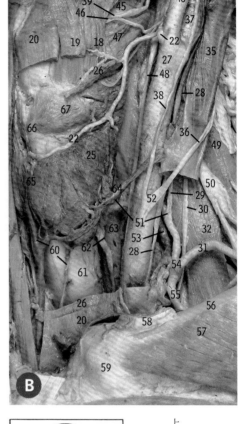

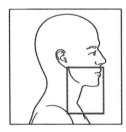

A 右面观

上
后 ← → 前
下

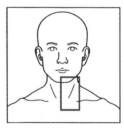

B 左前面观

上
中间 ← → 侧面(左)
下

1. 腮腺
2. 咬肌
3. 面静脉
4. 面动脉
5. 下颌骨体
6. 下颌舌骨肌神经
7. 颏下动脉
8. 下颌舌骨肌
9. 二腹肌前腹
10. 舌骨体
11. 二腹肌肌腱
12. 舌骨舌肌
13. 舌下神经伴行静脉
14. 舌下神经
15. 13 的一个分支
16. 茎突舌骨肌
17. 甲状舌骨肌神经
18. 甲状舌骨肌

19. 肩胛舌骨肌上腹
20. 胸骨舌骨肌
21. 喉结
22. 甲状腺上动脉
23. 喉外神经
24. 甲状腺上静脉
25. 甲状腺侧叶
26. 胸骨甲状肌
27. 颈总动脉
28. 迷走神经
29. 颈升动脉
30. 膈神经
31. 颈浅动脉
32. 前斜角肌
33. 第 5 颈神经腹支
34. 中斜角肌
35. 颈内静脉

36. 颈襻下根
37. 颈内动脉
38. 颈襻上根
39. 喉内神经
40. 颈外动脉
41. 舌面干
42. 舌动脉
43. 舌静脉
44. 二腹肌后腹
45. 甲状舌骨肌膜
46. 喉上动脉
47. 喉下缩肌
48. 交感干
49. 中斜角肌
50. 臂丛上干
51. 甲状腺下动脉
52. 颈襻

53. 胸导管
54. 甲状颈干
55. 肩胛上动脉
56. 锁骨
57. 胸大肌
58. 胸锁乳突肌
59. 胸锁关节囊
60. 甲状腺下静脉
61. 气管
62. 喉返神经
63. 食管
64. 甲状腺中静脉
65. 甲状腺峡
66. 环状软骨弓
67. 环甲肌
68. 甲状腺锥状叶和提肌
69. 气管

大血管和甲状腺

切除下颌下腺后,可在图 A 的上部看到面动脉(4)向上弯曲,越过下颌骨(5)体向面部走行,面静脉(3,断端)就在面动脉的后面。向下一点,将颈内静脉(35)的下部切除,显示出迷走神经(28)穿越该静脉和颈总动脉(27)。这里的甲状腺(25)比正常的要大些,并且显示的是除了胸骨舌骨肌(20)、肩胛舌骨肌(19)和胸骨甲状肌(26)的最上端之外的其他结构都被去除了之后的图。与图 A 作对比,图 B 中的甲状腺(25 和 65)是正常大小

的,同样的 3 条带状肌(19、20 和 26)的大部分都被切除了,来显示甲状腺。在颈内静脉(35)断端的间隙中可以看到膈神经(30)向下行经前斜角肌(32);甲状颈干(54,起自下方的锁骨下动脉)向上形成 3 个动脉——甲状腺下动脉(51)、颈浅动脉(31)肩胛上动脉(55);胸导管(53)的末端从颈总动脉(27)的后部出现后穿行于颈内静脉和锁骨下静脉的交界处(参见第 124 页,A14)。C 中的甲状腺有一个锥状叶和提肌(68)。

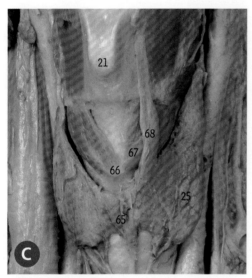

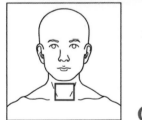

C 前面观

甲状腺被包绕在气管前的筋膜形成的结缔组织囊里并附在喉上(因此腺体和喉在吞咽的时候一起运动),由一个中央的峡部(B65)和 2 个横向的小叶(B25)组成

它从第 5 颈椎到第 1 胸椎水平延伸出来

甲状腺的峡部(B 和 C,65)在第 2、第 3 气管软骨环上,交界处在甲状腺上动脉沿着它的每个边的上界(B22)和甲状腺下静脉离开它的下界(B60)的部分之间

这种偶见的锥体状叶通常出现在左侧,是胚胎发育时期的甲状腺舌管(第 173 页)的残留部分的象征

横向小叶的重点毗邻包括:

· 外侧的——胸骨甲状肌(限制了腺体向上延伸)、胸骨舌骨肌、肩胛舌骨肌和胸锁乳突肌(第 118 页,C 48、49、50 和 26)。

· 内侧的——喉的下部和气管的下部在咽上部和食管上段

的前面(120 页,B 61 和 63),以及环甲软骨(120 页,B 67)、咽下缩肌(第 190 页,A 17)、喉返神经和喉下神经(第 190 页,A16 和 23)的前方

· 后侧面的——在颈动脉鞘(A 27)内的颈总动脉、甲状旁腺(第 123 页,B 41、44 和 47),甲状腺下动脉(B 51)、胸导管(在左侧,第 120 页,B 53)

当甲状腺上动脉接近甲状腺侧叶(第 122 页,A 5 和 A 4)上极时,喉外神经(喉上神经外支)在甲状腺上动脉后面,甲状腺切除手术时通常在沿着腺体上极的地方进行甲状腺上动脉结扎,避免损伤神经

甲状腺下动脉(B51)一般在侧叶靠下的部分的后面有喉返神经(B62)(通过咽下缩肌下界进入喉,立即进入环甲关节后面,第 190 页,B 23)穿行在其后面或内侧面。在进行血管结扎时尽量远离甲状腺

喉神经损伤可见 193 页

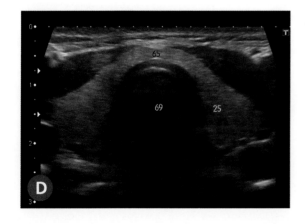

D 甲状腺的超声图,甲状腺的峡部(B 和 C,65)在第 2、第 3 气管软骨环上

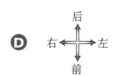

颈部 深层解剖 Ⅲ

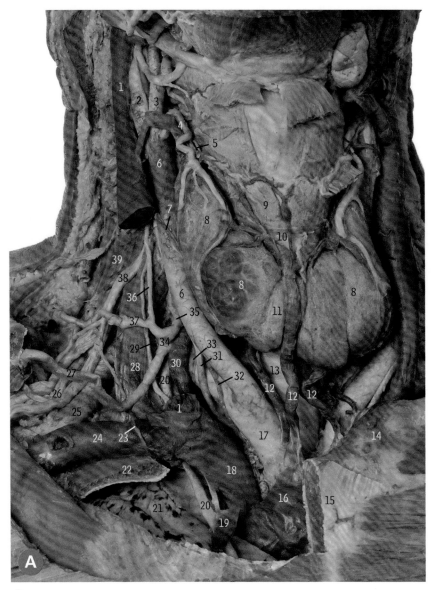

A 颈的中右部

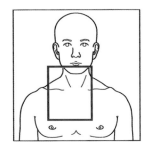

1. 颈内静脉
2. 颈内动脉
3. 颈外动脉
4. 甲状腺上动脉和神经
5. 喉外神经
6. 颈总动脉
7. 甲状腺中静脉
8. 甲状腺侧叶
9. 环甲软骨
10. 环甲软骨弓
11. 甲状腺峡部
12. 甲状腺下静脉
13. 气管
14. 胸锁关节囊
15. 胸骨柄
16. 左头臂静脉
17. 头臂动脉
18. 右头臂静脉
19. 胸廓内静脉
20. 胸廓内动脉
21. 肺
22. 第 1 肋骨
23. 膈副神经
24. 锁骨下静脉
25. 锁骨下动脉
26. 臂丛
27. 肩胛上动脉
28. 前斜角肌
29. 膈神经
30. 椎静脉
31. 迷走神经
32. 颈淋巴干
33. 锁骨下襻
34. 甲状颈干
35. 甲状腺下动脉
36. 颈升动脉
37. 颈浅动脉
38. 颈神经第 5 前支
39. 中斜角肌
40. 甲状腺上动脉和静脉
41. 右上甲状旁腺
42. 甲状腺右侧叶的后界
43. 甲状腺下动脉支
44. 右下甲状旁腺
45. 甲状腺下静脉
46. 甲状腺峡部
47. 左上甲状旁腺

甲状腺、甲状旁腺和颈根部

图 A 是右锁骨的一部分,第 1 肋骨(22)和胸骨柄(15)及颈内静脉的下段和襻已经被去除。和图 B 中正常大小的甲状腺作对比,这个标本的甲状腺肿大。甲状腺上动脉(4)走行于侧叶上部(8)前方,喉外神经(5)伴随在其后面。甲状腺下动脉(35)在侧叶底部后面上升。甲状腺上静脉和甲状腺中静脉(4 和 7)汇入颈内静脉(1),但是甲状腺下静脉(12)在气管(13)前向下汇入左头臂静脉(16)。锁骨下静脉(24)在第 1 肋骨(22)中部越过从前斜角肌(28)前与颈内静脉(1)汇合形成右头臂静脉(18)。锁骨下动脉(25)在高一层次走行在前斜角肌(28)后方。椎静脉(30)和动脉在前斜角肌内侧走行。

在图 B,可看到甲状腺的后面 3 个明显的甲状旁腺(41、44 和 47)。

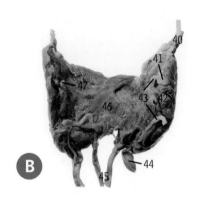

在前斜角肌(28),不要将膈神经(29)和颈升动脉[36,是颈浅动脉的分支(37),但一般是从甲状腺下动脉(35),发出的分支]混淆。请和第 124 页,A 5 和 6 作对比

甲状旁腺的典型数量是 4(在 90%的个体中),但是有的个体可多或少;在图 B 中只有 3 个(B 41、44 和 47)

甲状旁腺通常位于甲状腺侧叶的深面和腺体薄被囊(在筋膜鞘内面,来源于气管前筋膜)

在上方的腺体一般位于接近甲状腺上界的峡部(B 41 和 47),下方的腺体在侧叶下极(在 B44 下极靠下的地方)

上下甲状旁腺的血供都来自甲状腺下动脉(A 35)。如果甲状旁腺不易辨认,追寻该动脉的细小分支就可以找到腺体

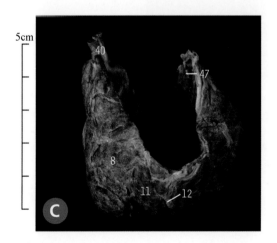

C 从上面看,是解剖出的一个单独的甲状腺真实大小

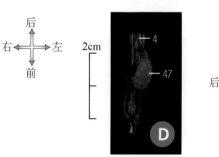

D 从右面看,是解剖出的一个单独的左上甲状旁腺真实大小

颈部 深层解剖 Ⅳ

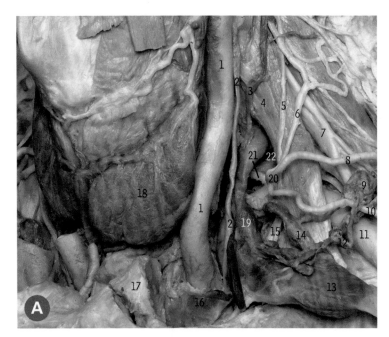

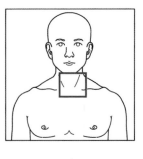

A 前左侧

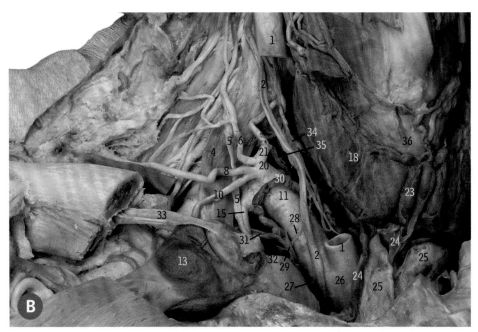

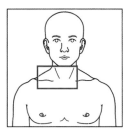

B 前右侧

甲状腺、胸腺和颈根部

图 A 中，左边锁骨已经在胸锁关节(17)处被剔除，在它的关节处有颈深静脉与锁骨下静脉(13)形成头臂静脉(16)。可见椎静脉(19)汇入锁骨下静脉(13)，胸导管(14)在这里汇入锁骨下静脉，有一些比正常数量偏多的侧支(参见第 118 页,43)。一个淋巴结(9)和一个淋巴干(12)被保留下来。

图 B 中，在右侧是与图 A 中同样的方法解剖(参见第 122 页,A)，但是一部分颈总动脉(1)已经被去除。可见纵隔淋巴干(30)环绕在锁骨下动脉(11)汇入锁骨下淋巴干(31)，形成右淋巴导管(29)(像左侧的胸导管一样，第 128 页,37)，其汇入颈内静脉和锁骨下静脉(32 和 13)。迷走神经(2)的喉返神经支(27)在锁骨下动脉(11)处开始返回。

1. 颈总动脉
2. 迷走神经
3. 颈升静脉
4. 前斜角肌
5. 膈神经
6. 颈升动脉
7. 臂丛的上干
8. 颈浅动脉
9. 深层较低的颈淋巴结
10. 肩胛上动脉
11. 锁骨下动脉
12. 锁骨下淋巴干
13. 锁骨下静脉
14. 胸导管
15. 胸廓内动脉
16. 头臂静脉
17. 胸锁关节盘
18. 甲状腺侧叶
19. 椎静脉
20. 甲状颈干
21. 甲状腺下动脉
22. 椎动脉
23. 甲状腺峡部
24. 甲状腺下静脉
25. 胸腺叶
26. 头臂动脉
27. 喉返神经
28. 锁骨下襻
29. 右淋巴导管
30. 纵隔淋巴干
31. 锁骨下淋巴干
32. 颈内静脉断端
33. 肩胛上静脉
34. 交感干和颈中交感神经节
35. 甲状腺下动脉分支
36. 环状软骨

在 C6 水平可见：

- 环状软骨(B 36)
- 喉延续为气管
- 咽延续为食管
- 颈中交感神经节(B 34)
- 椎动脉(A、B,22)进入第 6 颈椎的横突孔
- 甲状腺下动脉(B21)一般成拱形

颈部的交感神经系统，包括交感干和颈上、颈中、颈下交感神经节及其相应的分支

相对细长的颈上交感神经节(第 128 页,19)在第 2、第 3 颈椎水平处位于头长肌(在后方)和位于颈动脉鞘内的颈内动脉之间(第 128 页,5)。其发出了上部的颈内动脉神经,组成了头部的交感神经系统并随颈内动脉入颅。其他分支包括通向上部 4 个节段的颈神经的灰交通支、心支及其他分支分布到颈部内脏、血管和颈动脉体

颈中交感神经节(B 34,三者之中最小的)位于第 6 颈椎水平,通常位于甲状腺下动脉的前面并且总是位于椎动脉前面。它发出灰交通支至第 5 和第 6 颈神经,组成了锁骨下襻(B 28),并且发出心支和颈部内脏和血管的分支

颈下交感神经节(第 128 页,53)位于第 1 肋骨颈的前面和椎动脉的后面;它常与胸 1 交感神经节融合形成颈胸(星形)交感神经节。发出灰交通支至第 7 和第 8 颈神经(如果发生融合的话还包括第 1 胸神经)、心支和其他毗邻血管的分支

颈中交感神经节(B 34)位于椎动脉前面,颈下交感神经节在其后面(第 128 页,53 和 39)

颈部 深层解剖 V ：颈根部

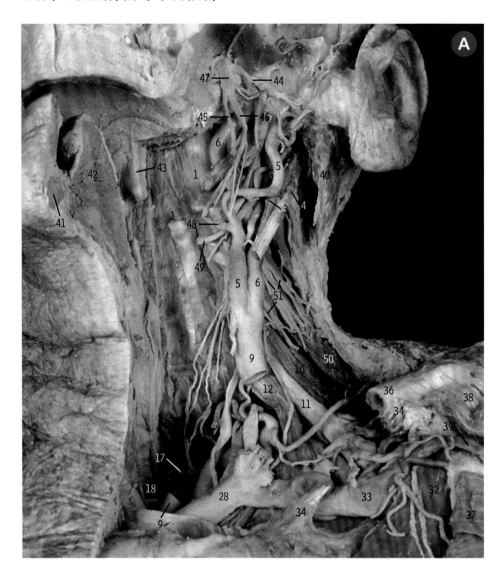

Ⓐ 左侧，左前部稍向下

在图 A、B，左侧内脏已经被正中线右侧的旁正中切口去除，因此，下颌骨体（41）、颏舌骨肌（42）和腭垂（43）旁矢状面可被看到。颈总动脉（9）的一部分已经被移除，来显露位于下方的迷走神经（15）、椎静脉（21）、更深层的椎动脉（13）、颈中交感神经节（22）和甲状颈干（23）。

在图 B 中，颈外动脉（5）和颈内动脉（6）被拨到侧面，来显露颈上交感神经节（2）和相对应的交感干的神经分支（8）。

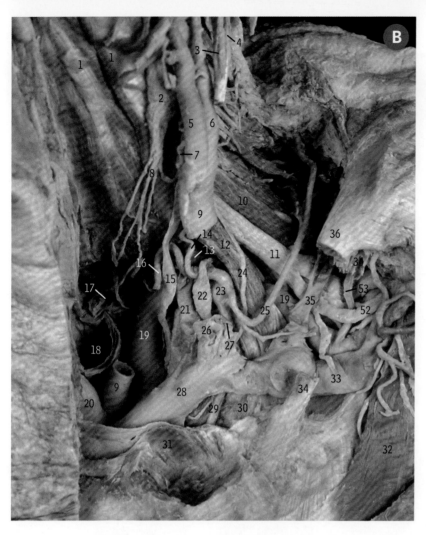

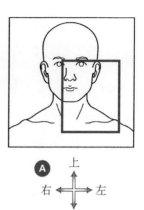

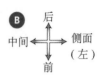

B 左侧，左前上部

1. 头长肌	19. 左锁骨下动脉	37. 胸大肌锁骨部
2. 颈上交感神经节	20. 头臂动脉	38. 三角肌
3. 茎突舌骨肌	21. 椎静脉	39. 三角肌间沟中的头静脉
4. 二腹肌后腹	22. 颈中交感神经节	40. 胸锁乳突肌
5. 颈外动脉	23. 甲状颈干	41. 下颌骨体
6. 颈内动脉	24. 膈神经	42. 颏舌骨肌
7. 甲状腺上动脉	25. 颈浅动脉	43. 腭垂
8. 交感干	26. 颈内静脉	44. 耳颞神经
9. 颈总动脉	27. 胸导管	45. 舌神经
10. 中斜角肌	28. 左头臂静脉	46. 下牙槽神经
11. 臂丛上干	29. 胸廓内动脉	47. 下颌神经
12. 前斜角肌	30. 覆在左肺上叶尖的胸膜	48. 面动脉
13. 椎动脉	31. 胸锁关节盘	49. 舌下神经
14. 颈升动脉	32. 胸小肌	50. 肩胛提肌
15. 迷走神经	33. 锁骨下静脉	51. 颈神经前支
16. 甲状腺下动脉	34. 锁骨下肌	52. 肩胛上神经
17. 食管	35. 肩胛上静脉	53. 肩胛上动脉
18. 气管	36. 锁骨	

颈部 深层解剖 Ⅵ

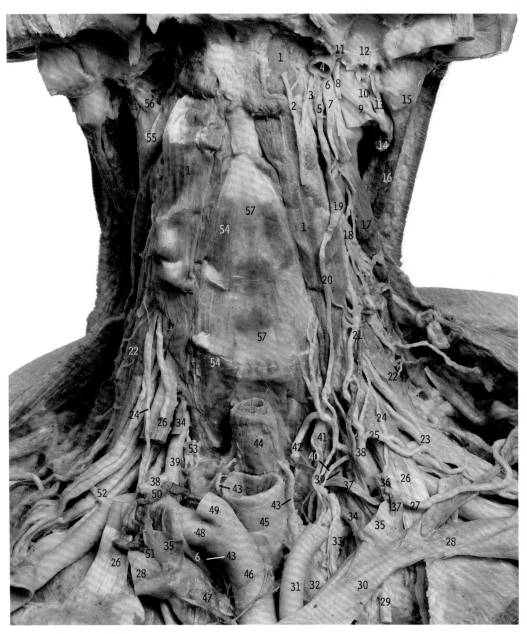

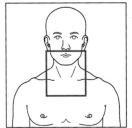

上
右 ← → 左
下

椎前肌

　　除气管(45)下端、食管(44)、颈内静脉(35)、左右颈动脉(31,49)以外,所有的内脏和一些主要血管都被除去。长头肌(1)和颈长肌(54)是更内侧的椎前肌,而肩胛提肌(17)、中斜角肌(22)和前斜角肌(26)更靠内侧。颈内动脉神经(5)从颈上交感神经节(19)延伸出来,由一个长的交感干(20)连接到颈中交感神经节(41)。甲状腺下动脉(42)从甲状颈干(38)向内侧弯成弓形,较低的胸导管(37)在椎血管(34,39)的前面横向弯曲成弓形。右侧喉返神经(43)起源于迷走神经(6)伴行右锁骨下动脉(48)。

1. 头长肌
2. 咽升动脉
3. 咽升动脉的脑膜支
4. 颈内动脉
5. 颈内动脉神经
6. 迷走神经
7. 迷走神经下节
8. 舌咽神经
9. 副神经(脊神经根)
10. 颈内静脉
11. 蝶骨棘
12. 颞骨鼓部
13. 枕动脉
14. 二腹肌后腹
15. 乳突
16. 胸锁乳突肌
17. 肩胛提肌
18. 第3颈神经前支
19. 颈上神经节
20. 神经干
21. 颈升动静脉
22. 中斜角肌
23. 臂丛上干
24. 膈神经
25. 颈浅动脉
26. 前斜角肌
27. 肩胛上动脉
28. 锁骨下静脉
29. 胸廓内动脉
30. 左头臂静脉
31. 左颈总动脉
32. 左锁骨下静脉
33. 迷走神经
34. 椎静脉
35. 颈内静脉
36. 颈淋巴干
37. 胸导管
38. 甲状颈干
39. 椎动脉
40. 食管支甲状腺下动脉
41. 中间颈神经节
42. 甲状腺下动脉
43. 喉返神经
44. 食管
45. 气管
46. 头臂动脉
47. 右头臂静脉
48. 右锁骨下动脉
49. 右颈动脉
50. 纵隔淋巴干
51. 右淋巴导管
52. 肩胛背动脉
53. 下颈神经节
54. 颈长肌
55. 寰椎横突
56. 头外侧直肌
57. 前纵韧带

颈部胸导管的最低部分在食管左缘的后面。它上升到C7椎体的旁边形成胸导管弓(37),在颈总动脉和颈内静脉(31,35,这里已切除下方导管)的后面及椎动脉、椎静脉的前方(39、34)走行,进入锁骨下静脉(28)和颈内静脉(35)的汇合处,右淋巴导管(51)在右侧的走行类似

喉返神经(43)在两侧的气管和食管之间的凹槽内上行。右部的神经发生在颈下部,由迷走神经(6)发出并在右锁骨下动脉(48)处形成钩;左神经起源于胸,在主动脉弓下形成钩

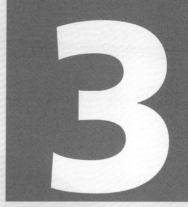

面部、眶和眼

面部 体表标志

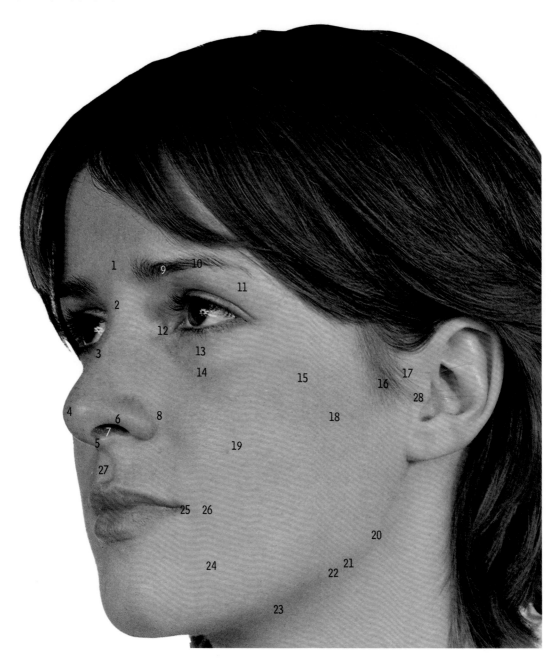

正面和左侧的一些表面标记。

面部更重要的表面标记之间是颞浅动脉(17)的搏动,它在耳朵的耳屏(28)的前面、下颌骨的头(16)后面,以及面动脉(22),它在下颌角(20)咬肌前2.5cm的前缘由颈部进入面部。腮腺导管(18和19)在耳朵耳屏(28)和人中的中点(27)连线的中1/3处,人中是鼻子下面和上唇以上的矩形区域的中点。

1. 眉间
2. 根
3. 背
4. 顶
5. 间隔 ⎫
6. 翼 ⎬ 鼻
7. 前鼻孔 ⎭
8. 鼻翼沟
9. 额切迹和滑车上神经和动脉
10. 眶上切迹(或孔)、神经和动脉
11. 眶上缘外侧部
12. 睑内侧韧带和泪囊
13. 眶下缘
14. 眶孔、神经和血管
15. 颧弓
16. 下颌头
17. 耳颞神经和颞浅动脉
18. 腮腺腺管
19. 腮腺导管在咬肌前缘内旋
20. 下颌角
21. 下颌下支
22. 咬肌前缘和面动、静脉
23. 下颌骨体下缘
24. 颏孔、神经和动脉
25. 侧口角
26. 蜗轴
27. 人中
28. 耳屏

眶上、眶下、颏孔(10、14、24)大致位于同一垂直平面上,当直视前方,从前面看时,与瞳孔在同一直线上。与第2页、第6页和第12页及第16页比较

眉毛的内侧端与眶上缘(如9)水平,但外侧端在眶上缘之上(在11之上)

眼的进一步细节参见第144页,耳朵参见第182页

鼻前孔(7)就是俗称的鼻孔

面部的肌肉(包括颊肌)和颈阔肌都由面神经支配(第134页)

面神经麻痹(贝尔麻痹):

- 下眼睑下垂(不是上眼睑,因为由动眼神经提供),角膜可能会干燥损坏因为眼睛不能正常闭合
- 伴随有嘴角的下降,流口水,而且不能在患侧显露牙齿
- 吹口哨是不可能的,并且在牙齿和面颊之间有食物残留(由于颊肌瘫痪)

面瘫可能伴随着以下的其他特征,取决于损伤的部位:

- 如果损害是在脑桥(在面神经绕过展神经核)有可能是外直肌麻痹
- 如果损害是在桥小脑角或内听道,面神经和前庭神经靠在一起,有可能耳聋
- 如果损害涉及镫骨肌神经,可能有听觉过敏(对声音极度敏感)因为丧失了对镫骨振动的抑制效应
- 如果损害涉及鼓索神经,有可能是从舌前2/3味觉丧失(单侧颌下腺和舌下腺分泌损伤不易察觉)

在面神经上面的注释指"核下瘫",即损害位于桥脑面神经核发出的轴突

核上瘫是指由于从大脑皮质到面神经核的通路的中断,即损伤皮质核束。从面神经核上部(在脑桥)的胞体发出的轴突支配额肌(枕额肌额腹)和从接收两侧大脑皮质的皮质核束,也就是有双侧的皮质核束纤维。面神经核下部支配下部的面部肌肉和颈阔肌,只接收对侧的大脑皮质核束纤维,即只有一个来源。所以,单侧的核上部损伤(如内囊出血影响到了皮质核束)导致相对较低的面部肌肉瘫痪侧(对侧)但不影响对侧前额的运动,因为供应额肌的神经元仍然拥有一个未受损的来自身体同侧的供应的皮质脑干束的支配

面部 浅层解剖

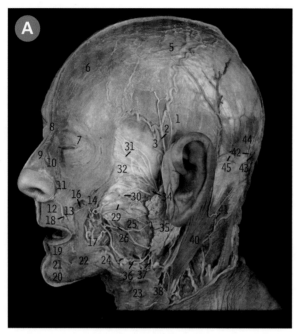

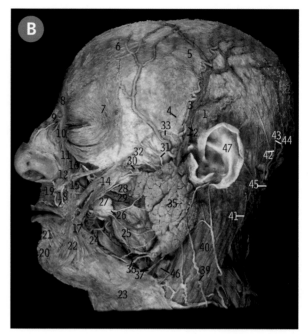

上
前 ← → 后
下

Ⓐ Ⓑ 左侧腮腺、面神经和肌肉

两个例子显示了常见的变异,往往存在腮腺的形状和大小和面部肌肉的表现,面神经细小分支的分布和浅静脉。

皮肤和皮下组织已被移除,以显示面部的表面结构。面神经的五组分支从下面扇形散开在腮腺前缘(35):颞部(33)、颧部(31)、颊部(26),下颌缘(36)和颈部(37)。面动脉和静脉(17 和 16)位于深颈阔肌(23)、笑肌(24)、颧大、小肌(14、13)的深面

面神经的下颌缘支(36)通常走行在下颌骨下缘(支配附近的面部肌肉),但它可能低于下颌骨(第 112 页,3)并位于下颌下腺,显露腺体时的切口可能导致该神经受损,除非切口在下颌骨的 2cm 以下

腮腺(35)溢出到下颌骨升支前面的不规则的空间,在(第 8 页,30,咬肌外侧和翼内肌内侧的结构),乳突的后面(第 8 页,13,胸锁乳突肌外侧和二腹肌后腹内侧的结构)及茎突的内侧(第 8 页,18,附着的肌肉——茎突舌骨肌、茎突舌肌,茎突咽肌)。它位于由颈深筋膜包埋层形成的囊内

穿经腮腺内的结构:
- 面神经的各种面部分支(33、31、26、36 和 37)
- 下颌后静脉(第 174 页 C,64、65)
- 颈外动脉的上端(第 174 页,C62)两个终末支的起始(颞浅动脉,3;上颌动脉,第 174 页,62)
- 淋巴结
- 耳颞神经纤维(2)

A B

1. 颞顶肌
2. 耳颞神经
3. 颞浅动脉
4. 颧颞神经
5. 帽状腱膜
6. 枕额肌额腹
7. 眼轮匝肌
8. 降眉肌
9. 降眉间肌
10. 鼻
11. 鼻翼
12. 提上唇肌
13. 颧小肌
14. 颧大肌
15. 提口角肌
16. 面静脉
17. 面动脉
18. 上唇动脉
19. 口轮匝肌
20. 颊肌
21. 下唇方肌
22. 降口角肌
23. 颈阔肌
24. 笑肌

25. 咬肌
26. 面神经颊支
27. 颊脂体
28. 副腮腺
29. 腮腺导管
30. 面横动脉
31. 面神经颧支
32. 颧弓
33. 面神经颞支
34. 腮腺深部
35. 腮腺浅部
36. 面神经下颌缘支
37. 面神经的颈神经部
38. 颈外静脉
39. 耳大神经
40. 胸锁乳突肌
41. 枕小神经
42. 枕大神经
43. 枕动脉
44. 枕额肌枕腹
45. 枕静脉
46. 颈淋巴结
47. 耳郭软骨

腮腺分泌的传导通路：从脑桥的下泌涎核由舌咽神经及其鼓室分支，鼓室神经丛、岩小神经到耳神经节（换元），然后由耳颞神经支配腺体

腮腺在横切面和内侧视图，参见第 174 页

颅顶肌的主要部分（一个很少使用的术语）由枕额肌（第 6、44 页，俗称枕肌和额肌）的额腹和枕腹组成，中间部与帽状腱膜（帽状腱膜，5）结合。颞顶肌（1），也被归为颅顶肌的一部分，是对一些位于额肌和耳部肌肉之间的肌纤维的称呼（通常很细小而且并不重要，在这里没有配图说明）

枕额肌的枕腹（参见第 117 页，同样可见）有一个到最高项线（第 12 页，A11）和乳突的骨性附着；额腹无骨性附着

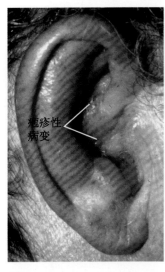

痘疹性病变

C 面神经引发的带状疱疹，可表现为羽翼状聚集的囊泡与面瘫

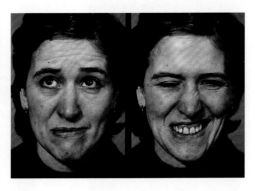

D 茎乳管炎症引起的面神经下运动神经元瘫痪

面部 深层解剖 I

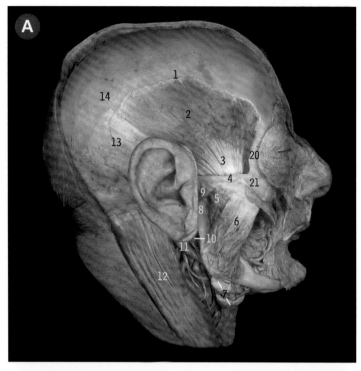

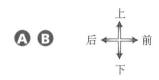

右颞肌、咬肌和颞下颌关节

Ⓐ 关节和肌肉，右面观

Ⓑ 颞肌和肌腱，右面观

Ⓒ 颞肌的插入，右前面观

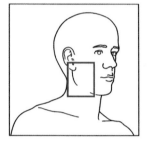

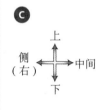

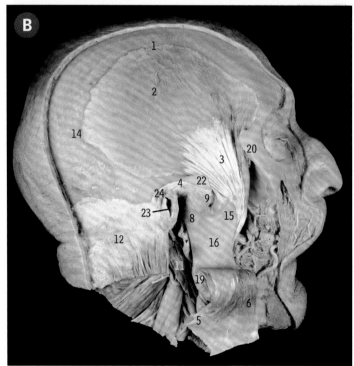

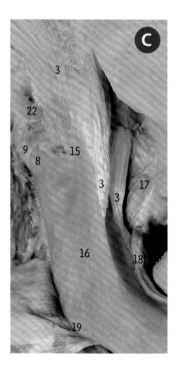

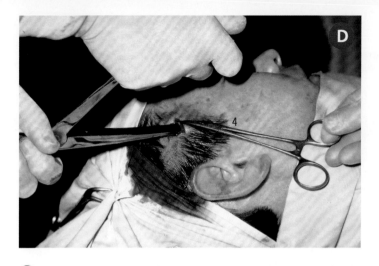

D 使用罗氏剪剪断、移除颧骨的方法应用逐渐减少,取而代之的是 Gillies 法,即通过发际线上方做一颞切口并穿过颞筋膜。

在图 A 中,腮腺、面肌和所有的血管神经和部分颞筋膜(13)都已经清除。在颧弓(4)下方和外耳道的前面,颞下颌关节关节囊显露出来(9)。可见二腹肌后腹在下颌骨(16)和胸锁乳突肌(12)之间,茎突(10)在更深面。

在图 B 中,咬肌(5,6)已经从上部连接处向下翻开,前至颧骨[上颊缘(20)至颞突(21)]后至颞骨颧突(22)的大部分颧弓(4)都已经被切除了。颞肌(2)的扇形纤维在穿过下颌骨内侧面时移行为肌腱(3)向下颌骨冠突(15)走行。

在图 C 中,部分颧弓(22)和整块咬肌已经被清除,用以显示颞肌肌腱(3)与下颌骨的下颌支(6)前部广泛的附着。

虽然颞肌和咬肌位于表层,但它们却被列为咀嚼肌而非面肌

颞肌(2)起于颞窝底部和其上覆盖着的颞肌腱膜(13),由上部颞线穿向颧弓。肌肉的附着位置被限制在前颞线

颞肌嵌入到冠突(15)的顶部、前部、后部边缘和内侧表面,并向下延伸到下颌支(16)的前部,几乎到第 3 磨牙的位置

咬肌包括 3 层:

- 浅层(6),起于颧骨上颌突和颞骨颧弓前 2/3 的下侧边
- 中间层,起于颧弓前 2/3 和后 1/3 的深层
- 深层,起于颧弓的深层

3 层在前部合并嵌入下颌角、下颌骨、冠突(19,16 和 15)的外侧面

颞肌、咬肌和翼内肌、翼外肌(咬肌群)是由三叉神经发出的下颌支支配

在三叉神经萎缩时,颧弓的上方和下方会因为神经支配的颞肌、咀嚼肌的萎缩而成为中空的状态

1. 下颞线	9. 颞下颌关节侧韧带	17. 内侧翼状肌
2. 颞肌	10. 茎突	18. 嘴部黏液膜的切边
3. 颞肌肌腱	11. 二腹肌后腹	19. 下颌角
4. 颧弓	12. 胸锁乳突肌	20. 颧上颊缘
5. 咬肌中层	13. 颞肌腱膜	21. 颧骨上颌突
6. 咬肌浅层	14. 上颞线	22. 颞骨颧突
7. 下颌下腺	15. 下颌骨冠突	23. 外耳道
8. 下颌颈	16. 下颌骨支	24. 耳郭软骨

面部 深层解剖 Ⅱ

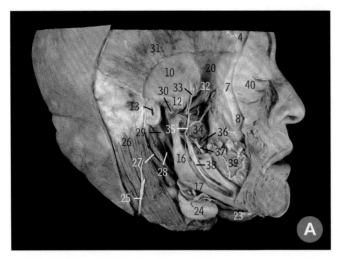

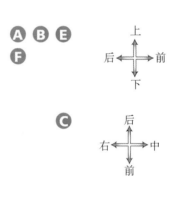

F 右侧颞下窝和颞下颌关节

A 去除颞肌、颧弓、咬肌、外耳和部分下颌骨后的图示
（另见第 37 页图 E、图 F）。

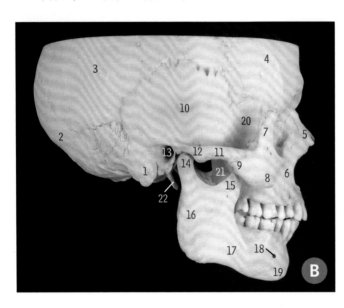

B 头颅骨右侧观

A **B**

1. 乳突	12. 颧骨颞突	22. 茎突	32. 翼外肌上头
2. 枕骨	13. 外耳道	23. 二腹肌前腹	33. 颞深动脉
3. 顶骨	14. 髁突 ⎫	24. 下颌下腺	34. 翼外肌下头
4. 额骨	15. 冠突 ⎬ 下颌骨	25. 耳大神经	35. 上颌动脉
5. 鼻骨	16. 下颌支 ⎪	26. 胸锁乳突肌	36. 翼内肌
6. 上颌骨	17. 下颌体 ⎭	27. 二腹肌前腹	37. 舌神经
7. 颞缘 ⎫	18. 颏孔	28. 茎突舌骨韧带	38. 下颌管内的下牙槽动
8. 下颌头 ⎬ 颧骨	19. 颏隆凸	29. 茎突	脉和神经
9. 颞突 ⎭	20. 蝶骨大翼	30. 颞下颌关节囊	39. 颊肌
10. 颞骨鳞部	21. 翼突外侧板	31. 颞肌	40. 眼轮匝肌
11. 颧弓			

方向标注：
A **B** **E** **F**：上／下／前／后
C：后／前／右／中
D：前／后／右／中

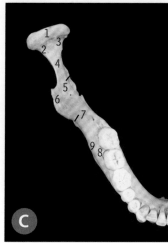

C 右下颌骨上面观

D 右侧颅底下面观

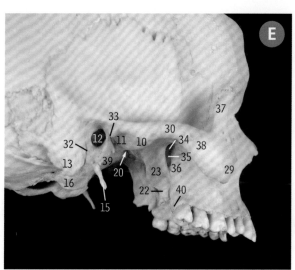

E 去除下颌骨，颅骨右侧略低观（另见第 20 页图 A）

颞下窝和颞下颌关节

- 颞下颌关节是由下颌头、下颌窝和颅骨底部的颞骨关节结节构成的滑膜关节。组成关节面的骨均覆盖有纤维软骨
- 包裹在颞下颌关节的纤维关节囊附着在颞骨和下颌骨颈部的关节区域
- 关节盘将关节腔分为了上下两个部分；关节盘愈着在关节囊上。

参见 138 页，图 F

C D E

1. 下颌头 ⎤
2. 下颌颈 ⎬ 组成下颌髁突
3. 翼肌凹 ⎦
4. 下颌切迹
5. 下颌角
6. 冠突
7. 二腹肌前缘冠状压迹
8. 下颌体
9. 牙龈
10. 关节结节
11. 下颌窝
12. 外耳道
13. 乳突
14. 茎突乳突孔

15. 茎突
16. 枕髁
17. 颈静脉孔
18. 颈动脉管
19. 颞骨岩尖部
20. 卵圆孔
21. 棘孔
22. 翼突内侧板
23. 翼突外侧板
24. 翼钩
25. 上颌锥突
26. 腭骨水平板
27. 腭大孔

28. 上颌骨腭突
29. 颧骨上颌部
30. 颧弓
31. 颞骨颧突部
32. 鼓室乳突裂
33. 鼓室鳞部裂
34. 腭骨大孔
35. 翼上颌裂
36. 下颌骨颞面
37. 颞头 ⎤
38. 颞突 ⎬ 颧骨
39. 枕骨咽结节
40. 上颌结节

面部 深层解剖 Ⅲ

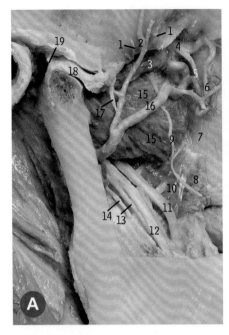

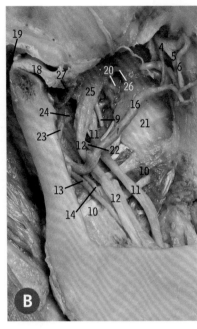

右侧颞下窝和颞下颌关节

Ⓐ 移除颞肌、颧弓、咬肌和部分下颌骨后

Ⓑ 移除侧面翼状肌后

Ⓒ 移除下颌骨和一些相连的颈部结构

Ⓓ 移除部分颅中窝底部的上面观

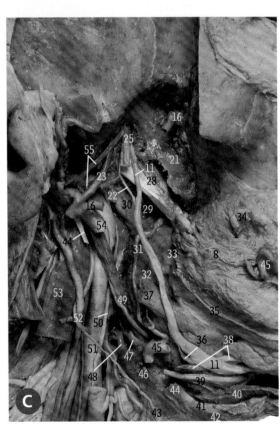

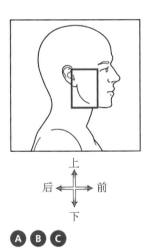

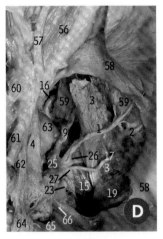

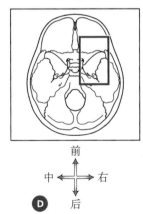

图 A 中，移除了大部分下颌支暴露两块翼状肌和相关的组织。可见上颌动脉(16)斜向上穿过翼外肌(15)，舌神经和下牙槽神经(11、12)斜向下穿过翼内肌，颊神经(9)向前延伸在翼外肌的两个头(3,15)之间穿出。

图 B 中，移除翼外肌后，可见下颌神经(25)从卵圆孔穿出，鼓索(22)汇入舌神经后部；在图 C 中，去除整块下颌骨和翼内肌后也可以更清楚地看到。

图 D 为去除颅中窝侧部的底后，从上向下观察颞下颌关节囊(19)。可见颞神经和咬肌神经(1和17)从翼外肌上头(3)的侧面走行，颊神经(9)和支配翼外肌的神经(26)从上头的底部走行，也就是从两头之间(3 和 15)通过。

颞下间隙的界限（另见第 16 页图 A，以及第 32 页）
- 上界——蝶骨大翼的颞下面（以颞下嵴为侧面边界，如第 16 页 A 15），包括卵圆孔和棘突（如第 16 页，A 44、43），关节结节前面颞骨鳞部的小部分（第 16 页，A 17）和颧弓侧沟（第 16 页，A 16）及颅骨的侧面（在颞骨和颞下窝的交界处）
- 内侧界——翼突外侧板（第 16 页 A 14 和第 20 页 A 2）
- 外侧界——下颌支（第 8 页和第 30 页）
- 前界——上颌骨的颞下平面（第 20 页 A5）
- 后界——茎突和颞骨鼓室部（第 8 页、第 18 页和第 14 页）

颞下间隙的内容物：
- 颞肌及嵌入冠突的部分（第 136 页，C 3、16）
- 翼内肌和翼外肌（A 10、15）
- 翼丛

- 上颌动脉及其分支（B 16）
- 下颌神经及分支（B 25）
- 鼓索（C 22）

图 C 中，可见上颌动脉（见本页 16）在翼突外侧板前方穿过上颌裂进入翼颌间隙。关于翼颌间隙，见第 75 页。

翼颌间隙的内容物：
- 上颌动脉（C,上述 16）
- 上颌神经（第 176 页，A2）
- 翼腭神经节（第 176 页，A 4）

翼内肌和翼外肌都分别起自翼突外侧板各自那一侧（第 18、3、4、6 页）

翼外肌通过向前拉伸下颌窝前方的关节结节牵拉下颌骨头来协助张嘴运动（第 16 页，A17），咬肌群的其他肌肉（翼内肌、颞肌、咬肌）协助闭嘴

---

1. 颞深神经
2. 颞深动脉
3. 翼外肌上头
4. 上颌神经
5. 后上牙槽神经
6. 后上牙槽动脉
7. 上颌骨颞下面
8. 颊肌
9. 颊神经
10. 翼内肌
11. 舌神经
12. 下牙槽神经
13. 下牙槽动脉
14. 支配下颌舌骨肌的神经
15. 翼外肌的下头
16. 上颌动脉
17. 咬肌神经
18. 颞下颌关节的关节盘和下颌头
19. 颞下颌关节囊
20. 支配翼内肌的神经
21. 翼外肌平面
22. 鼓索
23. 脑膜中动脉

24. 脑膜副动脉
25. 下颌神经
26. 支配翼外肌的神经
27. 耳颞神经
28. 腭帆张肌
29. 腭帆提肌
30. 咽颅底筋膜
31. 腭升动脉
32. 咽上缩肌
33. 翼突下颌缝
34. 腮腺管
35. 黏膜骨膜
36. 下颌下神经节
37. 茎舌肌
38. 下颌下腺管
39. 舌下神经
40. 下颌舌骨肌
41. 二腹肌肌腱
42. 舌骨
43. 甲状舌骨肌和神经
44. 茎突舌骨肌
45. 面动脉

46. 舌骨舌肌
47. 茎突舌骨韧带
48. 舌动脉
49. 茎突咽肌和舌咽神经
50. 咽升动脉
51. 颈内动脉
52. 舌下神经盘钩在枕动脉和胸锁乳突肌支周围
53. 颈内静脉
54. 茎突
55. 耳颞神经根
56. 眼眶后部
57. 额神经
58. 外侧颅中窝的底部
59. 颞肌
60. 视神经
61. 动眼神经
62. 眼神经
63. 蝶窦
64. 三叉神经和神经节
65. 颞骨岩部
66. 岩大神经

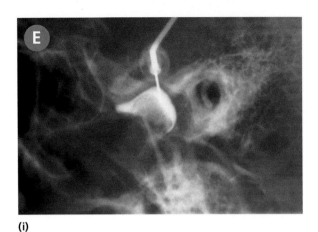

(i)

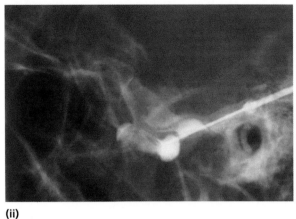

(ii)

E 在颞下颌关节的下关节腔内注入一种不透明的放射染料,图(i)图像显示髁突闭合,图(ii)图像显示髁突脱位。注意染料最终进入了上关节腔。

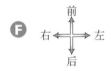

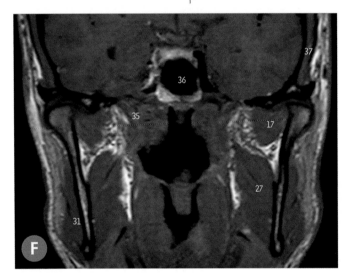

F 在闭口位冠状 T_1 加权磁共振影像显示颞下颌关节正常

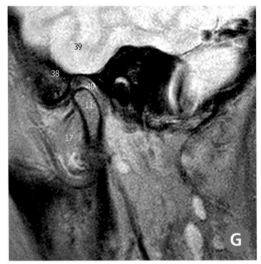

G 正常颞下颌关节关节盘斜矢状位核磁共振影像的外观特征(闭口)

1. 耳郭软骨
2. 外耳道
3. 乳突含气气房
4. 小脑半球
5. 乙状窦
6. 脊髓
7. 枕基
8. 头长肌
9. 颈内动脉
10. 舌咽神经、迷走神经、副神经

11. 下颌骨髁突
12. 颞下颌关节盘
13. 颞浅动脉、静脉
14. 颞骨颧突
15. 颧骨
16. 颞肌及肌腱
17. 翼外肌
18. 三叉神经
19. 上颌动脉
20. 上颌窦

21. 枕髁底
22. 小脑扁桃体
23. 脊髓
24. 椎动脉
25. 咽鼓管开口
26. 鼻中隔
27. 翼内肌
28. 翼外肌蝶骨平面
29. 颞肌肌腱
30. 下颌骨冠突

31. 咬肌
32. 舌神经
33. 下牙槽神经
34. 茎突
35. 腭帆张肌
36. 蝶窦
37. 颞肌
38. 关节盘
39. 颞叶
40. 关节盘后部连接

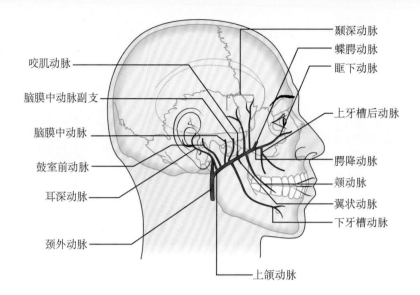

咬肌动脉
脑膜中动脉副支
脑膜中动脉
鼓室前动脉
耳深动脉
颈外动脉

颞深动脉
蝶腭动脉
眶下动脉
上牙槽后动脉
腭降动脉
颊动脉
翼状动脉
下牙槽动脉

上颌动脉

H 上颌动脉的分支图解，以显示上颌的血液供应；共有三部分：下颌、翼状肌、翼突腭部

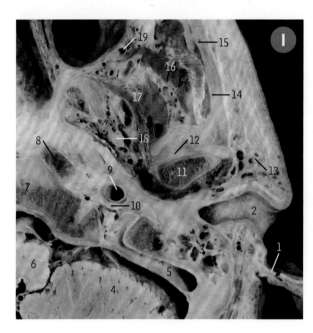

I 左侧颞下颌关节的轴向剖面下侧观

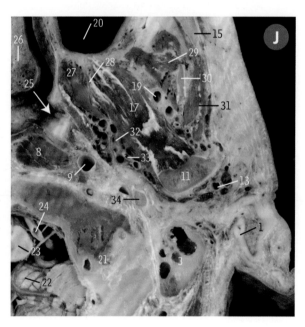

J 低于图 I 1cm 左侧下颌头的轴向剖面下侧观

眶部和眼 眼和泪腺

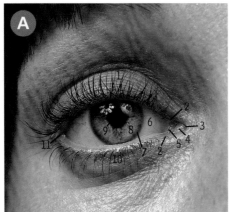

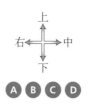

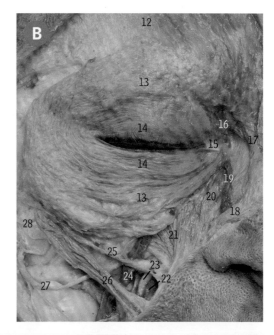

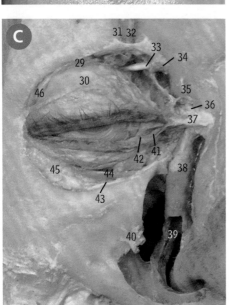

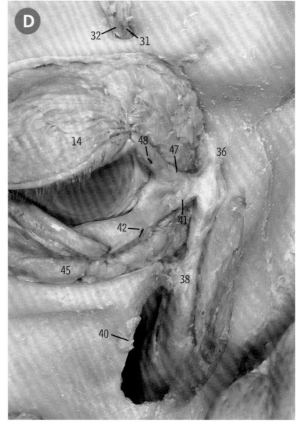

眼

Ⓐ 体表特征
Ⓑ 眼轮匝肌
Ⓒ Ⓓ 鼻泪管

　　如图 A 所示，当向前平视时，下眼睑约与角巩膜缘（7）在同一水平线，但上眼睑（1）在该界之下。

　　图 B 中，皮肤和皮下组织被移除，显露眼轮匝肌（13 和 14），内眦静脉（19）在内睑韧带（15）旁发出。

　　图 C 中，面部肌肉和颅骨的一部分被移开，以暴露鼻泪管（38），鼻泪管开口于下鼻道（39；参照 160 页，B 17）。

　　图 D 中（放大图），细的黑色指示线已标示于上泪点（48）和下泪点（42）的开口中。

泪器包括：
- 泪腺（C46 第 148 页，A 1）
- 连通泪小管（C 和 D，41，47）的上泪点和下泪点（C 和 D，42，48）
- 泪小管通向的泪囊（C 和 D，36）
- 鼻泪管（C 和 D，38），从泪囊向下延伸并通向下鼻道（第 160 页，B17）

眼和眶的结缔组织：
- 眼眶隔膜——一种薄的组织，在眼眶边缘（C43）与骨膜连续，在上眼睑与上睑提肌（C30）腱膜的浅表层融合，下眼睑与睑板前表面融合
- 泪腺筋膜——在前后泪嵴之间延伸，位于中间睑韧带（C37）后面和覆盖泪腺囊（C36），被泪小管（C41）穿过
- 眼球的面部鞘（腱囊）——包裹住从视神经到巩膜角膜交界处的眼球。它被睫状血管和神经及眼球肌肉的腱穿透，每个肌肉成为 1 个鞘
- 内侧和外侧牵制韧带-内侧和外直肌的鞘延伸形成，附着到后泪嵴（内侧）和边缘结节（外侧）（第 34 页，A 26 和 9）
- 眼球的悬吊韧带——眼球鞘的下部，在内侧和外侧牵制韧带之间
- 内侧睑韧带（B 15；C 37）——从两个睑板的内侧末端到前泪嵴（第 34 页 A 23）和上颌前额突的邻接的部分。它位于泪囊（C36）的前面，泪筋膜介于二者之间
- 外侧睑韧带——从两个睑板的外侧末端到边缘结节（第 34 页，A 9），其中它附接在外侧牵制韧带的前面和外侧睑韧带的后面。相比内侧睑韧带它的界限不太明确
- 侧眼睑缘由眼轮匝肌（B14）的眼睑部分交织纤维形成

角静脉（19，面部静脉的最上端的名称）位于内侧睑韧带（B 15，C 37）的前面，并且在切开时出血，分离韧带以显露韧带后面的泪囊（C 36）

1. 上眼睑
2. 泪乳头
3. 内侧角（目内眦）
4. 泪阜
5. 半月襞
6. 巩膜和其上覆盖的结膜
7. 角巩膜缘（异色边缘）
8. 虹膜
9. 瞳孔
10. 下眼睑
11. 外侧角（目外眦）
12. 枕额肌额腹
13. 眼轮匝肌眶部
14. 眼轮匝肌睑部
15. 内眦韧带
16. 降眉肌
17. 降眉间肌
18. 鼻肌
19. 内眦静脉
20. 上唇鼻翼提肌
21. 上唇提肌
22. 口角提肌
23. 面动脉
24. 面静脉
25. 颧小肌
26. 颧大肌
27. 面神经颊支
28. 面神经颧支
29. 上睑提肌纤维
30. 上睑提肌腱膜
31. 眶上神经
32. 眶上动脉
33. 上斜肌肌腱
34. 滑车
35. 鼻外侧动脉
36. 泪囊（上肢）
37. 内眦韧带
38. 鼻泪管
39. 下鼻道中的鼻泪管开口（前壁被移除）
40. 眶下神经
41. 下泪小管
42. 下泪乳头及下泪点
43. 眶隔及骨膜
44. 下斜肌
45. 眶脂肪垫
46. 泪腺
47. 上泪小管
48. 上泪乳头及上泪点

眼和泪腺

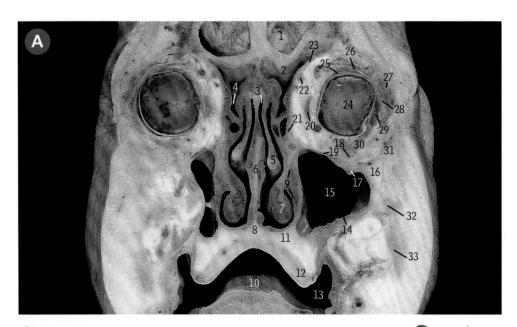

Ⓐ 头部的冠状切面,与眼水平的前视图

Ⓑ 与 A 部分相同的表面(中心区域放大)

Ⓒ 后部表面(中心区域放大)

ⒹⒺ 右泪道图解

　　图 A、B 部分是从面部看向头后方的前面观图,在图 C 中是从头后看向面部;这几部分切片是由在相同位置的 1mm 锯切产生,并且像打开一本书一样被分离。在鼻泪管的开放道中放置有直径 2mm 的黄色标记。

1. 额叶
2. 额窦
3. 鼻腔顶部
4. 额窦漏斗
5. 中鼻甲
6. 鼻中隔
7. 下鼻甲
8. 硬腭
9. 鼻泪管——下方开口于下鼻道
10. 舌背部
11. 上颌骨腭突
12. 上颌骨牙槽突
13. 口腔前庭
14. 上颌骨
15. 上颌窦
16. 颧骨眶缘
17. 上颌骨眶下管中走行的眶下动脉与眶下神经
18. 下直肌
19. 上颌骨眶面
20. 内直肌
21. 泪骨
22. 上斜肌肌腱

23. 额骨眶部
24. 玻璃体
25. 上直肌
26. 上睑提肌
27. 泪腺(眶部)
28. 泪腺(睑部)
29. 外直肌
30. 下斜肌
31. 眼轮匝肌
32. 颧小肌
33. 颧大肌
34. 中鼻道
35. 下鼻道
36. 鼻泪管开口
37. 筛骨气房
38. 泪囊
39. 上泪管
40. 上泪乳头及上泪点
41. 下泪乳头及下泪点
42. 下泪管
43. 泪小管
44. 鼻泪管-上部与泪道内的泪囊合并

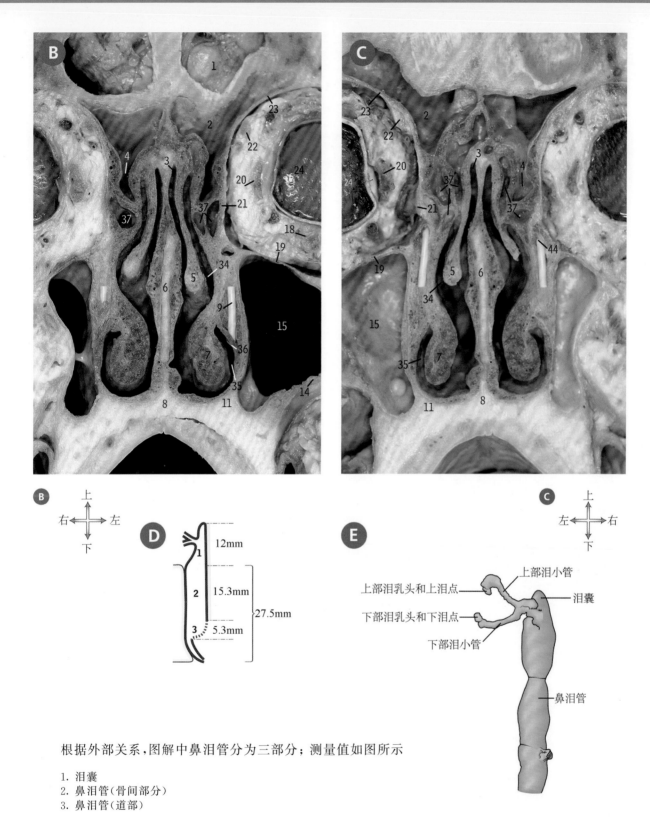

根据外部关系,图解中鼻泪管分为三部分;测量值如图所示

1. 泪囊
2. 鼻泪管(骨间部分)
3. 鼻泪管(道部)

有些罕见的变异,开口下面的通道延长,在图中由虚线表示。

眶和眼 眶内容物 Ⅰ

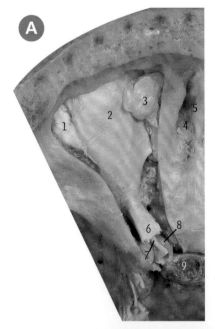

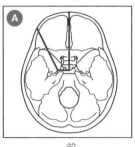

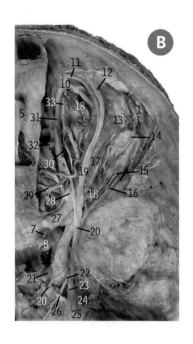

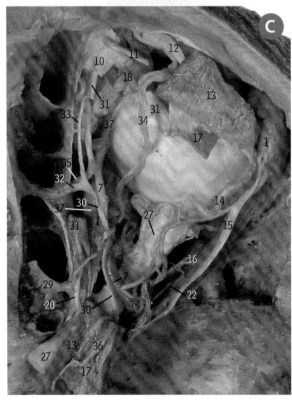

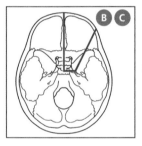

眶和眼外肌的俯视图

Ⓐ 移除顶部的左眶

Ⓑ 右眶的表面解剖

Ⓒ 右眶的表面解剖（放大）

图 A 是在移除窝底的部分骨后，从颅前窝向下看的视图，也就是眶顶部。眶内容物嵌入在大量眼眶的脂肪(2)里，泪腺(1)在其前外侧角。

在图 B 中，眶部内容物在移除眶部脂肪之后从上方展示出。额叶神经(19)位于上睑提肌(13)的顶部，其又与上直肌(17)的大部重叠。上斜肌及其神经位于内侧壁上方，即滑车神经(20)，上斜肌肌腱穿过滑车(10)并成钩状，遮盖了内直肌，使其只有在去除上斜肌后才能看到（如 C37）。外直肌(16)沿着侧壁位于其上方的泪道神经(15)，延伸到具有泪动脉(14)的腺体(1)。

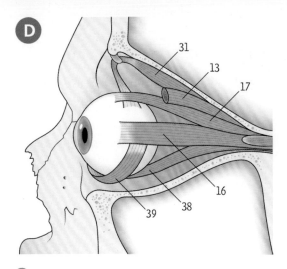

D 眼外肌左侧观

图 C 中（放大），上睑提肌（13）的一部分和上直肌（17）被移除，显露从鼻睫神经及眼动脉（7）的浅部穿过的视神经（27）。约在眶内侧缘的正中位置，鼻睫神经（30）发出筛前神经（32），然后继续向前易名为滑车下神经（33）。在该图的底部，动眼神经（36）上支在上直肌（17）的近端部分的下表面上，并且展神经（22）在外侧进入外直肌（16）的深表面。

图 D 为眼外部肌肉的左侧面观（内直肌被眼球和外直肌遮蔽）。

1. 泪腺	21. 动眼神经
2. 眼眶脂肪	22. 展神经
3. 筛骨气房	23. 眼神经
4. 筛骨骨板	24. 三叉神经节
5. 鸡冠	25. 三叉神经
6. 视神经的硬脑膜	26. 岩蝶韧带
7. 眼动脉	27. 视神经
8. 颈内动脉	28. 总腱环
9. 垂体	29. 筛后动脉
10. 滑车	30. 鼻睫状神经
11. 滑车上神经	31. 上斜肌
12. 眶上神经	32. 筛前神经
13. 上睑眶上叶	33. 滑车下神经
14. 泪腺动脉	34. 眶上动脉
15. 泪腺神经	35. 筛前动脉
16. 外直肌	36. 动眼神经上支
17. 上直肌	37. 内直肌
18. 眼上静脉	38. 下直肌
19. 额神经	39. 下斜肌
20. 滑车神经	

眶上动脉通常发自眼眶后面的眼动脉，如 C 34 所示，未在图 B 中示出

眼和眼部肌肉的神经分布

支配眼肌肉：

- 展神经（C22）支配外直肌（C16）
- 滑车神经（B20）支配上斜肌（B31）
- 所有其他肌肉由动眼神经支配：上支（C36，同时支配上睑提肌，B 和 C，13）支配上直肌（B 和 C17），下支支配下斜肌和内直肌（第 152 页，A19、17、18 和 15）

传递眼感觉：

- 至角膜：长、短睫状神经（第 152 页，A 28）
- 至结膜：泪腺、眶上、滑车上、滑车下和眼眶下（支配眼睑皮肤的神经相同）

单独眼肌使眼球发生如下运动：

- 外直肌：向外
- 内直肌：向内
- 上直肌：向上和向内
- 下直肌：向下和向内
- 上斜肌：向外，转向内时向下
- 下斜肌：向外，转向内时向上

上下直肌不仅分别向上或向下转动眼球，而且还有助于内直肌向内转动。这是因为上下直肌在眼球上的插入点位于垂直轴的内侧

上下斜肌不仅分别向下或向上转向眼球，而且向外转向。这是因为它们的插入位置位于垂直轴的外侧。然而必须注意的是，上斜肌的下压作用和下斜肌的升降作用只能在眼球转向内侧时发生

上睑提肌含有一些平滑肌纤维，受交感神经支配

除了移动眼球的 6 个肌肉（4 个直肌和两个斜肌）和上睑提肌之外，在眶内有第 8 个肌肉。它由跨越眶下沟和眶下裂的平滑肌组成（第 34 页，A 15、11），虽然在一些动物中较大，在人类眶中它是不重要的退化结构

支配眼部肌肉的运动神经的损伤都具有不同程度的复视（视野重叠）和斜视

动眼神经麻痹

- 上眼睑下垂，眼球闭合，这是因为上睑提肌的瘫痪（由交感神经纤维提供的提肌的部分不足以保持眼球张开）
- 当上眼睑上举时，由于外直肌（展神经）和上斜肌（滑车神经）的拮抗作用消失，可以看到眼球向外看并且轻微向下
- 由于上、下和内侧直肌瘫痪，眼球不能向上或向下或向内
- 瞳孔扩大，并且不会产生对光反射，因为副交感神经纤维从在眼球运动神经中延伸到睫状神经节的动眼神经副核中断，并且通常起到收缩瞳孔的作用

滑车神经麻痹

- 由于上斜肌瘫痪，难以当眼球转向内时向下看。

痉挛性神经麻痹

- 由于外直肌瘫痪，眼球不能向外看，并且由于内侧、上和下直肌（动眼神经）没有受到拮抗作用而向内偏离

眶和眼 眶内容物 Ⅱ

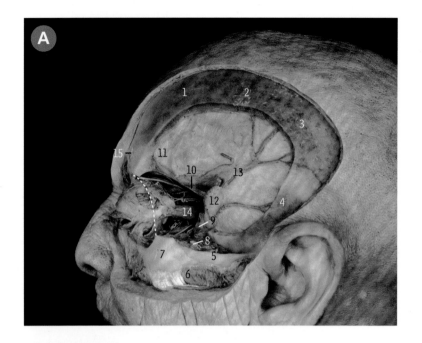

左眶的左视图

在图 A、B 中,颅的左前上方的骨质被切除,显露由硬脑膜覆盖的大脑半球,保留眶的顶部和侧面壁,显示眼球和在原位上相互联系的结构。

A

1. 额骨
2. 冠状缝
3. 顶骨
4. 颞骨
5. 颧弓
6. 咬肌
7. 颧骨
8. 隔离
9. 蝶骨大翼
10. 额骨眶部
11. 硬脑膜覆盖大脑半球的额极
12. 硬脑膜覆盖大脑半球的颞极
13. 脑膜中动脉前额支
14. 外直肌
15. 眶上切迹

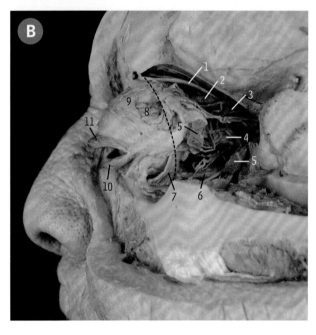

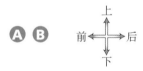

B

1. 上眶神经
2. 上睑提肌
3. 上直肌
4. 视神经
5. 外直肌(横切面)
6. 下直肌
7. 下斜肌
8. 泪腺
9. 上睑提肌腱膜
10. 下眼睑
11. 上眼睑

眶和眼 眶内容物 Ⅱ

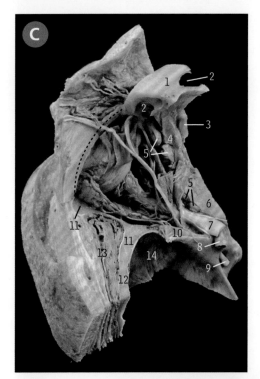

左眶视神经和睫状神经节的左上视图

在图 C、D 中，构成眶上壁和侧壁的骨质已被切除，用以显露眼球和眶中互相联系的结构；上睑提肌和上直肌已被切除以显露视神经，在其侧外表面有睫状神经节，直径约 2mm。

C

1. 额骨
2. 额窦
3. 筛骨鸡冠
4. 筛状骨板
5. 筛骨气房
6. 蝶骨小叶
7. 视神经

8. 颈内动脉
9. 动眼神经
10. 蝶骨小翼
11. 蝶骨大翼
12. 颞骨
13. 颞肌
14. 颅中窝前部

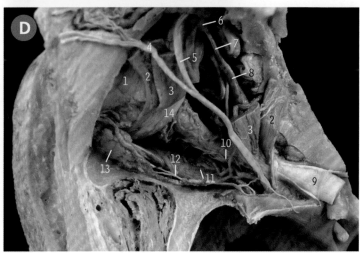

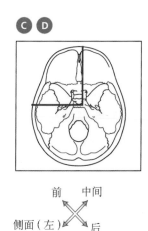

前　中间

侧面（左）　后

D

1. 眼球上外表面
2. 上睑提肌
3. 上直肌
4. 眶上神经
5. 滑车上神经
6. 滑车
7. 上斜肌腱

8. 上斜肌
9. 睫状神经节
10. 外直肌
11. 泪神经
12. 泪腺
13. 眼球后外表面

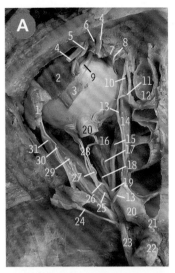

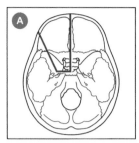

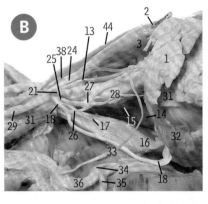

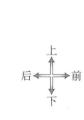

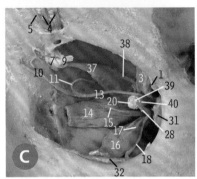

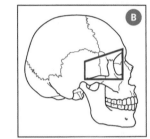

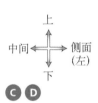

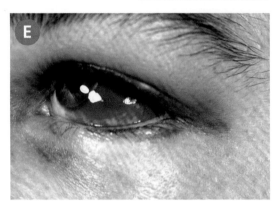

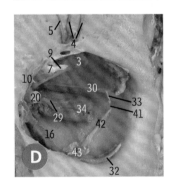

睫状神经节剖开前视图

Ⓐ 左眶及睫状神经节俯视图

Ⓑ 右眶及睫状神经节右视图

Ⓒ 左眶左前视图

Ⓓ 左眶右前视图

Ⓔ 在眼眶骨折和骨膜破裂之后会伴随有导致结膜下出血，其向后延伸到整个眼球。当氧气通过结膜扩散时，表现为红色

在图 A 中,翻起上斜肌(在侧壁的上面;C37)能够看见外直肌(31)和支配它的滑车神经(29)。移开视神经(20)显示出下直肌(16)和它对应的神经(17),支配内直肌的神经(15)和支配下斜肌的神经(18);这三条神经是动眼神经下支(19)的分支。

在图 B 中,沿着眼眶侧壁,可显露睫状神经节(27),位于视神经(20)的后部接近眼眶的后底部。

图 C 和图 D 中的视角展示了在移去眼球后,肌肉和神经在侧壁上面的联系。在图 C 中注明了蛛网膜下隙(39)的延伸和视神经硬脊膜鞘(40)包绕着视神经(20)。在图 B 中,上颌神经的颧骨支被移去,交通支(33)随着泪腺神经(30)直接升到上颌神经(36)。

1. 泪腺
2. 上睑提肌
3. 上直肌
4. 眶上神经
5. 眶上动脉
6. 眼上静脉
7. 滑车
8. 滑车上神经
9. 上斜肌肌腱
10. 滑车下神经
11. 筛前神经
12. 筛骨气房
13. 鼻睫神经
14. 内直肌
15. 内直肌神经
16. 下直肌
17. 下直肌神经
18. 下斜肌神经
19. 动眼神经下支
20. 视神经
21. 眼动脉
22. 颈内动脉
23. 动眼神经
24. 动眼神经上支
25. 睫状神经节鼻睫神经根
26. 睫状神经节动眼神经根
27. 睫状神经节
28. 睫状短神经
29. 外展神经
30. 泪腺神经
31. 外直肌
32. 下斜肌
33. 泪腺神经与上颌神经之间的连接
34. 眶下神经
35. 眶下动脉
36. 上颌神经
37. 上斜肌
38. 滑车神经
39. 蛛网膜下隙
40. 视神经硬脊膜鞘
41. 颧眶孔
42. 颧神经
43. 眶下裂
44. 额神经

睫状神经:
- 睫状神经短支(A 和 B,28,8～10 根)是发自于睫状神经节(B27)的分支,包括节后副交感神经纤维,支配瞳孔和睫状肌。它们还包含来自于眼的不同神经,如角膜
- 睫状神经长支(2～3 根,这里已经移去)是鼻睫神经(A 和 B,13)的分支,还包含了来自眼球的传入神经例如角膜

睫动脉(此处为了显示更多重要的神经而移除):
- 睫前动脉(数支),起这个名称的原因是因为它们发自于眼眶前部眼动脉的肌支,并位于眼球前方沿着直肌肌腱走行
- 睫后动脉支发自于眼眶后面
- 睫后短动脉支(约 7 条)发自于眼动脉,沿着视神经硬脊膜鞘外走行,在穿过巩膜之前分出深支
- 睫后长动脉支(通常 2 条)通过眼动脉,在视神经的两侧穿过巩膜

头部和颈部的 4 个副交感神经节:
- 睫状神经节(B 27),位于眼眶的背部、视神经的侧面,在视神经管开口的前面 8mm 处
- 翼腭神经节(第 176 页,A4)在翼腭窝中,位于下颌神经下面
- 耳神经节(第 176 页,A11)在下颌神经内缘,位于卵圆孔下方
- 下颌下神经节(第 176 页,A40)位于舌神经下面,在舌骨舌肌外表面

瞳孔光反射:
- 瞳孔的直接对光反射——一束光照到眼睛上造成瞳孔收缩
- 瞳孔的间接对光反射——一束光到达眼睛上另外一只眼的瞳孔收缩
- 瞳孔对光反射的传导通路:起自于视网膜,经过视神经、视交叉和视束到上丘的平面上顶盖前区(在此处换元),再到动眼核的动眼神经副交感区,并沿着动眼神经的下支和下斜肌的分支到达睫状神经节(在此处换元),并通过睫状短神经到瞳孔括约肌。双眼的瞳孔都收缩,因为:①一些神经纤维在视交叉处进行交叉;②顶盖前区发出的纤维到达双侧动眼神经副交感区

调节收缩反射:当看近处的物体的时候眼睛主要通过睫状肌调整晶状体,瞳孔收缩,眼通过两侧的内直肌向中间会聚。这一连串的反射有时候叫作近反射。

近反射的可能通路:
- 对调节的影响:来自视觉皮质通过内囊的后肢到动眼神经副交感区(不是通过顶盖前区)进一步到睫状神经节,调控括约肌和睫状肌来进行调控瞳孔对光反射
- 对收缩的影响:来自视觉皮质,通过神经纤维连接到前面的眼部(额中回)(突触),然后内囊的前肢到动眼神经核的胞体来支配内直肌

眶和眼 眶内容物Ⅲ

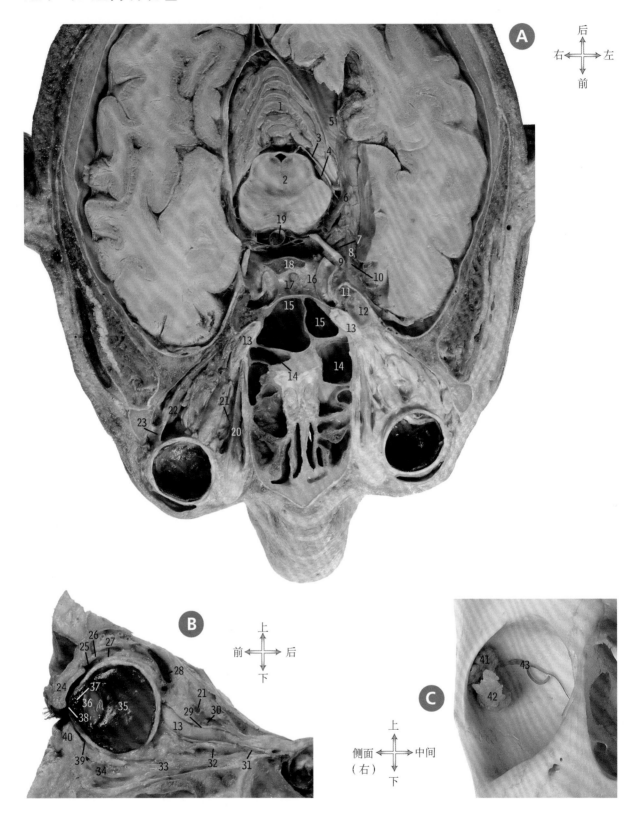

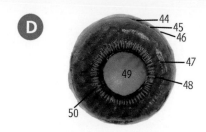

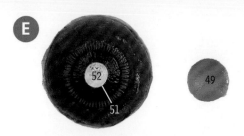

眼的各个部分和泪腺

Ⓐ 通过眼、鼻及鼻腔的横切面,上面观

Ⓑ 通过右眼眶的矢状切面,左面观

Ⓒ 眼眶内的一个孤立的右泪腺,左下面观

Ⓓ 通过赤道线的前半眼的切面(经过放大),后面观

Ⓔ 移开 D 中的晶状体并放在旁边(经过放大)

在图 A 中断面经过眼上位于眼眶背部的视神经(13),位置刚好邻近于蝶窦(15)和筛骨最后部的气房(14)。B 图是眼的矢状切面,展示了闭眼状态下结膜穹隆的范围。

在 C 图中,除泪腺动脉和神经(43)外,右泪腺已从其他结构中分离出来,以展示其位于眶前上角的位置。

在图 D 和图 E(经过放大)中,从赤道线切开眼,也就是在冠状面上,前面的一半可以从后面观察到。在图 D 上晶状体(49)位于其中,在图 E 上它被移开了放在旁边来展示瞳孔缘(51)和角膜后表面(52)。

泪腺的上(较大)眼眶部(C41)和下(较小)眼睑部(C42),两部分互相结合包绕上睑提肌腱膜的后(凹形)缘
· 眼眶部位于额部的泪腺窝(第 34 页,B 13),在对应提肌的上面(第 148 页,A 1)
· 眼睑部位于提肌的下面延伸到上睑(第 144 页,C 46)外侧部
· 约 12 根管道开于结膜上穹(B25)——来自眼眶部经过眼睑部

泪腺的分泌途径：从上涎神经核发出的面神经支的中间部,岩大神经和翼管神经至翼腭神经节(换元),再经上颌神经支配腺体,上颌神经的额支和泪腺神经联系

睑板是每个眼睑内部各自的致密纤维盘

1. 小脑
2. 脑桥和中脑交界处
3. 滑车神经
4. 小脑上动脉
5. 小脑幕
6. 大脑后动脉
7. 小脑幕附着缘
8. 海绵窦顶
9. 动眼神经
10. 小脑幕游离缘
11. 前床突
12. 后筛窦延伸至蝶骨小翼
13. 视神经
14. 后筛窦
15. 蝶窦
16. 鞍膈
17. 垂体
18. 鞍背
19. 基底动脉
20. 内直肌
21. 眼动脉
22. 外直肌
23. 眼外颊韧带
24. 上睑板
25. 结膜上穹
26. 提上睑肌
27. 上直肌肌腱

28. 眼上静脉
29. 视神经硬脊膜鞘
30. 鼻睫神经
31. 视网膜中央动脉
32. 眼下静脉
33. 下直肌
34. 下斜肌
35. 玻璃体
36. 晶状体
37. 前房
38. 角膜
39. 结膜下穹
40. 下眼睑睑板下
41. 眶部 } 泪腺
42. 睑部 }
43. 泪腺动脉和神经
44. 视网膜(视觉部分)
45. 脉络膜
46. 巩膜
47. 锯状缘
48. 视网膜睫状体部
49. 晶状体后面
50. 睫状突
51. 瞳孔缘
52. 角膜后表面
53. 提上睑肌腱腱膜

Ⓕ 解剖中一个分离出的泪腺展示了其实际大小,下面观

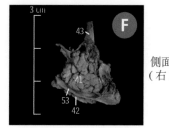

鼻、口腔、咽、耳和喉

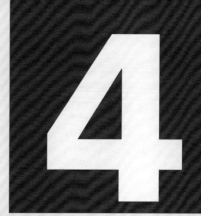

4

鼻和鼻旁窦

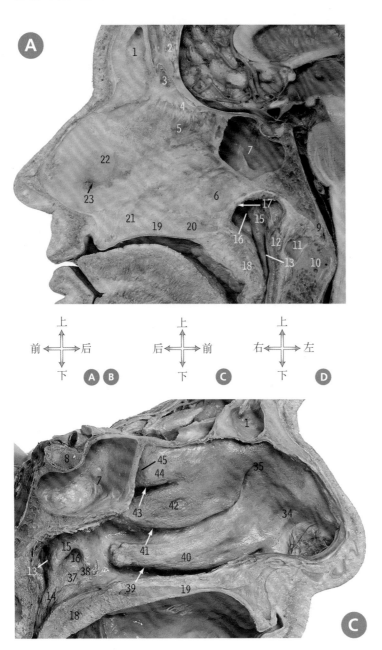

A 鼻中隔,左面观

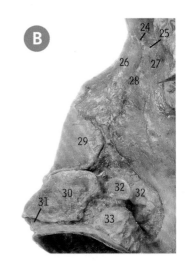

B 外鼻骨,左面观

上
前 ←→ 后
下
A B

上
后 ←→ 前
下
C

上
右 ←→ 左
下
D

C 左鼻腔外侧壁和鼻咽

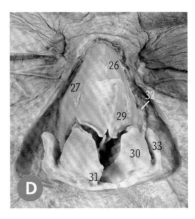

D 外鼻部的骨架,前面观

鼻 鼻软骨和鼻腔

在图 A 中鼻中隔是完整的，然而在图 C 中它被移去以展示鼻腔的侧壁和鼻甲（44、42 和 40），每一个下面都有管道系统（43、41 和 39）。图 E 中的标本展示了特殊的上鼻甲和上鼻道（46 和 47）。B 和 D 描绘了内鼻中较高的骨结构和较低的软骨结构。

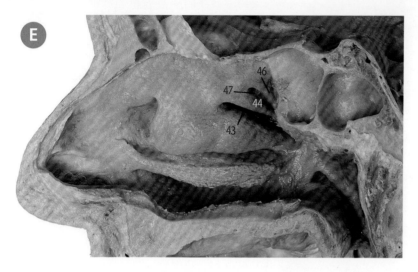
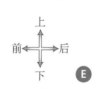

E 就像 C 图，有一个最上鼻甲

鼻包括外鼻（在脸部）和鼻腔。鼻腔被鼻中隔分为右和左两部分，每一部分都有嗅部、鼻前庭部和呼吸部，其分类取决于其上存在的黏膜类型，嗅部占据了上鼻甲，以及邻近结构的根部和上鼻甲的隔膜。它包括嗅神经的终支和神经纤维来感受味觉，鼻前庭部分是在鼻孔中的一小部分，并被多毛的皮肤遮盖。剩下的大部分区域是呼吸部，表面排布着呼吸道黏膜，里面有假复层柱状上皮细胞和黏液腺

外鼻部的主要骨架是鼻骨（B 26）及鼻外侧软骨、大鼻软骨和鼻翼小软骨（B 29、30 和 32）
鼻中隔最主要的部分是犁骨（A6）、筛骨垂直板（A 5）和中隔软骨（A 22）
鼻甲位于鼻腔侧壁上，上鼻甲和中鼻甲是筛骨（第 44 页，C 12、10）的一部分；下鼻甲是单独的一块骨头（参见第 53 页，G～J）

1. 额窦
2. 大脑镰
3. 鸡冠
4. 筛骨筛板和嗅神经纤维
5. 筛骨垂直板
6. 梨骨
7. 蝶窦
8. 垂体
9. 枕骨大孔前缘
10. 枢椎齿突
11. 寰椎前弓
12. 咽扁桃腺
13. 咽隐窝
14. 咽鼓管咽壁
15. 鼓室结节
16. 咽鼓管口
17. 右后鼻孔（后鼻孔）
18. 软腭
19. 硬腭
20. 腭骨鼻脊
21. 上颌骨鼻脊
22. 中隔软骨
23. 犁鼻器
24. 额鼻缝
25. 额上颌缝
26. 鼻骨
27. 上颌骨额突
28. 鼻上颌缝
29. 鼻外侧软骨
30. 大鼻软骨
31. 大鼻中隔突鼻软骨
32. 鼻翼小软骨
33. 纤维脂肪组织
34. 中庭
35. 鼻堤
36. 前庭
37. 提上睑肌
38. 咽鼓管腭壁
39. 下鼻道
40. 下鼻甲
41. 中鼻道
42. 中鼻甲
43. 上鼻道
44. 上鼻甲
45. 蝶筛隐窝
46. 最上鼻甲
47. 最上鼻道

鼻 鼻腔壁

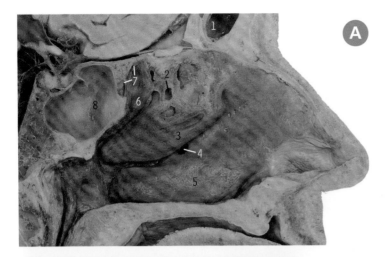

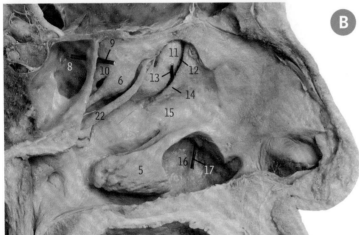

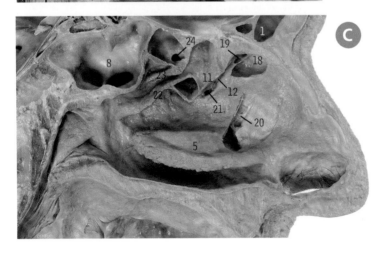

A 左侧鼻腔壁

B 左侧鼻腔壁和半月裂孔

C 左侧鼻腔壁和窦口

D 右侧鼻腔壁和鼻神经

1. 额窦
2. 中间筛房
3. 中鼻甲
4. 上颌窦异常低孔
5. 下鼻甲
6. 上鼻甲
7. 蝶筛隐窝
8. 蝶窦
9. 指示蝶窦口的鬃毛
10. 最上鼻甲
11. 筛泡
12. 半月裂孔
13. 指示上颌窦口的鬃毛
14. 覆盖钩突筛骨的黏膜
15. 中鼻道
16. 下鼻道
17. 指示鼻泪管开口的刚毛
18. 前筛窦
19. 额鼻管
20. 鼻泪管下端
21. 上颌窦开口
22. 中鼻甲基底
23. 上鼻甲基底
24. 后筛窦开口
25. 嗅神经丝
26. 蝶腭动脉及蝶腭孔
27. 翼腭神经节
28. 鼻后上外侧神经
29. 腭大神经管
30. 后下鼻神经
31. 鼻前庭
32. 筛前神经

在图 A 的切面图中,上鼻甲和中鼻甲的上部已经被切除。上颌窦开口(4)通常较低且较大。

在图 B 中,切除中鼻甲后可观察到与筛泡(11)下方和筛骨脊状钩突(14)上方相连接的半月裂孔(12)(对比第 34 页,图 D 61、46)。切除下鼻甲(5)的前部可观察到鼻泪管开口(17)。

在图 C 中,切除上、中、下三鼻甲后可观察到筛骨气孔(24)、鼻额管(19)、鼻泪管(20)。

在图 D 中切除外侧壁上部的黏膜,可观察到嗅神经(25)的嗅丝和筛前神经(32)。切除外侧壁后方部分骨,通过蝶腭孔(26)可观察到在翼腭窝中的翼腭神经节(27),同时腭大神经(29)走行于神经节下方,且其他神经走行于腭大神经前方(28 和 30)。

各窦的详解参见本书第 162～165 页

各窦的出口:

- 额窦——通过鼻额管(C 19)位于中鼻道
- 筛窦——在鼻额管或筛漏斗中的筛窦前小房[半月裂孔(B 12)的前上方];筛窦中小房位于在中鼻道的筛泡(B 11)上方;筛窦后小房(C 24)位于上鼻道
- 蝶窦——位于蝶筛隐窝(B 9,A 7)内
- 上颌窦——位于中鼻道(B 13,A 21)的半月裂孔内

各鼻道的沟通:

- 上鼻道——筛窦后小房(C24)
- 中鼻道——额窦(C 1,19),筛窦前小房和筛窦中小房(A 2),上颌窦(C 21)
- 下鼻道——鼻泪管(C 20)
- 蝶筛隐窝——蝶窦(B 8)

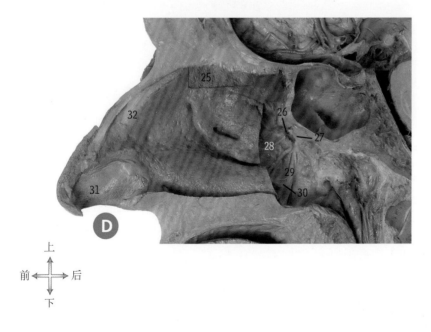

鼻旁窦 额窦和筛窦(部分颅骨切面)

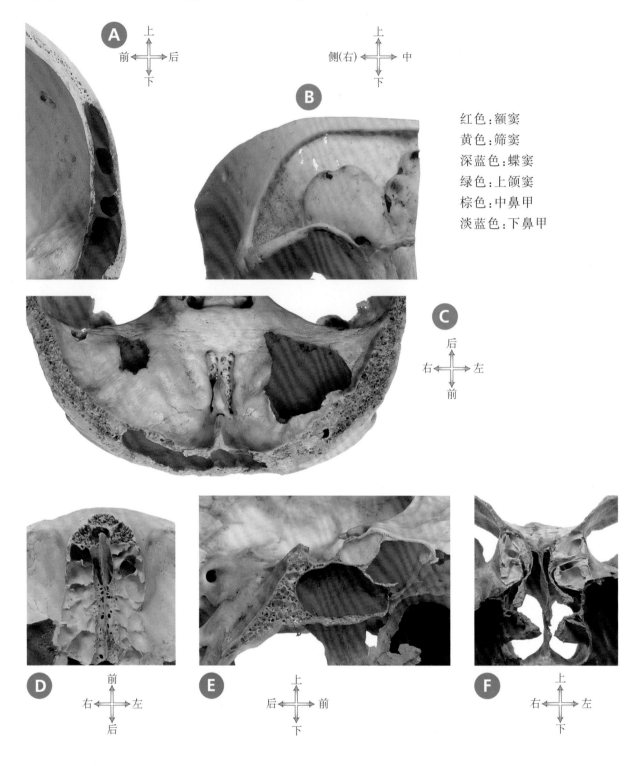

红色:额窦
黄色:筛窦
深蓝色:蝶窦
绿色:上颌窦
棕色:中鼻甲
淡蓝色:下鼻甲

在图 A 中,额窦延伸进入额骨的鳞部。

在图 B 中,切除颅骨和板障的前部,可观察到一窦的骨性壁。

在图 C 中,切除颅前窝的底面可观察到额窦向后延伸进入额骨的眶面(眶的上面)。

在图 D 中,筛骨的筛板(在鼻上面,有许多小孔)与筛窦小房邻近,额骨的眶面形成筛小房的顶(对比第 42 页,B 19)。左侧前筛小房位于额窦

(红色)最低处的前方。

在图 E 中,沿正中矢状位切面,两个大的后筛小房与蝶窦(蓝色)部分重叠。

在图 F 中,沿鼻腔和眼窝的中心做冠状切面,从前向颅骨的后方看,每一边的中鼻甲(棕色)都与形成筛泡(对比第 44 页,F 13)的隆起的筛窦小房重叠。

Ⓐ 正中矢状位的左边额窦,右面观

Ⓑ 被切除到外部的右额窦,前面观

Ⓒ 较大的额窦开口,上面观

Ⓓ 筛窦的顶部,下面观

Ⓔ 通过头骨的底部做正中矢状位切面,可观察到筛窦后小房

Ⓕ 在冠状切面,筛窦的前面观

Ⓖ 通过鼻和鼻旁窦的 CT 成像

共有 4 种鼻旁窦:额窦、筛窦、蝶窦和上颌窦。每对有两个(左右各一),不对称分布且在外形和比例上有很大变异

额窦位于额骨鳞部较低处(在图 B 中),延伸进入鳞部(在图 A 中),回返进入额骨的眶面(在图 C 中)。额窦通过鼻额管(参见第 160 页,C 19)进入中鼻道

筛窦占据筛骨体(筛骨迷路,第 44 页,A1),被骨间隔分离成许多筛窦小房(3～18)。筛窦后小房进入上鼻道(参见第 160 页,C 24),筛窦中小房和筛窦前小房进入中鼻道(参见第 161 页注释)。筛骨迷路(参见第 44 页,E 8)较薄的侧壁构成眶(参见第 63 页,D 和 E,20)的内侧壁。上鼻甲和中鼻甲由迷路的中间板凸起形成(参见第 44 页,C 和 D,10、12)

蝶窦和上颌窦参见第 164 页和第 165 页

各窦的开口总结见第 161 页

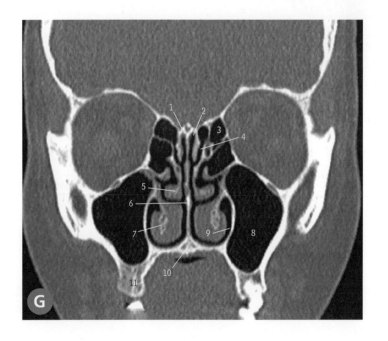

1. 筛骨的筛板
2. 鼻腔的顶部
3. 筛骨气房
4. 额窦开口
5. 中鼻甲
6. 鼻中隔
7. 下鼻甲
8. 上颌窦
9. 下鼻道
10. 硬腭
11. 上颌骨的牙槽突

上
右 ← → 左
下

鼻旁窦 蝶窦和上颌窦(部分颅骨切面)

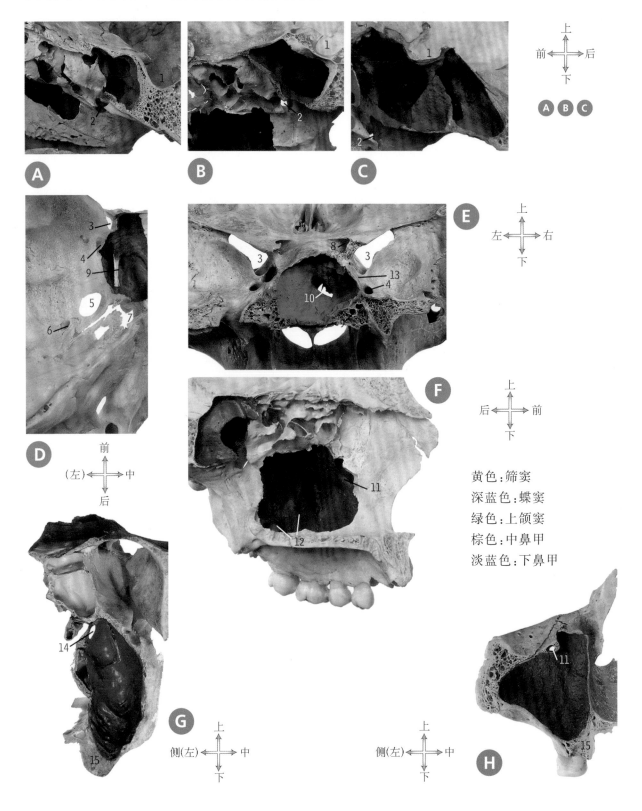

黄色:筛窦

深蓝色:蝶窦

绿色:上颌窦

棕色:中鼻甲

淡蓝色:下鼻甲

较小的蝶窦（如图 A 中所示）常位于垂体窝（1）的前方，有些扩展变得更大至垂体窝下方（如图 B 中所示），甚至回返进入基蝶骨（如图 C 中所示）。在图 D 中一个较大的左蝶窦自上方开口，切除部分底部可观察到翼管（9），它位于底部下方，和图 E 中右蝶窦的切面作对比。图 E 中的冠状切面明显可见右蝶窦和窦在前方的开口（10），

以及一位于眶上裂（3）中部末端水平非常小的左鼻窦。在图 F 中上颌窦邻近可观察到被磨牙（12）根部压出的凹痕，在图 H 中的冠状面通过眶下管（11）可看到窦的顶部。在图 G 和图 H 中上颌窦延伸进入上颌骨（15）的牙槽突，但在图 J 中却没有进入。图 G 中通过切面可看到上颌窦的开口，在内侧壁之上（14）。

Ⓐ 一个小的右蝶窦，正中矢状位，左边观

Ⓑ 中等大小的蝶窦，像在图 A 中一样被切除

Ⓒ 一个大部分右蝶窦，像在图 A 中一样被切除

Ⓓ 左蝶窦的底部，上面观

Ⓔ 冠状位的蝶窦，后面观

Ⓕ 内侧壁被切除的一个左上颌窦，右边观

Ⓖ 冠状位的一个左上颌窦，前面观

Ⓗ 冠状位的一个左上颌窦，后面观

Ⓙ 冠状位的一个小右上颌窦，前面观

Ⓚ 如果上颌骨中有息肉，且患者有口腔上颌窦瘘，息肉可能下垂进入口腔

1. 垂体窝
2. 蝶腭孔
3. 眶上裂
4. 圆孔
5. 卵圆孔
6. 棘孔
7. 破裂孔
8. 视神经管
9. 翼管
10. 蝶窦开口
11. 眶下孔
12. 磨牙根部
13. 颈动脉沟
14. 上颌窦开口
15. 上颌骨的牙槽突

蝶窦（左蝶窦和右蝶窦）位于蝶骨体（参见第 46 页，A 14），尽管邻近但互不交通。较大的窦有可能被垂体窝中的垂体（C 1；第 30 页，A 14；第 196 页，50）或视神经管中的视神经（E 8；第 30 页，A 19；第 206 页，4）、颈动脉沟中的颈动脉（E 8；第 30 页，A 17；第 204 页，C 38）、圆孔中的上颌神经（E 4；第 31 页，B 50；第 176 页，A 2）、翼管和通过它的神经（D 9；第 46 页，A 18；第 176 页，A 6）交错分割。各窦延伸进入蝶筛隐窝（第 160 页，B 9）。

上颌窦位于上颌骨体（第 50 页，C25）；较大的窦可能延伸进入颧突和牙槽突。它的内侧壁形成鼻腔的外侧壁（第 66 页）。顶部被眶下孔（F 和 H，11），分割，底部被磨牙根部（F 12）分割，有的甚至被尖牙或前磨牙分割，特别是在窦过度延伸至牙槽突时（如在 G 和 H 中所示）。上颌窦引流进入位于中鼻道的半月裂孔（第 66 页，C21），通过窦内侧壁上一个较高的开口（G 14）

额窦和筛窦的感染可能会蔓延到上颌窦，因为它们都引流进入半月裂孔（第 160 页，C12），所以感染的液体能通过额窦和筛窦进入上颌裂孔（第 160 页，C21）

窦的开口总结参见第 161 页

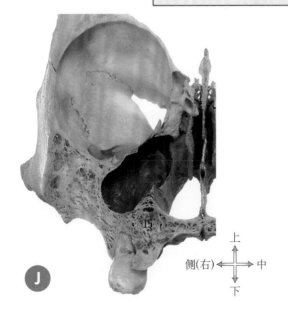

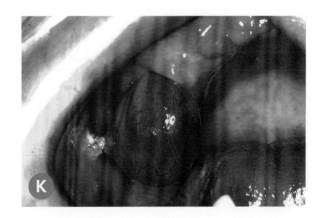

鼻旁窦和鼻中隔 横断面和冠状面及鼻中隔的神经

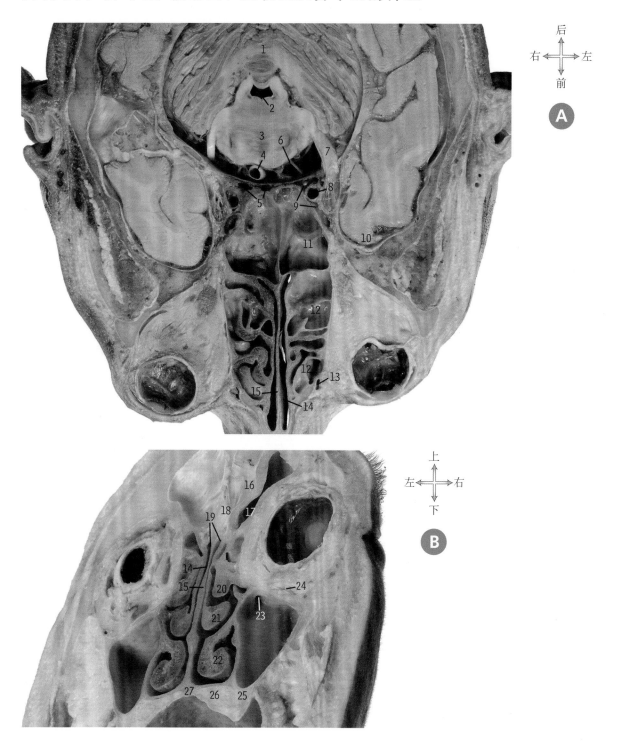

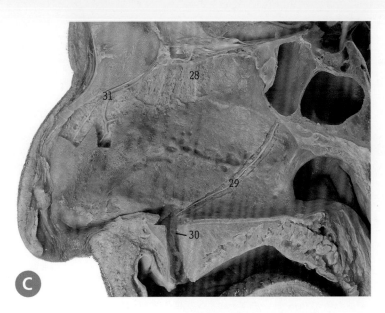

Ⓐ 从上面看，头的横断面在睑裂的水平面上

Ⓑ 从右面、后面和下面看，头的冠状斜面在眼的水平面上

Ⓒ 通过左面鼻中隔的神经

上
前 ⟷ 后
下

　　在图 A 和图 B 中的切面展示了顶部（B19）狭窄和每一边鼻中隔上部的鼻腔（A 和 B，14、15）。图 B 中的冠状面略微倾斜，这样是为了通过从下面和后面时，可看到右上颌窦（23）的开口在窦的内侧壁较高处。

　　在图 C 中切除鼻中隔的黏膜可看到神经根：嗅神经（28）、筛前神经（31）、鼻腭神经（29）。

1. 小脑
2. 第 4 脑室上部
3. 脑桥
4. 基底动脉
5. 基底静脉窦
6. 展神经
7. 三叉神经
8. 颈内动脉
9. 海绵窦
10. 颞极
11. 蝶窦
12. 筛骨气房
13. 鼻泪管
14. 鼻腔
15. 鼻中隔
16. 颅前窝的前壁硬脑膜
17. 额窦
18. 鸡冠
19. 鼻腔的顶部
20. 上鼻甲
21. 中鼻甲
22. 下鼻甲
23. 上颌窦裂孔
24. 眶下神经
25. 上颌骨的牙槽突
26. 上颌骨的腭突
27. 硬腭
28. 嗅丝
29. 鼻腭神经
30. 切牙管
31. 筛前神经

鼻腔（A 14；B 14、19）狭窄的顶部和上部分仅宽 1～2mm，相比之下，底部（B 26）较宽，可达 1cm

鼻中隔中的神经：
• 嗅神经——上鼻甲（C 28）的对面区域
• 筛前神经——前面区域（C 31）
• 鼻后上内支——后面的较小区域
• 鼻腭神经——后面区域（C 29）

鼻外侧壁通过的神经：
• 嗅神经——上鼻甲上方（和顶部狭窄的上方）（第 161 页，D 25）
• 眶下神经——前庭的皮肤表面（第 161 页，D 31）
• 筛前神经——前面区域（第 161 页，D 32）
• 鼻前上支——鼻中隔下部区域
• 鼻后外侧支——后面的上部区域（第 161 页，D 28）
• 鼻后下支——后面的下部区域（第 161 页，D 30）

口腔

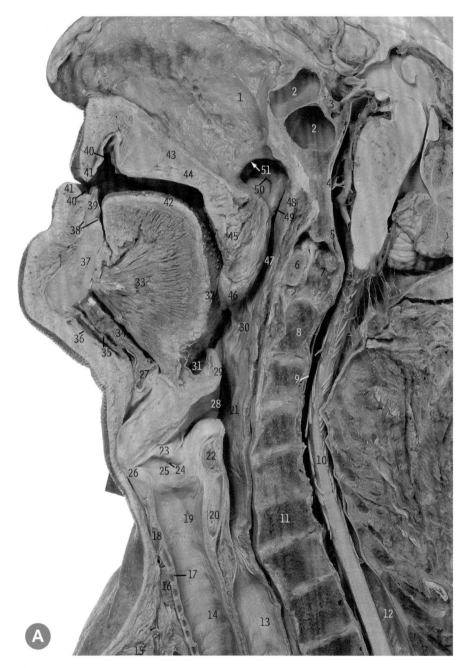

1. 鼻中隔
2. 蝶窦
3. 腺垂体
4. 斜坡
5. 枕骨大孔前缘
6. 寰椎前弓
7. 枢椎齿突
8. 枢椎椎体
9. 脊髓的蛛网膜下隙
10. 脊髓
11. 第 6 颈椎椎体
12. 蛛网膜下隙
13. 食管
14. 气管
15. 胸骨颈静脉切迹
16. 甲状腺峡部
17. 第 2 气管软骨环
18. 环状软骨弓
19. 喉的下部
20. 环状软骨板
21. 喉咽
22. 杓横肌
23. 前庭襞
24. 喉室
25. 声襞
26. 甲状软骨板
27. 舌骨体
28. 杓会厌襞和喉口
29. 会厌和会厌软骨
30. 口咽
31. 会厌
32. 舌背后部
33. 颏舌肌
34. 颏舌骨肌
35. 下颌舌骨肌
36. 颈阔肌
37. 下颌体
38. 牙龈
39. 左下中切牙
40. 口腔前庭
41. 唇
42. 舌背前部
43. 硬腭
44. 黏骨膜内的腭腺
45. 软腭
46. 腭垂
47. 鼻咽
48. 咽扁桃体
49. 咽隐窝
50. 咽鼓管咽口
51. 鼻后孔

Ⓐ 头和颈的矢状位，左侧面观

Ⓑ 鼻咽和口咽的矢状位磁共振成像

Ⓒ 这个尸体标本显示吸入义齿可产生的致命后果

唇、上腭、咽和喉

　　该部分刚好在中线的左侧（显示枢椎齿突，7），并且头部稍微向后倾斜（延伸）。硬腭（43）形成鼻子的底部和口腔的顶部，并且大约位于枕骨大孔（5）水平。下端具有腭垂（46）的软腭（45）从硬腭（43）的后部垂下。颏舌骨肌和下颌舌骨肌（34 和 35）组成的口腔的底。咽鼓管的开口在鼻咽部、鼻后孔（51）之后，咽扁桃体（48）在其后壁上。在舌（32）的后面的口腔通向口咽（30）。在会厌的后下方（29），喉与咽的喉咽部相通（28 和 21）。

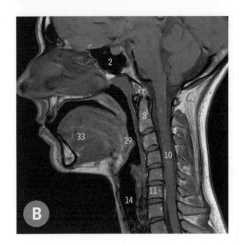

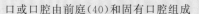

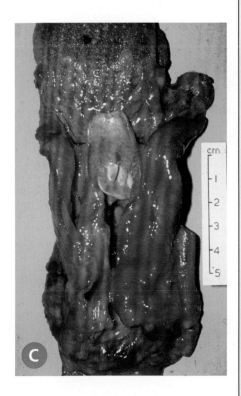

口或口腔由前庭（40）和固有口腔组成

口腔前庭是在外侧以嘴唇和脸颊为界的狭窄空间，在内部齿龈（牙龈）和牙齿为分界

固有口腔在每一侧和前面以具有牙齿和齿龈的牙槽弓为分界；在后面，通过位于腭舌弓（第 170 页，B 22）之间的口咽峡部与口咽部（30）连通。（腭）扁桃体（第 170 页 B21）位于腭舌弓的后方，因此其位于口咽，而不是在口腔中

咽从颅（5）的底部延伸到 C6 椎骨（11）的水平，长约 12cm

鼻部（鼻咽，47）向下延伸至软腭（45、46）的下边界。它的外侧包含咽鼓管的开口和咽隐窝（50、49），咽扁桃体在咽后壁（48）上，并且通过内鼻孔（鼻后孔，51）向前进入鼻腔

位于软腭（45、46）和会厌上缘（29）之间的口咽（30）外侧壁包含腭扁桃体和腭咽弓（这里被 46 遮盖），并且向前 通过口咽峡部（腭舌弓）与口腔相通

喉咽（21）从会厌（29）的上缘延伸到环状软骨的下缘（20，与 C6 椎体水平，11），并且与食管（13）下方连续。喉部向后通喉咽，两侧有梨状隐窝（第 192 页，A 4）

舌部的肌肉

- 舌外肌（附着在舌外部的肌肉）：颏舌肌（最大）、舌骨舌肌、茎突舌肌和腭舌肌。它们可以改变舌的形状并运动舌体

- 舌内肌（在舌的内部）：舌纵肌（上部和下部）、舌横肌和垂直肌。它们可以改变舌的形状，不能使舌体运动

软腭的肌肉

- 腭舌肌、咽腭肌、腭帆张肌、腭帆提肌和悬雍垂的肌肉

咽的肌肉

- 3 个缩肌和其他 3 个提肌：咽缩肌包括咽上、中、下缩肌，咽提肌包括咽腭肌、茎突咽肌和咽鼓管咽肌

咽部有关的韧带和筋膜：

- 咽缝、茎突舌骨韧带、翼突下颌缝

咽部的层次：

- 黏膜层、黏膜下层（包括在其上端的咽颅底筋膜）、肌层和颊咽筋膜。

和缩肌有关的间隙和通过间隙的结构：

- 上缩肌以上——咽鼓管和腭升动脉（咽颅底筋膜穿过）

- 上缩肌和中缩肌之间——茎突咽肌、舌神经和舌咽神经通过它们之间的间隙

- 中缩肌和下缩肌之间——喉内神经和喉上的血管（穿过甲状腺筋膜）

- 下缩肌以下——喉返神经和喉内静脉

舌骨（27）位于 C3 椎骨高度

甲状腺软骨（26）位于 C4 和 C5 椎体高度

环状软骨（18、20）位于 C6 椎体（11）高度

甲状腺峡（16）覆盖第 2～4 气管软骨环（17）

当咽扁桃体的淋巴组织（48）增大时，就是常说的扁桃体肿大

梨状隐窝经常叫梨状窝

舌、口底和口腔黏膜
舌的解剖与其体表特征

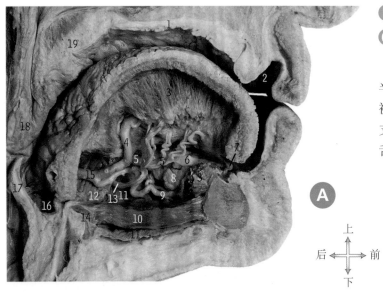

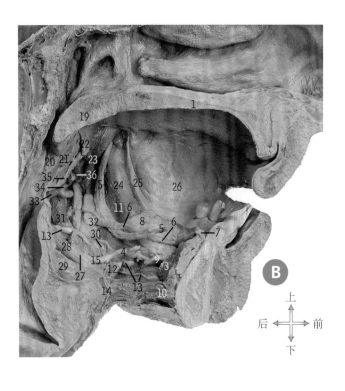

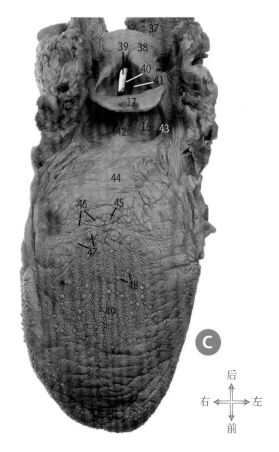

Ⓐ 左半部舌的深部解剖（右面观）

Ⓑ 去除舌的左侧口腔（右面观）

Ⓒ 舌的上面，可见喉口（入口）

在图 A 和图 B 中，从右侧观察左半部的结构。图 A 中舌大部分的肌肉被移除，可见舌动脉（15）分为蜿蜒的两支（舌深动脉和舌下动脉，4 和 9），以及舌神经和舌下神经（5 和 13）的分支。

在图 B 中,移除舌全部,可清楚地看到舌下神经(5)从上方下行至下颌下腺管(6)。在稍下方,可见舌动脉(15)和舌下神经(13)被舌骨舌肌(断端)(12)分开;从肌肉的角度来看,舌下神经在肌肉的浅层走行,舌下动脉走行于肌肉深层(与第 178 页对比,A 25、29)。

在图 C 中,观察舌的上面,轮廓乳头(47)的"V"形线位于界沟(46)的前方。会厌(17)的前方为会厌谷(16),其后方为喉口,并(在深处)可见前庭襞和声襞(41,40)。喉部的细节见第 190~193 页。

1. 硬腭
2. 口腔前庭
3. 颏舌肌
4. 舌深动脉
5. 舌神经
6. 下颌下腺管
7. 舌下腺上的下颌下腺管的开口
8. 舌下腺
9. 舌下动脉
10. 颏舌骨肌
11. 下颌舌骨肌
12. 舌骨舌肌
13. 舌下神经
14. 舌骨体
15. 舌动脉
16. 会厌谷
17. 会厌
18. 口咽
19. 软腭
20. 腭咽弓
21. 扁桃体
22. 腭舌弓
23. 翼内肌
24. 上牙槽
25. 黏膜切缘
26. 覆盖颊肌的黏膜层
27. 茎突舌骨肌韧带的下端
28. 腭舌肌(中部缩小咽峡的肌肉)
29. 舌骨大角
30. 舌下神经的伴行血管
31. 茎突舌骨肌
32. 卜颌卜腺的下部
33. 面动脉
34. 腭升动脉
35. 腭外静脉(扁桃体旁)
36. 茎突舌肌
37. 咽后壁
38. 喉后壁
39. 声门裂
40. 声带
41. 前庭襞
42. 舌会厌正中襞
43. 舌会厌外侧襞
44. 舌背面后部
45. 舌盲孔
46. 界沟
47. 轮廓乳头
48. 菌状乳头
49. 舌体背面前部

舌部的所有肌肉除腭舌肌由喉神经支配(第169页)外,其他由舌下神经(A 和 B,B)支配,

舌体沟前部(舌前 2/3)的黏膜(C 49)由舌神经支配(一般感觉)并由鼓索(面神经)支配味蕾

舌界沟后部(舌后 1/3)黏膜(C 44)(包括轮廓乳头,C 47;位于界沟前面,C46)由舌咽神经支配(一般感觉和味觉)

构成会厌谷(C16)前壁的舌黏膜(与会厌谷其他部位的一样)由迷走神经分出的喉上神经喉内支支配

鼓索(面神经)中的味觉神经的胞体在面神经的膝状神经节中;而在舌咽神经里的胞体存在于舌咽神经的神经节中;而在喉内神经(支配上腭的味蕾)中的胞体存在于迷走神经下神经节中。这些神经节的中央纤维汇集与孤束核的神经元胞体形成突触

下颌下腺(B 8)位于口腔底的黏膜下,与下颌骨上的舌下窝交通(第 36 页,C23;第 175 页,D70)。重要的关系如下:

- 上——口腔底黏膜层(B25)
- 下——下颌舌骨(B11)
- 前——对侧舌下腺
- 后——下颌下腺的深层部分(B32)
- 外——下颌骨的舌下窝(下颌舌骨肌线以上,第 36 页,C23)
- 内——舌神经、下颌下腺管(B 5、6)穿入颏舌肌(第 174 页,B 52)

最多可至 20 个小舌下腺管分别开口于口腔底部的舌下襞(第 174 页,B 56)表面,但其余一些会直接开口于下颌下腺管(第 174 页,B 48)

下颌下腺和舌下腺分泌的通路:从上泌涎核由面神经,鼓索和舌神经的神经中间体部分到下颌下神经节(换元),然后通过舌神经丝到腺体

有关腮腺的注意事项请参见第 134 页,下颌下腺部分参见第 175 页

舌盲孔(C45)标记了甲状舌管上端和甲状腺囊的位置,甲状腺囊是胚胎发育的产物,也是甲状腺生长的场所

甲状腺的锥体叶(第 120 页,C 68)代表了部分甲状舌管残留的分化。纤维或纤维肌束带可以将叶或峡部连接到舌骨:如果是肌肉,它构成甲状腺的提肌。管道的一部分残留形成甲状腺舌管囊肿或异常的大量甲状腺组织:如舌中的舌甲状腺

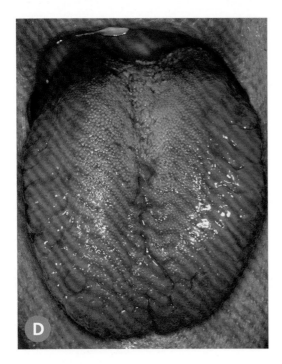

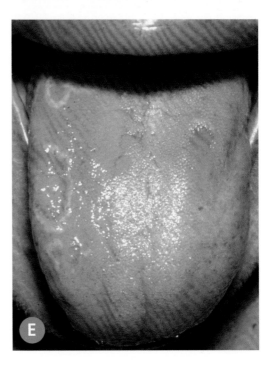

D 深裂舌(也称为裂缝舌)是正常的,但可能与Heerfordt综合征(腮腺结节病,口干和面部麻痹)有关

E 地图样舌(游走性红斑),名字的来源是因为舌的背部的不规则但正常的乳头状突起的萎缩和恢复,展现出了世界地图的外观

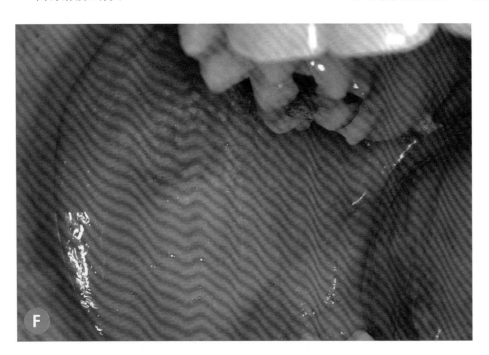

F 这些白斑(阜迪斯斑)是正常的但突出的皮脂腺,通常在颊黏膜中较多

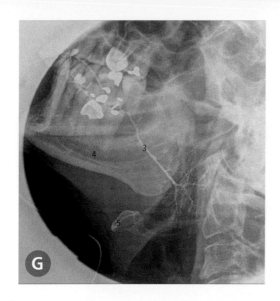

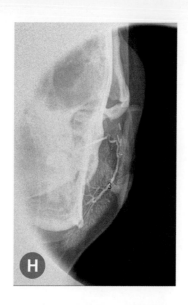

Ⓖ 腮腺管 X 线（造影）片的侧面观。少量的
造影剂注射到腮腺导管中

Ⓗ 腮腺管 X 线（造影）片的前面观

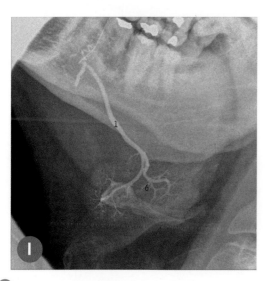

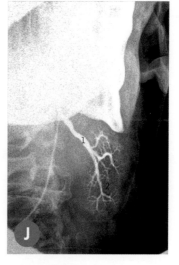

Ⓘ 腮腺管 X 线（造影）片的后面观

Ⓙ 下颌下腺管 X 线（造影）片的前面观

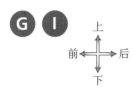

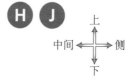

1. 下颌下腺管
2. 下颌下腺
3. 腮腺管
4. 下颌骨
5. 舌骨体
6. 次级小管

唇和唾液腺
唾液腺，口的根和底

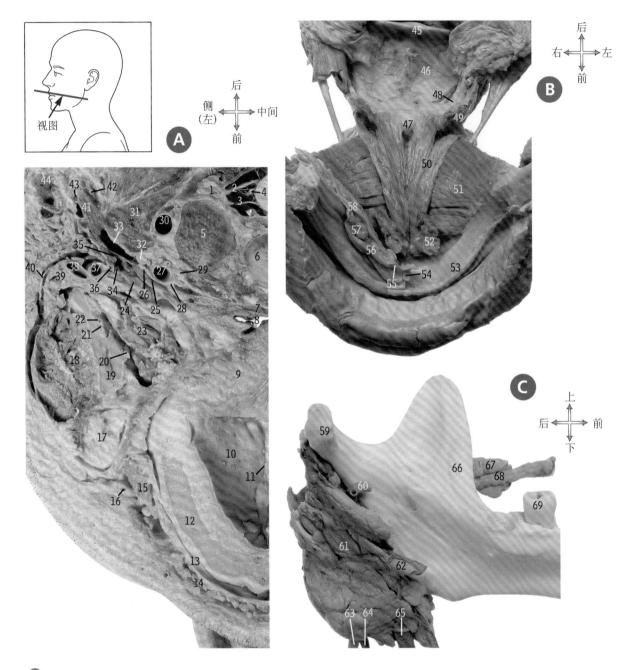

Ⓐ 头部左半部的横截面，下面观

Ⓑ 移除舌后的口腔底部，上面观

Ⓒ 左腮腺管和下颌骨，内面观

Ⓓ 右舌下腺和下颌下腺，内面观

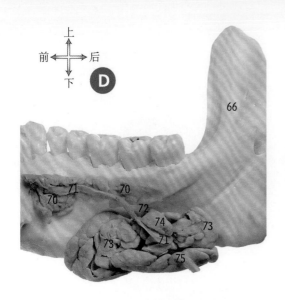

上
前　后
下　**D**

66

71　70
70　72
74
73
73　71
75

在图 A 部分,在包含下牙槽神经和动脉的下颌孔开口水平处(21 和 22),截面通过上颌骨(12)的牙槽突和约一半的下颌支(19)。舌神经(20)在孔外并且在其前面 1cm。在水平截面中呈 C 形的腮腺(39)扣住下颌支(19),其在外侧(18)具有咬肌,在内侧(23)具有翼内肌。

在图 B 中,舌已经被移除,使得可以从上方观察口腔的底部(下颌舌骨,51;颏舌骨肌,50)。

在图 C 和图 D 中,游离的唾液腺(61、73 和 70)已被放置在相对于下颌骨的对应位置。

下颌下腺具有较大的表面和较小的深部(D 73、74),连续环绕下颌舌骨肌的后边缘

表面部分位于二腹肌三角中(第 112 页,46)。重要关系如下：
- 下——皮肤、颈阔肌、颈深筋膜包埋层、面部静脉、面神经的颈部分支、下颌下淋巴结
- 外——下颌下颌窝(在下颌舌骨肌线下方,第 36 页,C 22)、翼内肌嵌入、面动脉
- 内——下颌舌骨肌、神经和血管、舌神经及下颌下神经节、舌下神经、舌深静脉、舌骨舌肌

腺体的深部位于舌骨舌肌(第 178 页,A 26)上,上面有舌神经、舌下神经和颌下腺导管在其下方下(第 178 页,A7、25、21)。具体参见第 171 页

下颌下管为 5cm 长。它从下颌舌骨肌的后部边缘附近的腺体(D 71)表面部分出现,并且在下颌舌骨和舌骨舌肌之间向前而后在舌下腺和颏舌苔之间向前穿行。它开口于舌下口腔底部在舌系带(B54)一侧的舌下乳头(B55)

1. 第 2 颈神经背根神经节
2. 第 2 颈神经后根
3. 第 2 颈神经前根
4. 副神经脊髓根
5. 寰椎外侧块
6. 枢椎齿突
7. 咽上缩肌
8. 鼻咽
9. 软腭
10. 硬腭
11. 腭中缝
12. 上颌骨牙槽突
13. 口腔前庭
14. 唇腺
15. 颊肌
16. 面动脉
17. 颊脂垫
18. 咬肌
19. 下颌支
20. 舌神经
21. 下牙槽神经
22. 下牙槽动脉
23. 翼内肌
24. 茎突舌肌
25. 茎突咽肌

26. 舌咽神经
27. 颈内动脉
28. 舌下神经
29. 颈上交感神经节
30. 椎动脉
31. 寰椎横突
32. 迷走神经
33. 颈内静脉
34. 茎突舌骨韧带
35. 茎突舌骨肌
36. 耳后动脉
37. 颈外动脉
38. 下颌后静脉
39. 腮腺
40. 面动脉颞支
41. 二腹肌后腹
42. 副神经(脊部)
43. 枕动脉
44. 胸锁乳突部
45. 会厌
46. 会厌谷
47. 舌骨体
48. 舌骨大角
49. 舌骨舌肌
50. 颏舌骨肌

51. 下颌舌骨部
52. 颏舌肌
53. 下颌骨无牙区
54. 舌系带
55. 舌下乳头
56. 舌下襞
57. 下颌下腺
58. 下颌下腺管
59. 下颌骨髁突
60. 上颌动脉
61. 腮腺
62. 颈外动脉
63. 耳大神经
64. 下颌后静脉后支
65. 下颌后静脉前支
66. 下颌支
67. 副腮腺
68. 腮腺管
69. 左下颌第 2 磨牙
70. 舌下腺
71. 下颌下腺管
72. 下颌体的下颌舌骨肌线
73. 下颌下腺浅部
74. 下颌下腺深部
75. 面动脉

口和上腭部的断层图
口腔及其毗邻结构

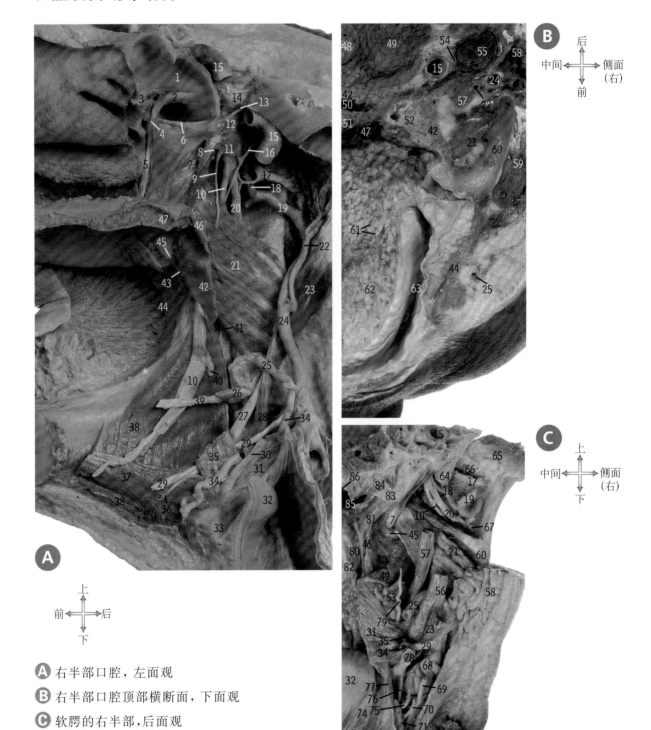

A 右半部口腔，左面观

B 右半部口腔顶部横断面，下面观

C 软腭的右半部，后面观

为了理解这些相当复杂但是又很有教育意义的标本,可以将它们根据翼内肌(21)及其邻近结构分为不同角度。在图 A 中从内侧观察,同时去掉了部分颅骨,以观察三叉神经节(14)和它发出的上颌神经(2)和下颌神经(12)右边的肌肉。翼腭神经节(4)系于上颌神经(2),耳神经节(11)到下颌神经(12),下颌下神经节(40)到舌神经(10)。星号(*)显示的是第 3 磨牙的位置。

在图 B 的横切面位于硬腭(62)下方并且是从下往上看的角度的视图。右下颌支(60)的内侧有翼内肌(21)。

在图 C 中,解剖图是从后面向前面看的视角。图的右半部分后面的边界是右侧下颌支(60),去掉了大部分的腮腺(58),内侧的翼内肌(21)已显露出来;左半部分的图可以看到会厌(32)的后表面。茎突(56)向前下方分离开二腹肌(23),更前面覆盖有茎突舌肌(57)。舌咽神经(79)缠绕茎突咽肌(53)外周。腭咽肌(46)从腭腱膜(80)向下走行,腭帆提肌(81)从腱膜上方进入,位于咽鼓管(83)外侧部。

上腭部分的所有肌肉(第 169 页)都是由咽丛支配,除了腭帆张肌是由至翼内肌的神经(下颌神经)营养

上腭的黏膜由鼻腭神经、腭大神经、腭小神经和舌咽神经支配

扁桃体腺表面的上皮向下生长形成了扁桃体隐窝

扁桃体靠近上极的部分有一个类似于腺窝的结构是扁桃体内间隙,表示了胚胎第 2 咽囊近端。

扁桃体的黏膜由腭小神经和舌咽神经支配

舌神经(A 10)从咽上缩肌(A 42)的下边界的下方穿过进入口腔,紧贴该肌下方并且位于第 3 磨牙的后下方(图 A 中标星号的位置),紧贴下颌骨的骨膜或者紧贴下颌舌骨肌的上部(A38)。

---

1. 蝶窦
2. 上颌神经
3. 蝶腭孔和动脉
4. 翼腭神经节
5. 腭大神经
6. 翼管神经
7. 腭帆张肌
8. 腭帆张肌的支配神经
9. 翼内肌的支配神经
10. 舌神经
11. 耳神经节
12. 下颌神经
13. 岩大神经
14. 三叉神经节
15. 颈内神经
16. 鼓索
17. 耳颞神经
18. 脑膜中动脉
19. 上颌动脉
20. 下牙槽神经
21. 翼内肌
22. 枕动脉

23. 二腹肌后腹
24. 颈外动脉
25. 面动脉
26. 颌下腺深部
27. 二腹肌肌腱
28. 茎突
29. 舌下神经
30. 茎突舌骨韧带
31. 咽中缩肌
32. 会厌
33. 会厌谷
34. 舌动脉
35. 舌骨舌肌
36. 舌下神经伴行动脉
37. 颏舌骨肌
38. 下颌舌骨肌
39. 下颌下腺管
40. 下颌下神经节
41. 下颌舌骨肌神经
42. 咽上缩肌
43. 翼突下颌缝
44. 颊肌

45. 翼钩
46. 腭咽肌
47. 软腭
48. 枢椎齿突
49. 寰椎侧块
50. 鼻咽
51. 悬雍垂
52. 扁桃体(上端)
53. 茎突咽肌
54. 迷走神经
55. 颈内静脉
56. 茎突
57. 茎突舌骨肌
58. 腮腺
59. 咬肌
60. 下颌支
61. 腭腺
62. 硬腭
63. 口腔前庭
64. 茎突根部
65. 颞下颌关节盘

66. 翼外肌
67. 下牙槽动脉
68. 下颌下腺后部
69. 甲状腺上动脉
70. 喉上动脉
71. 咽下缩肌
72. 甲状软骨板
73. 梨状隐窝
74. 杓状会厌襞
75. 喉内神经
76. 甲状舌骨肌
77. 甲状舌骨膜
78. 舌骨大角
79. 舌咽神经
80. 腭腱膜
81. 腭帆提肌
82. 肌肉小舌
83. 咽鼓管软骨部
84. 头长肌
85. 鼻后孔(后鼻孔)
86. 鼻中隔(隔板)

咽　咽的内外面

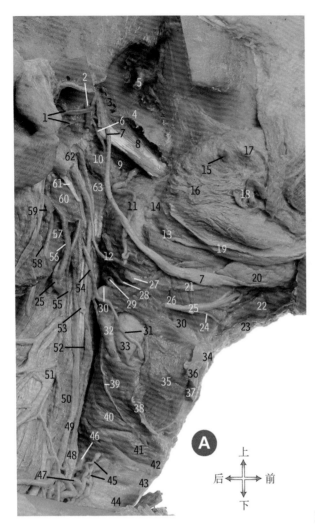

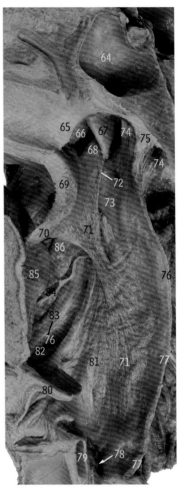

B. 右侧内表面图，左面观

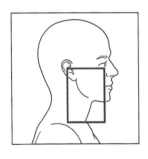

A. 外表面，右面观

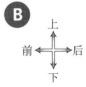

咽腭肌（B 71）（包括咽鼓管咽肌，B 72）向下经过咽下缩肌内侧

茎突咽肌（第 180 页，B 11）向下经过咽上缩肌和咽中缩肌（第 180 页，B 32、30）

咽腭肌和茎突咽肌的纤维止于甲状软骨（第 180 页，B 38）板后界，它们和咽下缩肌一起作为吞咽时的升降肌

咽部分的所有肌肉（第 169 页）都是由咽丛支配，除了茎突咽肌是由舌咽神经（A 12）的肌支营养。咽下缩肌（A 40）最低（环咽）的部分可以得到喉外神经（A39）额外的支配

舌骨舌肌（A26）在舌的部分是一个重要标记：
- 从表层穿过的结构——舌神经（7）、下颌下腺管（12）和舌下神经（25）
- 从后部深面穿过的结构——舌咽神经（12）、茎突韧带（27）和舌动脉（29）

在图 A 中已去掉下颌骨、咀嚼肌和大血管。咽上缩肌(11)从翼突下颌缝(14)向后行,颊肌(16)从该缝中向前走行。咽中缩肌狭小的起始段从茎突韧带(27,上止点已切断)和舌骨大角(30)的钩角向后走行。咽下缩肌(40)较宽的起始段在甲状腺软骨上胸骨甲状肌(38)后面和环状软骨弓(42)侧面走行。

在图 B 中咽右半部分去掉黏膜层后,显露肌肉层。咽腭肌(71)是最内层的肌肉。舌咽神经(84)向下走行于舌腭肌(86)在其前方和咽腭肌(71)的前上部分后方的"扁桃体床"中。

1. 耳颞神经根
2. 脑膜中动脉
3. 下颌神经
4. 翼突外侧板
5. 上颌动脉进入翼上颌裂
6. 鼓索
7. 舌神经
8. 腭帆张肌
9. 腭帆提肌
10. 咽颅底筋膜
11. 咽部咽上缩肌和腭升动脉
12. 茎突咽肌和舌咽神经
13. 茎突舌肌
14. 翼突下颌缝
15. 腮腺导管
16. 颊肌
17. 磨牙腺
18. 面动脉
19. 下颌骨骨膜
20. 下颌下腺
21. 下颌下腺导管

22. 颏舌骨肌
23. 下颌舌骨肌
24. 至颏舌骨肌的神经
25. 舌下神经
26. 舌骨舌肌
27. 茎突韧带
28. 咽中缩肌
29. 舌动脉
30. 舌骨大角
31. 喉内神经
32. 甲状软骨上角
33. 甲状舌骨膜
34. 舌骨体
35. 甲状舌骨肌
36. 肩胛舌骨肌上腹部
37. 胸骨舌骨肌
38. 胸骨甲状肌
39. 喉外神经
40. 咽下缩肌
41. 环甲肌
42. 环状软骨弓
43. 环状软骨气管韧带

44. 气管
45. 喉返神经
46. 喉下动脉
47. 甲状腺下动脉
48. 颈中交感神经节
49. 迷走神经
50. 前斜角肌
51. 第 4 颈神经节前支
52. 交感干
53. 咽升动脉
54. 喉上神经
55. 颈襻上根
56. 枕动脉
57. 寰椎横突
58. 副神经
59. 耳后动脉
60. 颈内静脉
61. 茎突舌骨肌
62. 茎突
63. 头长肌
64. 蝶窦
65. 犁骨(鼻隔板后部)

66. 腭帆张肌
67. 咽鼓管软骨部分
68. 腭帆提肌
69. 软腭
70. 悬雍垂
71. 咽腭肌
72. 咽鼓管咽肌
73. 咽上缩肌
74. 头长肌
75. 咽缝连接咽结节
76. 咽中缩肌
77. 咽下缩肌
78. 梨状隐窝
79. 环状软骨板
80. 会厌
81. 覆盖甲状软骨上角的咽壁
82. 舌骨大角
83. 茎突韧带
84. 舌咽神经
85. 舌骨沟后部
86. 舌腭肌

⑥ 吞咽的阶段

吞咽的阶段	食团的控制	气道保护
自发的 食团在口中	(1)下颌关闭 　肌肉:咬肌、颞肌、翼内肌 (2)嘴唇关闭 　肌肉:口轮匝肌 (3)食团停在舌头上,上方靠着上腭 　肌肉:舌肌、颏舌肌	气道通畅 喉头柱收缩并越过舌的表面 肌肉:舌腭肌、咽腭肌
非自发性 (a)食团进入咽部	(1)舌的后部向后上方运动 　肌肉:下颌舌骨肌、茎突舌肌 (2)喉头柱在食团后面收缩	鼻咽关闭 软腭收紧并上升 肌肉:腭帆张肌、腭帆提肌
非自发性 (b)食团经过会厌流向食管	咽上升 肌肉:茎突咽肌、咽腭肌、咽鼓管咽肌	(1)喉关闭并且升高到舌和会厌的后面 　肌肉:茎突咽肌、咽腭肌、咽鼓管咽肌、甲状舌骨肌 (2)喉肌关闭 　肌肉:杓状肌
非自发性 (C)食团进入食管	环咽放松	气道重新开放 软腭、咽和喉重新回到原位

咽 后面观

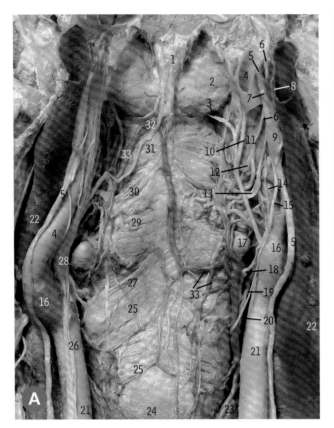
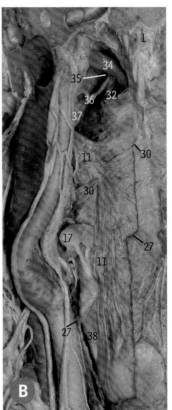

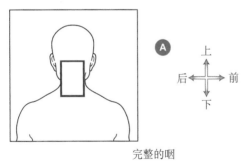

A 完整的咽

上
后 ← → 前
下

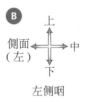

B

上
侧面 ← → 中
（左）
下

左侧咽

在图 A 中颅骨在咽结节(1)处被冠状切开。在右半部分,部分颈内动脉(4)被去除以便观察舌咽神经咽支(12)和迷走神经咽支(13)组成的咽丛。咽静脉在右边极为突出。

在图 B 中去掉咽颅底筋膜(2)可看到图 A 中的部分的腭帆提肌和腭帆张肌(34、35),进一步去除部分咽中缩肌和咽下缩肌(30、27),可以观察到茎突咽肌(11)的肌纤维向下至甲状软骨板后板(38)。

---

3 块缩肌的肌纤维聚合到一起并向上至咽结节(1);因此,咽下缩肌的重要性就是作为喉的升降系统(可从第 191 页中看出)

咽颅底筋膜(A2)是咽在咽上缩肌和颅骨底部之间增厚的黏膜下层

咽颊筋膜(比咽颅底筋膜薄得多,一定不要将二者混淆)位于咽缩肌的外表面并继续在前方跨过颊肌的表面。除了肌外膜外这块肌肉的外面外,没有其他结构了

部分咽上缩肌和腭咽肌(第 178 页,B 73、71)最上部的纤维构成了一个肌性的带,这个带在吞咽的过程中可以上提在后咽壁的横向的脊。伴随着软腭的升降,隔绝了咽的鼻部和口部。必须强调的是这个脊只有在吞咽的时候才会出现;在活体上静止的咽或者尸体上找不到这个结构

咽丛的神经和静脉主要位于咽中缩肌(A 29)的后表面

咽丛的神经主要由舌咽神经咽支(12)和迷走神经咽支(13)组成。舌咽神经成分只有传入神经,迷走神经成分主要支配咽和腭,也包括传入神经纤维

舌咽神经损伤:
- 没有明显的运动瘫痪,因为这个神经主要支配嗅肌、茎突咽肌
- 舌后 1/3 失去味觉,同时这个部位的舌甚至是咽黏膜瘫痪

迷走神经和脑神经损伤:
- 软腭受到影响的部分感觉瘫痪(在说"啊"的时候腭会偏向不受影响的一边)。
- 吞咽困难,因为咽肌瘫痪
- 声音嘶哑,因为喉肌瘫痪

脊副神经损伤:
- 胸锁乳突肌和斜方肌瘫痪

舌下神经损伤:
- 受影响部分的舌瘫痪(向受影响的部分偏移,因为未受影响的那一侧没有与之拮抗的运动)

---

1. 咽缝与颅底咽结节的连接
2. 咽颅底筋膜
3. 咽升动脉
4. 颈内动脉
5. 迷走神经
6. 舌咽神经
7. 副神经
8. 舌下神经
9. 迷走神经下神经节
10. 脑膜后动脉
11. 茎突咽肌
12. 舌咽神经咽支
13. 迷走神经咽支

14. 迷走神经至颈内动脉体的分支
15. 迷走神经喉上支
16. 颈动脉窦
17. 舌骨大角尖端
18. 喉内神经
19. 甲状腺上动脉
20. 喉外神经
21. 颈总动脉
22. 颈内动脉
23. 甲状腺侧叶
24. 咽下底肌环咽部 ⎱ 甲咽部
25. 咽下底肌 ⎰
26. 交感干

27. 咽下缩肌上缘
28. 颈上交感神经节
29. 咽中缩肌
30. 咽中缩肌上缘
31. 咽上缩肌
32. 咽上缩肌上缘
33. 咽静脉
34. 腭帆提肌
35. 腭帆张肌
36. 腭升动脉
37. 翼内肌
38. 甲状软骨板后板

耳 耳的组成

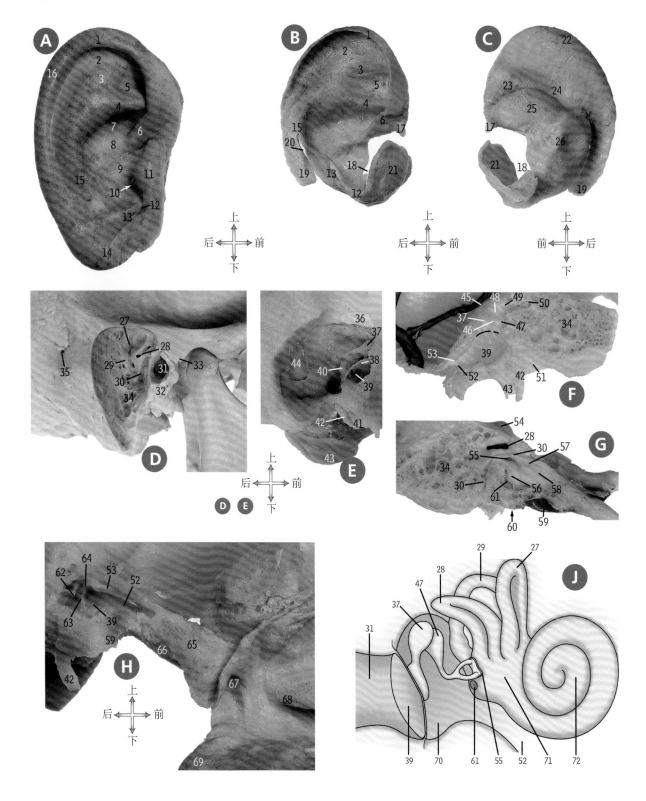

外、中、内耳

Ⓐ 右耳郭,右面观

Ⓑ 右耳软骨,右面观

Ⓒ 右耳软骨,左面观

Ⓓ 经过右侧茎突的截面,右面观

Ⓔ 图Ⓓ的深面结构,从右后侧看

Ⓕ 经过右侧中耳的截面,左面观

Ⓖ 经过右侧中耳的截面,右面观

Ⓗ 左咽鼓管,右面观(扩大)

Ⓙ 耳部分的图解

A、B、C 展示的是表面结构和耳郭软骨的框架。

在图 D 中部分右侧颅骨的乳突被去掉了一部分,以显示出乳突气房(34)和半规管(27~29)。

图 E 是图 D 所示部分更深层的结构,图中显示了乙状窦硬脑膜(44)位于乳突气房(34)的最深部。面神经(40)沟已经显示出来,其中鼓索(38)以回形路线穿过鼓膜(39)的黏膜。

图 F 和图 G 是穿过中耳和颞骨的邻近结构的截面,展示了中耳腔侧面(F)和中间(G)的壁。这细小的黑色的竖线(未标号的,在 46 和 47 的下方)显示了鼓索在鼓膜(39)黏膜下的路径。

在图 H 中咽鼓管软骨部(65 和 66)已经从周围的组织中切除,但是完整地留下了在鼻咽部咽鼓管开口(67)。

图解(J)显示了从前面看到的右耳部分结构,在冠状切面留下了外导管和中耳。

耳的小叶(A 14)是经常穿刺来戴耳环的部位,它是由致密的结缔组织组成,不包含软骨

外耳由耳郭(A)和外耳道(A 10;D 和 J,31)组成,其内侧有鼓膜(E,F 和 J,39)将外耳和中耳分开

中耳(J70)是颞骨中不规则的一个空间,以黏膜作为内衬,包括了听小骨(锤骨、砧骨、镫骨)并充满了空气以便通过咽鼓管(H 52、65、66)和前面的鼻咽相交通。想要看中耳腔壁的细节,可以参考 185 页的图

鼓室上隐窝(F48)是鼓膜腔向上投射到鼓膜(F39)水平处,为了容纳锤小骨的头部和砧骨的体部(F37 和 47)的结构。它向后通向乳突茎突(F34),穿过乳突窦入口(F49)进入乳突窦(F50),乳突窦是一个放大的乳突气房

1. 耳轮
2. 舟状窝
3. 上对耳轮脚
4. 下对耳轮脚
5. 三角窝
6. 耳轮脚
7. 耳甲艇
8. 外耳
9. 耳甲腔
10. 外耳道
11. 耳屏
12. 耳屏间切迹
13. 对耳屏
14. 小叶
15. 对耳轮
16. 耳郭结节
17. 耳轮棘
18. 耳界切迹
19. 耳轮尾
20. 对耳屏耳轮道
21. 外耳道软骨
22. 舟骨结节
23. 三角窝隆起
24. 对耳轮横沟

25. 耳甲隆起
26. 前桥
27. 前半规管
28. 侧半规管
29. 后半规管
30. 面神经管
31. 外耳道
32. 颞骨鼓室部
33. 盂后结节
34. 乳突气房
35. 乳突孔
36. 颅中窝硬脑膜
37. 上鼓室除窝内的锤骨头
38. 鼓索
39. 鼓膜
40. 面神经
41. 茎突鞘
42. 茎突
43. 枕髁
44. 乙状窦硬脑膜
45. 鼓室盖
46. 砧锤关节
47. 砧骨体
48. 鼓室上隐窝

49. 乳突窦入口
50. 乳突窦
51. 茎乳孔
52. 咽鼓管半管
53. 鼓膜张肌半管
54. 弓状隆起
55. 卵圆窝
56. 岬
57. 匙状突
58. 咽鼓管开口处
59. 颈内动脉
60. 颈静脉球
61. 圆窗
62. 锤砧联合
63. 锤骨柄
64. 鼓膜张肌腱
65. 鼓膜软骨部内板
66. 鼓膜软骨部外板
67. 咽鼓管开口
68. 下鼻甲
69. 软腭
70. 中耳
71. 前庭
72. 耳蜗

内部结构 I

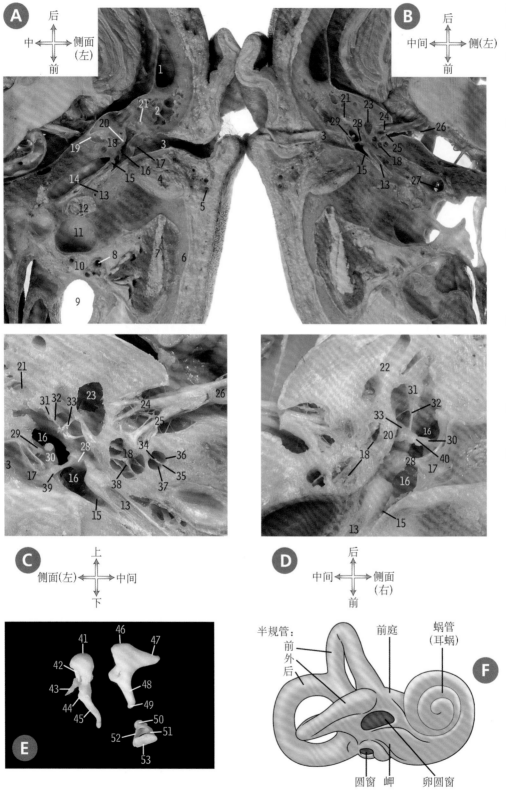

A
后
中 ←→ 侧面(左)
前

B
后
中间 ←→ 侧(左)
前

1
21 2
20
19 18
16 17
14 15
13 4
12 5
11
8
10 7 6
9

21 23
29 28 24
3 25
15 18
13 27
26

通过耳和听小骨的横断面

A 经过左耳表面下方的结构,上面观

B 同一截面的较高平面,下面观

C 图 B 的中间部分放大

D 经过右耳表面上方的结构(放大)比图 B 稍低

E 右边听小骨,关节已被切断,放大图

F 骨迷路的图解

G 膜迷路的图解

C
上
侧面(左) ←→ 中间
下

21
31 32 33 23
29 16 24 26
3 30 28 25
17 39 16 34 36
38 35
15 13 37

D
后
中间 ←→ 侧面(右)
前

22
31
33 32
20 16
18 30
28 17 40
16
13 15

E
41 46 47
42
43 48
44 49
45 50
52 51
53

F
半规管:
前
外
后
前庭
蜗管(耳蜗)
圆窗 岬 卵圆窗

1. 乙状窦
2. 乳突小房
3. 外耳门
4. 颞下颌连接的关节盘
5. 浅表颞动脉
6. 颧弓
7. 颞肌
8. 上颌动脉
9. 上颌窦
10. 翼腭窝
11. 蝶窦
12. 海绵窦
13. 鼓膜张肌半管
14. 颈动脉管中颈内动脉
15. 咽鼓管口
16. 中耳腔
17. 鼓室膜
18. 耳蜗

19. 内耳门底
20. 岬
21. 面神经
22. 后半规管
23. 前庭骨迷路
24. 内耳门中前庭蜗神经前庭部
25. 内耳门中前庭蜗神经耳蜗部
26. 迷路动脉
27. 破裂孔中颈内动脉
28. 鼓膜张肌肌腱和匙突
29. 鼓索
30. 砧骨长脚
31. 颞骨岩部
32. 镫骨肌
33. 镫骨
34. 骨螺旋板
35. 基膜
36. 鼓阶

37. 前庭阶
38. 蜗轴
39. 锤骨柄
40. 砧镫关节
41. 锤骨头
42. 锤骨颈
43. 锤骨前突
44. 锤骨外侧突
45. 锤骨柄
46. 砧骨体
47. 砧骨短臂
48. 砧骨长臂
49. 砧骨豆状突
50. 镫骨头
51. 镫骨后臂
52. 镫骨前臂
53. 镫骨底

以颈和头为参照,图A是从上向下看,而图B是从下向上看;两部分来自同一个切口,并且像打开一本书一样被分离开,书脊在外耳的中部。这部分穿过外耳门(3)、中耳腔(16)和颈动脉管中颈内动脉的水平部分(14)。

图B与图C的放大图展示了内耳道中前庭蜗神经的前庭部和耳蜗部(24和25),耳蜗(18)及联接鼓室(16)和锤骨柄(39)的鼓膜张肌肌腱(28)。咽鼓管(15)通向鼓室的前部。

图D与图C相似,但处于略低一些的平面。该图展示了镫骨肌(32),它起自颞骨岩部(31),和镫骨(33)构成关节。后半规管(22)的大部分都被打开。

图E是3个与关节分离开的听小骨的放大图。

从图F和图G可以看到膜半规管位于骨性半规管中,膜性耳蜗位于骨性耳蜗中,椭圆囊和球囊则位于前庭。

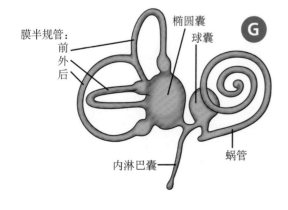

膜半规管:
前
外
后

椭圆囊
球囊
G
蜗管
内淋巴囊

中耳壁的特点如下:

- 外侧壁——鼓膜(第182页,F 39);部分岩鼓裂(第54页,D 42);走行鼓索的小管的前后部(第182页,F,鬃毛的任一侧)

- 内侧壁(俯视图)——由于水平半规管而形成的突出(第182页,G 28);由于面神经管而形成的突出(第182页,G 30);岬(A 20和第182页,G 56,由于耳蜗第一转折),且有卵圆窗与上方的镫骨板和后方的岬接触,圆窗位于岬的后下方

- 上侧壁——鼓室盖(部分颞骨岩部,第182页,F45和第54页,C 32)

- 下侧壁——颈静脉窝内颈内静脉上方,伴有走行舌咽神经鼓膜分支的小沟(第54页,G 45)

- 前壁——颈动脉管(第182页,G 59),伴有容纳鼓膜张肌的半管和咽鼓管开口(第54页,E49、50)。

- 后壁——乳头窦的开口(第182页,F 49);面神经垂直部前面的颞骨岩部(伴有镫骨肌,C31、32);砧骨窝(第182页,F 47)

内耳由迷路的骨部与膜部组成

骨迷路是颞骨内的一个空间,(从前向后)由骨性耳蜗、前庭和骨半规管组成

膜迷路在骨迷路内,由膜性耳蜗(骨性耳蜗内)、椭圆囊和球囊(前庭内)及膜半规管(骨半规管内)组成

膜迷路的各部分比骨迷路小,并且和骨迷路各壁通过外淋巴液相隔。膜迷路内充满内淋巴液。这两种淋巴液彼此独立,但是外淋巴液可能通过蜗小管和蛛网膜下隙中的脑脊液相通

耳蜗是螺旋形,像一个蜗牛壳

内部结构 Ⅱ

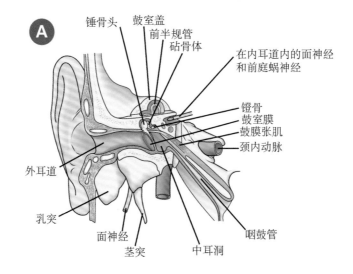

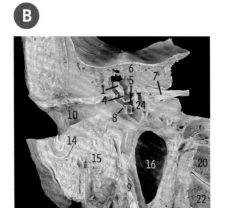

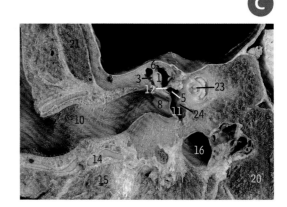

耳部冠状切面与听小骨

A 从前面看右耳的冠状切面模式

B 从前面看右耳的冠状切面

C 从前面看右耳的冠状切面

D 从后面看右耳的冠状切面

E 内镜下看到的成人右边鼓膜,伴有图解

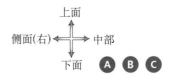

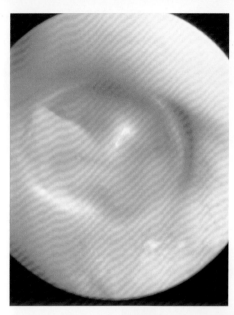

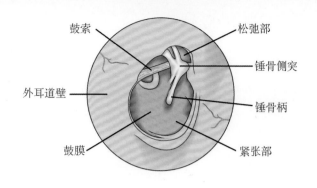

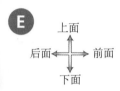

E

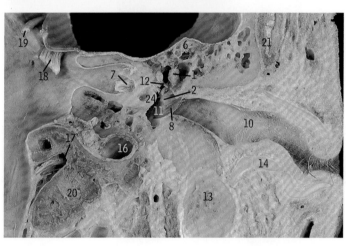

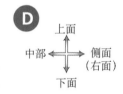

D

1. 锤骨头
2. 锤骨柄
3. 锤骨体
4. 砧骨长臂
5. 镫骨
6. 鼓室盖
7. 内耳道内面神经和前庭蜗神经
8. 鼓膜
9. 茎突
10. 外耳道
11. 中耳腔
12. 鼓膜张肌肌腱
13. 下颌骨头
14. 耳软骨
15. 腮腺
16. 颈内静脉
17. 舌咽神经、迷走神经和副神经进入颈静脉孔
18. 三叉神经
19. 动眼神经
20. 枕髁
21. 颞肌
22. 寰椎（第 1 颈椎）
23. 耳蜗
24. 中耳岬

喉 舌骨和喉软骨

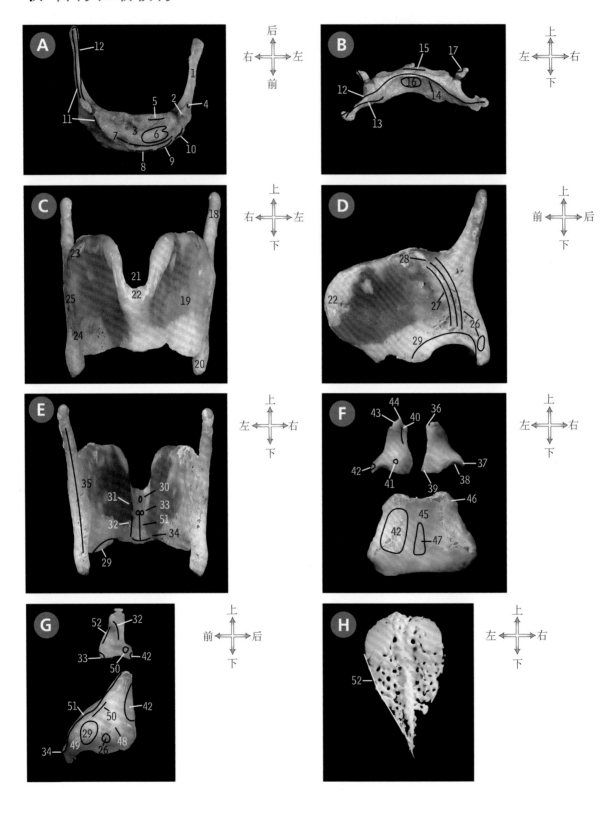

舌骨和喉软骨

Ⓐ 舌骨上面观

Ⓑ 舌骨后面观

Ⓒ 甲状腺软骨前面观

Ⓓ 甲状腺软骨左侧面观

Ⓔ 甲状腺软骨后面观

Ⓕ 环状软骨和杓状软骨后面观

Ⓖ 环状软骨和杓状软骨左侧面观

Ⓗ 会厌软骨后面观

在舌骨和喉软骨上，虽然附属结构都是成对存在的，但只简单地表示一侧（除了中央部分外）。

舌骨本身不是喉的一部分，但是通过肌肉与膜连接在喉上，它由舌骨体（A3）及在舌骨体两边的大角、小角（A 1、2）组成

喉软骨由聚集在前方的两层薄膜（C 19）及在后方的上下角（C 18、20）组成，相互聚集的喉薄膜上方的空隙是甲状软骨切迹（C 21），其下方由喉结（C 22）连接。两层薄膜间的角度男性比女性更尖锐，并且女性的喉结不明显

环状软骨像一个图章环，前方有一个弓形结构（G 49），后方有一个薄膜（F 45）

成对的杓状软骨像一个三角锥，在它基部有一个声带突（F 39），声带（G 33；第 192 页，C32）附着在上面，还有一个肌突，有环杓后肌和环杓侧肌（G42 和 50；第 192 页，B 7、21）附着在上面

甲状软骨，环状软骨和几乎所有杓状软骨都由透明软骨组成，并且随着年龄增长发生一定程度钙化

杓状软骨尖（F 36）由弹性纤维软骨组成，就像会厌软骨（有许多凹点和穿孔的叶片状）（H）及小角软骨和楔状软骨（形似米粒，F 43、44）。麦粒软骨（未展示）是非常小的结节，它们经常在甲状舌骨膜（第 192 页，D36）的后缘被找到

1. 舌骨大角
2. 舌骨小角
3. 舌骨体
4. 茎突舌骨韧带
5. 颏舌肌
6. 颏舌骨肌
7. 下颌舌骨肌
8. 胸骨舌骨肌
9. 肩胛舌骨肌
10. 茎突舌骨肌
11. 舌骨舌肌
12. 咽中缩肌
13. 甲状舌骨肌
14. 甲状舌骨肌膜
15. 舌骨会厌韧带
16. 囊
17. 小角舌肌
18. 甲状软骨上角
19. 甲状软骨薄膜
20. 甲状软骨下角
21. 甲状软骨切迹
22. 喉结
23. 甲状软骨前结节
24. 甲状软骨后结节
25. 斜线
26. 下括约肌

27. 胸骨甲状肌
28. 甲状舌骨肌
29. 环甲软骨
30. 甲状腺-会厌软骨韧带
31. 甲状腺-会厌软骨肌
32. 甲状腺-杓状肌
33. 声带
34. 弹性圆锥
35. 茎突咽肌和腭咽肌
36. 杓状软骨尖
37. 杓状软骨肌突
38. 杓状软骨关节面
39. 杓状软骨声带突
40. 杓横肌
41. 杓斜肌
42. 环杓后肌
43. 小角软骨
44. 楔状软骨
45. 环状软骨薄膜
46. 杓状软骨关节面
47. 食管腱
48. 杓状软骨下角的关节面
49. 环状软骨弓
50. 环杓侧肌
51. 环甲韧带
52. 方形膜

咽和喉 喉及咽,舌骨和气管

A 移去颈椎,从右面看

B 如图 A 所示,移去甲状腺和部分咽下缩肌

C 移去肌肉,从前面和右面看

D 剖开颈部,从右边看

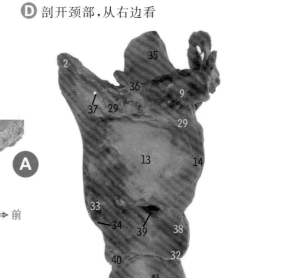

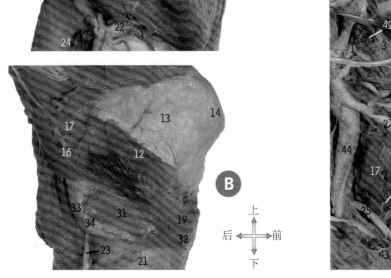

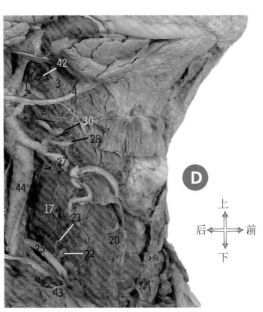

在侧视图 A 中,甲状腺侧叶(20)被翻到后面,以展示咽下缩肌(17)的起始部位,它起始于环甲肌(19)上的腱带(18)。舌动脉(1)横在舌骨大角的尖端(2)上方,然后向深面跨过舌骨舌肌(3)的后缘。喉内神经(30)在舌骨尖下方,与甲状腺上动脉(27)的分支喉上动脉(28)一起穿过甲状舌骨膜(29),在它们的下方是喉外神经(16)。甲状软骨(12)的大部分被移除,以展示咽下缩肌(17)部分起始于甲状软骨板(13)。

在图 B 中,甲状腺和咽下缩肌最低的部分被移除,以展示从环甲关节(34)后方上行的喉返神经(23)。

在图 C 中,所有肌肉、血管、神经都被移除,以展示甲状舌骨膜(29)、环甲膜(38 和 39)和连接在第一个气管环(41,过大)上的环状软骨气管韧带(40)。

在图 D 中,大部分颈内静脉(43)被移除,颈总动脉(44)被移到后面,以展示甲状腺下动脉(25)和喉返神经(23)。

喉部的软骨:
- 不成对的——甲状软骨、环状软骨、会厌软骨
- 成对的——杓状软骨、小角软骨、楔状软骨

喉部的关节: 环甲关节(B 和 C ,34),环杓关节(第 192 页,E 42),杓状小角关节(第 192 页,E 44)

喉部的薄膜和韧带:
- 外部——甲状舌骨膜(C 29),舌骨会厌韧带和甲状会厌韧带,环状软骨气管韧带(C 40)
- 内部——方形膜(第 192 页,D 37),它的上缘形成了杓状会厌襞,下缘形成了前庭襞(第 192 页,D28);环甲韧带,它的上缘(声韧带,第 192 页,D32)形成了声带前部。见第 193 页的注解

喉的外部肌肉(将喉与周围结构相连)可被分为升肌和降肌——那些直接连在甲状软骨和环形软骨上的肌肉,如在吞咽时可以提升喉,以及那些可以使它回到原位的肌肉:

升肌(连接在甲状软骨):咽下缩肌(A 17)
　　茎突咽肌(第 180 页,B 11)
　　腭咽肌(第 178 页,B 71)
　　咽鼓管咽肌(第 118 页,B 72)
　　甲状舌骨肌(第 118 页,B 9)
降肌:胸骨甲状肌(第 118 页,B 48)——连接在甲状软骨上
上食管的附件(第 188 页,F 47)——连接在环形软骨上
气管的弹性回缩

喉的内部肌肉用来移动声襞并且改变喉入口的形状。可根据肌肉对这两者主要作用的不同将肌肉进行分类;如改变声门裂(声襞两边之间的缝隙)的形状或缩小喉口:

张肌:环甲肌(B 19、31)
松弛肌:甲状肌(第 192 页,B 20)
外展:环杓后肌(第 192 页,A 7)
内收肌:环杓侧肌(第 192 页,B 21)
　　　杓横肌(第 192 页,A 5)
　　　杓斜肌(第 192 页,A 6)
甲杓肌的声带肌部分可以收紧声襞(如唱高音调的时候)
甲状会厌肌,杓会厌肌和杓斜肌可缩小喉口;当它们松弛时,可维持喉口的正常形态
环甲肌(B 19、31)是喉的唯一一个外部固有肌肉;切开颈前部,它在喉的外面很容易被看到(如第 122 页,A 9 所示)。其他的喉固有肌肉都在喉内部,只有当把喉打开时才能看到(第 174 页)
除了环甲肌由喉外神经(A、B,16)支配外,喉的其他固有肌肉都由喉返神经支配(A、B,23)
声襞以上的喉黏膜由喉内神经(A 30)支配,声襞以下的由喉返神经(A、B,23)支配
喉内神经(A 30)首先穿过甲状舌骨膜(A 29)进入咽,然后发出分支进入喉
喉返神经(B 23)紧靠在环甲关节(B 34;第 192 页,B 11)的后方,通过喉部咽下缩肌(A 17)的下缘深部进入喉

---

1. 舌动脉
2. 舌骨角尖
3. 舌骨舌肌
4. 舌下神经
5. 舌骨上动脉
6. 支配甲状舌骨肌的神经
7. 二腹肌腱
8. 二腹肌
9. 舌骨体
10. 胸骨舌骨肌
11. 肩胛舌骨肌上腹
12. 甲状舌骨
13. 甲状软骨板
14. 喉结
15. 胸骨甲状肌
16. 喉外神经
17. 咽下缩肌
18. 腱带
19. 环甲肌(直部)
20. 甲状腺侧叶
21. 气管
22. 喉下动脉
23. 喉返神经
24. 食管
25. 甲状腺下动脉
26. 咽后壁
27. 甲状腺上动脉
28. 喉上动脉
29. 甲状舌骨膜
30. 喉内神经
31. 环甲肌(斜部)
32. 环状软骨弓
33. 甲状软骨下角
34. 环甲关节
35. 会厌
36. 舌骨小角
37. 喉内神经孔和喉上动脉
38. 弹性圆锥(环甲韧带中心部)
39. 环甲韧带(外侧部,环甲膜)
40. 环状软骨气管韧带
41. 第 1 气管环(异常变大)
42. 咽中缩肌
43. 颈内静脉
44. 颈总动脉

喉 内部结构

肌肉、韧带、膜、连接

Ⓐ 喉肌后面观

Ⓑ 喉肌左侧面观，横断甲状腺
　　侧叶，并将其翻向前方

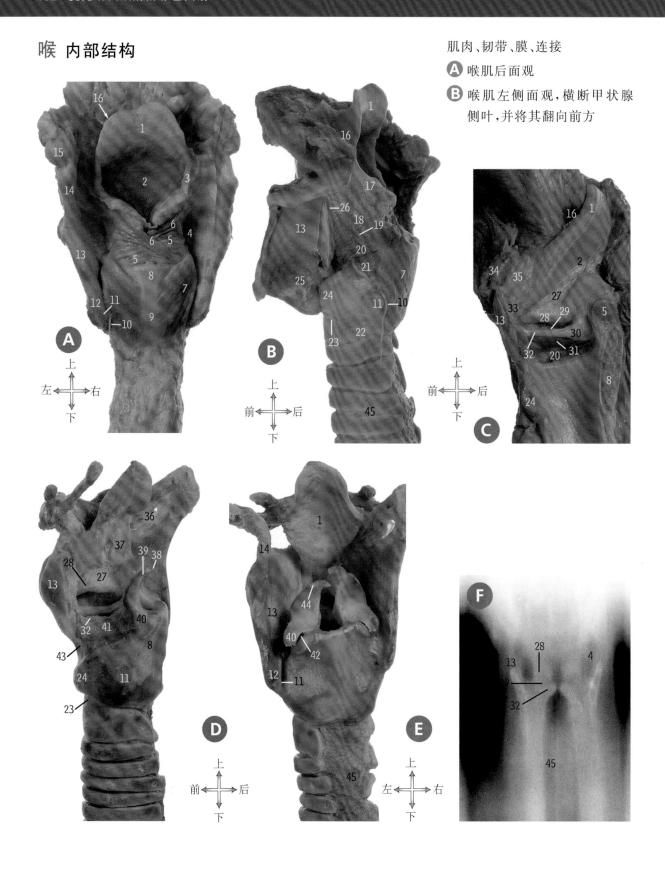

图A中，黏膜被除去以显示出最重要的喉肌：环杓后肌(7)——唯一包绕声带的肌肉。杓斜肌(6)覆盖于杓横肌(5)上方，其肌纤维延续至杓会厌襞(3)构成杓会厌肌(B17)

图B中，大部分甲状软骨板(13)被掀起至前方，显露出了深层的肌肉，从下向上依次为环杓侧肌、甲杓肌和甲状会厌肌(21,20和18)(其中一些表层纤维构成了甲杓肌的上部,19)。喉返神经从(分离的)环甲关节后方上行

图C中，前部声韧带(32)的和后部的杓状软骨声带突(30)构成了声裂，移除裂下面的部分黏膜，可见右侧甲杓肌(20)的内侧面，其上部肌纤维构成了声带肌(31)。前庭襞(28)位于更上方

图D中，移除全部肌肉和大部分左侧甲状软骨后，可见左侧声带(32)构成了环甲膜(41)的上界。前庭襞(28)是方形膜(37)的下界

图E中，移除了环甲膜和环杓关节(11和42)。该标本有些不对称

图F断层中，通过射线照射可见薄层组织，显示了活体发声时的前庭襞和声裂(28,32)，其中两侧声裂(32)相互靠近

中部(前部)的环甲韧带又被称作弹性圆锥(D43)，后部的环甲韧带又被称作环甲膜(D41)

环甲膜的上缘(游离缘)变薄为声韧带(D32)。它前后分别附着于甲状软骨和杓状软骨声带突，其在中间靠拢。声韧带和声带突被覆黏膜，一起构成了声裂或声带(C30、32)

环甲韧带下缘附着在环状软骨和环状软骨弓的上缘(D8、24)

声裂的体表标志在喉结和甲状软骨下边缘之间(第102页,16)

方形膜是一层非常薄的结缔组织，在D37中为了强调被人为增厚，其在杓状软骨(非常短)的侧面穿行至会厌软骨(非常长)的侧缘，因此是一个不规则的方形

方形膜的上缘(游离缘)被黏膜覆盖构成了杓状会厌襞(A3)

方形膜的下缘(游离缘)被黏膜覆盖构成了前庭襞(C28)，也被称为假声带

前庭襞和声裂之间的狭缝间隙是喉腔(C29)，其在前庭襞和甲状腺的内表面中间的腔隙向上由黏膜延续为一个几毫米的小囊。小囊内的腺体黏性分泌物向下滴流对声裂有润滑作用

环杓后肌(A7)被认为是唯一能够外展声裂的肌肉，如其能打开声门

环杓侧肌(B21)、杓横肌和杓斜肌(A5、6)内收声裂(关闭声门)

环甲肌(第190页，A19；第120页；B67)伸长(拉紧)声裂

喉返神经完全损伤时(如甲状腺的完全横断)，将对发声造成永久的影响，并且受影响的声裂被认为处于内收和外展的中间位置

喉返神经不完全损伤时(如部分横断)，受影响的声裂将处于内收位置(原因目前还不清楚)。因此，双边喉返神经的不完全损伤，由于导致声裂间呼吸道狭窄易造成呼吸困难

喉外神经损伤不会造成不适。如果感到不适，则由于环甲肌萎缩导致其对声裂作用减弱从而导致声音嘶哑；声裂位置将比正常位置偏低。这种现象可由于对侧环甲肌的作用而消失，但对高频率的发声仍有一定影响(就像之前对唱歌的注释)

C 右半侧的声裂，正中矢状切面
E 后面观察喉关节

D 剥除大部分左侧甲状腺后从左观察膜结构
F 发声时的电脑断层扫描

1. 会厌
2. 前庭
3. 杓会厌襞
4. 梨状隐窝
5. 杓横肌
6. 杓斜肌
7. 环杓后肌
8. 环状软骨板
9. 食管腱的附着处
10. 喉返神经
11. 环甲关节
12. 甲状软骨下角
13. 甲状软骨板
14. 甲状软骨上角
15. 舌骨大角

16. 窝
17. 杓状会厌肌
18. 甲状会厌肌
19. 甲杓肌上部
20. 甲杓肌
21. 环杓侧肌
22. 第1气管环
23. 环状软骨气管韧带
24. 环状软骨弓
25. 环甲肌
26. 喉上神经喉内支
27. 方形膜及其黏膜
28. 前庭襞
29. 喉室
30. 杓状软骨声带突(声带后部)

31. 甲杓肌声带部
32. 声韧带(声带前部)
33. 甲状会厌韧带
34. 舌骨体
35. 会厌韧带
36. 甲状舌骨膜
37. 方形膜
38. 楔状软骨
39. 小角软骨
40. 杓状软骨的肌突
41. 环甲膜
42. 环杓关节
43. 弹性圆锥
44. 杓状小角关节
45. 气管

颅腔和脑

5

颅腔

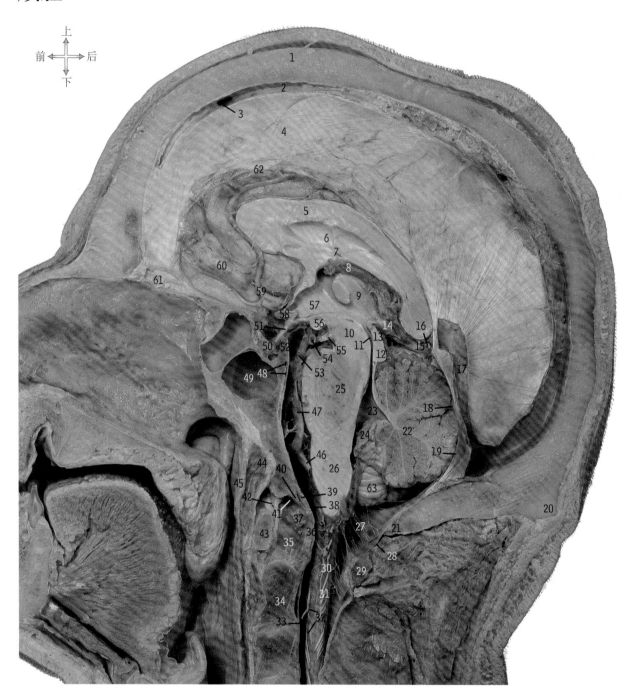

颅腔、脑和脑膜，正中矢状切面

切面在正中线稍偏左，因此可以完整保留枢椎齿突（35）和脊髓（30）。颅顶（1）比其他部位颅骨要厚。上矢状窦（2）和直窦（17）被打开。胼胝体（5）在大脑镰（4）的下方，并且小脑（22）在小脑幕（18）的前下方。小脑扁桃体（63）在枕骨大孔（21）的上方，孔中有延髓（26）通过，在寰椎水平（43 和 29）延续为脊髓（30）。基底动脉（47）和大脑后动脉（54）相伴随，在脑桥（25）前上行，其中，大脑后动脉在基底动脉的上侧。第 3 脑室（9）和第 4 脑室（23）通过中脑导水管（11）相交通，并且松果体（14）在第 3 脑室的后方延伸到中脑的上丘（13）（更多关于该标本的口和咽的细节见第168 页。）

1. 颅顶
2. 上矢状窦
3. 大脑上静脉孔
4. 大脑镰
5. 胼胝体
6. 透明隔
7. 穹窿体
8. 第三脑室脉络丛
9. 丘脑和第三脑室
10. 中脑
11. 中脑导水管
12. 下丘
13. 上丘
14. 松果体
15. 大脑大静脉
16. 基底静脉
17. 直窦
18. 小脑幕
19. 小脑镰
20. 枕外隆凸
21. 枕骨大孔后缘
22. 小脑
23. 第四脑室
24. 第四脑室脉络丛
25. 脑桥
26. 延髓
27. 小脑延髓池蛛网膜丝（小脑延髓池）
28. 寰枕后膜和硬脑膜表层
29. 寰椎后弓
30. 脊髓
31. 脊神经背根
32. 脊神经前根
33. 脊蛛网膜下腔
34. 枢椎椎体
35. 枢椎齿突（左侧）
36. 寰椎横韧带
37. 翼状韧带
38. 硬脑膜
39. 覆膜
40. 十字韧带上纵束
41. 尖韧带
42. 寰枕前膜
43. 寰椎前弓
44. 头长肌
45. 咽底
46. 椎动脉
47. 基底动脉
48. 基底窦
49. 蝶窦
50. 垂体
51. 垂体柄
52. 鞍背
53. 大脑上动脉
54. 大脑后动脉
55. 动眼神经
56. 乳头体
57. 下丘脑
58. 视交叉
59. 小脑前动脉
60. 大脑半球中部被覆蛛网膜
61. 鸡冠
62. 大脑镰下边缘和下矢状窦
63. 小脑扁桃体

颅腔包括：

• 脑和血管及脑膜

• 脑神经

• 最外层膜中的血管

大脑的脑膜包括硬脑膜、蛛网膜和软脑膜

更多细节见第 199 页

颅顶、脑膜和脑

头皮和颅顶的解剖

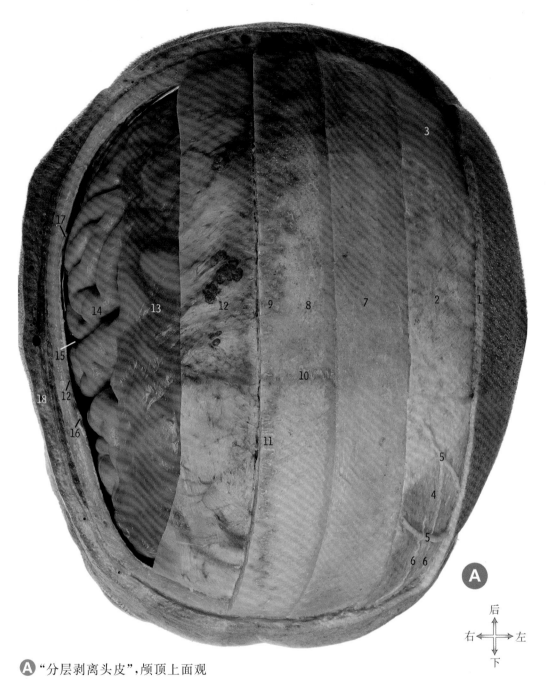

A "分层剥离头皮"，颅顶上面观

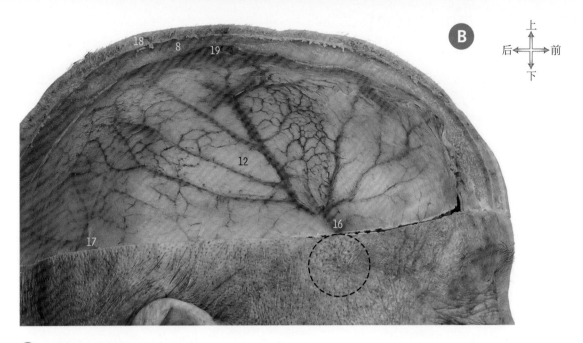

B 硬脑膜和脑膜血管,右侧观

在图 A 中,右侧颅顶骨(8)被移除显示出硬脑膜(图片左侧),部分硬脑膜(12)被移除显示出

在图 B 中,右侧颅顶骨(8)和头皮(18)被移除显示出脑膜中动脉的分支(16 和 17)。图中圆圈为翼点部位,该点颅骨下方走行动脉的主干。

1. 皮肤和致密皮下组织
2. 帽状腱膜
3. 枕额肌枕腹
4. 枕额肌额腹
5. 颞浅动脉分支
6. 眶上神经分支
7. 疏松结蹄组织和颅骨骨膜
8. 顶骨
9. 矢状缝
10. 冠状缝
11. 额缝(metopic)
12. 硬脑膜
13. 蛛网膜
14. 软脑膜覆盖的大脑半球
15. 蛛网膜下隙
16. 脑膜中动脉前支
17. 脑膜中动脉侧支
18. 头皮
19. 蛛网膜颗粒

深层的蛛网膜(13)和其所包绕的大脑半球。左侧图显示了头皮的组成(1~7;见标注)。

头皮总共有 5 层:
· 皮肤(A1)
· 致密结缔组织(A1)
· 帽状腱膜和枕额肌(A2、3、4)
· 疏松结缔组织
· 颅骨骨膜(颅腔的颅骨骨膜,A 7)

硬脑膜(A 12)是脑膜中最外层和最厚的脑膜。更多的细节见 201 页

蛛网膜(A 13)在硬脑膜下层,两者间有很小的硬膜下隙:就像一本合着的书的两张纸。在其内表面部分颅骨内,蛛网膜有丝状突起附着在软脑膜上(如第196 页,27)。中间由细丝穿过的空间为蛛网膜下隙(A 15),其间有脑脊液

软脑膜(A14)仅仅附着在脑和脊髓的表面。它在脊髓外侧构成了齿状韧带(第 248 页,B 31),在脊髓后面构成了蛛网膜下隙中隔(第 168 页,12)

脑膜中动脉(B 16、17)供应硬脑膜和骨,但不供应大脑。其分布在硬脑膜和顶骨之间(B 12、8)

脑和脑膜 脑和蛛网膜(左侧观)

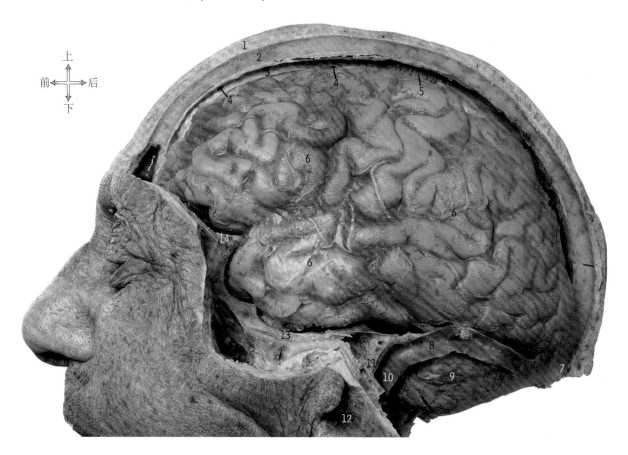

颅顶、部分颅底及硬脑膜已被解剖分离,剩下覆盖大脑半球的蛛网膜以及上矢状窦(3)、左侧横窦(8)和一些乳突小房(11)。

1. 头皮
2. 颅顶
3. 上矢状窦
4. 大脑上静脉开口
5. 蛛网膜颗粒
6. 覆于脑半球的血管和蛛网膜
7. 枕外隆凸
8. 横窦
9. 小脑半球
10. 乙状窦
11. 乳突小房
12. 外耳道
13. 颅中窝底部外侧
14. 颅前窝底部

硬膜分为脑和脊髓两部分

硬膜的大脑部分位于颅骨的内部并且由外侧的骨内膜(与脑膜相应)和内侧的脑膜层组成,两层彼此混合,但在某些区域它们分离并有静脉窦形成(见下文)

脑膜层在脑神经穿过颅骨孔时形成颅神经的鞘,并形成脑中的 4 个分隔(参见第 203 页):

• 大脑镰(第 196 页,4;第 202 页,2)
• 小脑幕(第 202 页,25)
• 小脑镰(第 196 页,19)
• 鞍膈(第 206 页,31)

硬膜的脊髓部分对应于脑部的脑膜层,并且在椎管内形成脊髓的鞘(第 248 页,B 35)

硬膜的静脉窦位于骨内膜和硬脑膜之间。一些位于中线,另一些成对存在;它们可以分为两组:

后上	前下
上矢状窦	海绵状窦(成对)
下矢状窦	海绵间窦
直窦	蝶顶窦(成对)
横窦(成对)	岩上窦(成对)
乙状窦(成对)	岩下窦(成对)
岩鳞(成对)	基底部
枕窦	脑膜中静脉窦(成对)

硬脑膜和脑神经

A 大脑镰、小脑幕，右上方观

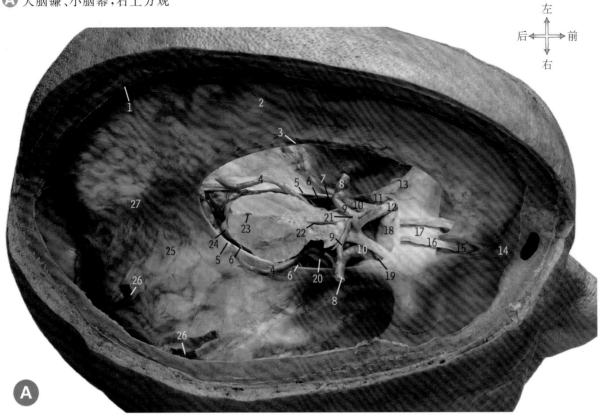

A

　　在图 A 中，在脑干中脑（23）和第三脑室的最低处（22），即小脑幕的游离缘水平（5）切除大脑，留下完整的视交叉（被前交通动脉和大脑前动脉所覆盖，21 和 9）与连接它的视神经（12）。嗅束（16）和大脑前、中、后动脉（9，8 和 4）已被切断。

　　直窦（27）位于大脑镰（2）和小脑幕（25）交界处的硬脑膜中。

　　在图 B 中，脑干的前部已经被切除，留下完整的颅神经。

1. 上矢状窦
2. 大脑镰
3. 下矢状窦
4. 大脑后动脉
5. 小脑幕游离缘
6. 滑车神经
7. 小脑幕边缘与颞骨岩部上缘（现时岩上窦）
8. 大脑中动脉
9. 大脑前动脉
10. 颈内动脉
11. 前床突
12. 视神经
13. 蝶骨小翼后缘和蝶顶窦
14. 鸡冠
15. 嗅球
16. 嗅束

17. 蝶骨小翼
18. 视交叉沟
19. 眼动脉
20. 动眼神经
21. 前交通动脉
22. 第三脑室
23. 中脑
24. 下丘
25. 小脑幕
26. 大脑下静脉
27. 大脑镰和小脑幕交界处的直窦
28. 垂体
29. 左蝶窦
30. 三叉神经
31. 面神经、前庭蜗神经和内耳道
32. 展神经
33. 神经舌咽根部、迷走神经、副神

经的颈部和颈静脉孔
34. 舌下神经根部和舌下神经管
35. 副神经根
36. 椎动脉
37. 枢椎齿突
38. 寰椎后弓
39. 枕骨大孔边缘
40. 延髓
41. 脑桥
42. 中脑
43. 横窦
44. 乙状窦
45. 鼻中隔
46. 咽鼓管咽口
47. 大脑镰下缘
48. 枕内隆凸

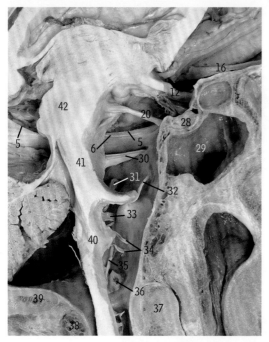

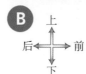

B 左半脑干与颅神经,
正中矢状切面

B 上
后 ← → 前
下

大脑镰(A2)是硬脑膜位于中线处的一个较深的折叠结构,其从颅顶悬挂到大脑半球(第196页,4)之间的纵向裂缝中。上矢状窦位于其上边界(A1;第196页,2;第200页,3);下矢状窦在它的下(自由)边缘。其前面的狭窄顶点附着在鸡冠上(第196页,61),背部借宽阔的基底连于小脑幕与直窦的交汇处(A27;第196页,18和17;第204页,A28)

小脑幕(A25)是硬脑膜的折叠结构,其呈帐篷状架于颅后窝(第204页,A27;第206页,36)上方。其游离缘(A5)在窝的前部形成中心间隙,由脑干(A23)的中脑部分占据;在前面,游离缘向前形成海绵窦(第206页,33)顶上的脊,然后附着到前床突(A11;第206页,32)。其附着缘附着于横窦和岩上窦的唇部(第206页,22、12),并在前面到达后床突(第204页,8;第206页,29)。需要注意的是,游离缘的前端和附着缘的前端在到达它们各自的床突之前会形成交叉(从第206页,27、32、37、29可明显看出)

小脑镰(第196页,19)是一个非常小的包含枕窦的硬脑膜皱褶,在小脑幕下方的中线处

鞍膈(第204页,A17;第206页,31)是形成垂体窝顶部的一个小的圆形硬脑膜褶皱。部分海绵间窦位于其层之间,并被垂体柄(第204页,A18;第206页,30)穿过

在图C中,头盖骨从正中矢状平面稍右侧被切开,显露出属于中线结构的大脑镰(2)和鼻中隔(45)。此图中,可很好地看到大脑镰(2)和小脑幕(25)与颅前(A)、中(M)、后(P)窝的关系。

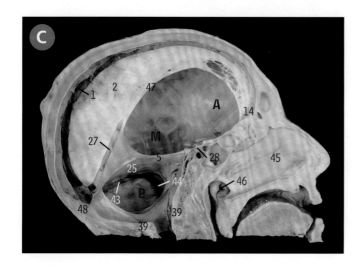

C 大脑镰和小脑幕,右侧观

上
后 ← → 前
下

硬脑膜

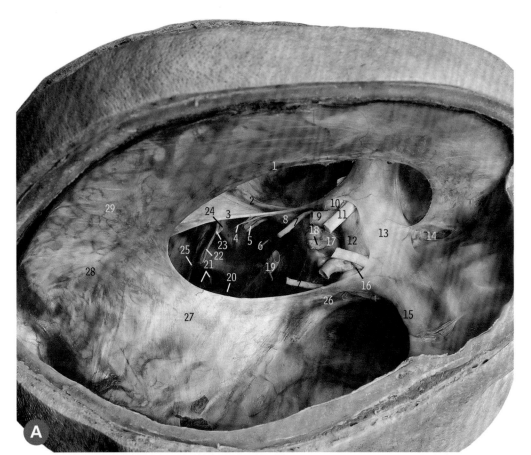

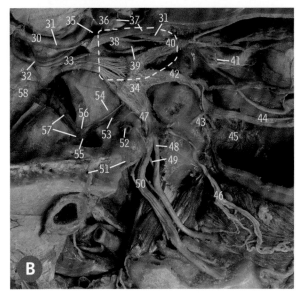

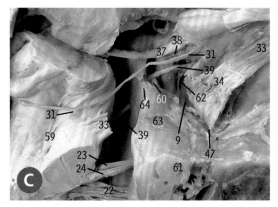

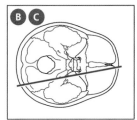

Ⓐ 大脑镰和小脑幕，右面、上面和后面观

Ⓑ 右侧海绵窦和三叉神经，右面观

Ⓒ 右侧海绵窦，右面观

大脑镰、小脑幕、海绵窦和三叉神经

在第 202 页的图 A 中,脑干已经从标本中分离,并显露出穿过硬脑膜的脑神经。动眼神经(7)从海绵窦(26)的顶部进入;其他神经从后部进入。滑车神经(4)伴随着展神经(6)下行,在小脑幕游离缘和附着缘(3 和 2)的交界处穿过硬脑膜。三叉神经(5)经过颞骨岩部尖端前行;面神经和位听神经(24 和 23)进入内耳道;舌咽神经的根部、迷走神经和副神经的颅部(22)及副神经的脊髓根进入颈静脉孔(25)。参照第 203 页 B、C 图。

在图 B 中,右侧头盖骨的大部分已经被去除,眶上裂(40)、圆孔(42)、卵圆孔(47)被打开,并且大多数硬脑膜被清除,只留下部分小脑幕的游离缘(35)作为标记。虚线是海绵窦的范围,可从侧面看到其内容物(见注释)。颞骨的岩部被去除以显示出面神经(57)和它的膝状神经节(56),其发出分支岩大神经(54)向前走行至破裂孔(未显示)。岩小神经(53)从中耳(55)开始出现,其后加入到耳神经节,图中被下颌神经(47)的中侧所遮盖。

图 C 中,海绵窦的侧壁被打开。三叉神经(33)被横断而移至前方,从而使三叉神经节从颞骨岩部(63)三叉神经压迹(34)处被抬起,可以看到在窦中的动眼神经、滑车神经和展神经(37,31和 39)。

海绵窦(A 26;第 206 页,33)包含颈内动脉及它的交感神经丛(C 38、62);展神经(39)在颈内动脉的侧面;动眼神经、滑车神经、眼神经和上颌神经在外侧壁(B 37、31、40 和 42)

三叉神经节(B34)位于硬脑膜的三叉神经腔中,在颞骨岩部尖端的三叉神经压迹(C 63,第 54 页,C37)上和海绵窦的后下方

面神经(B 57)进入内耳道,行走在内耳前庭上部的面神经管中,至鼓室上隐窝内侧壁的膝状神经节(B 56)处。该神经在岬上部的中耳(B 55)内侧壁处呈直角转弯通过内侧壁上的开口下降至乳突窦,最终在茎乳孔显露出来

岩深神经(来自颈内动脉的交感神经丛,C 62)在破裂孔内加入岩大神经(B 54,来自面部),并一同构成了翼管处的神经(第 176 页,A 6)

在从位于脑桥和椎体(236 页,A11)之间的脑干显露后,展神经向前行走和从上面和侧面通过脑桥池,穿过位于斜坡(C,39)的硬脑膜。这个神经继续在硬脑膜的下方穿行,弯曲通过颞骨岩部的茎突并在岩蝶韧带(C64)的下方进入海绵窦。展神经可能受损,在颞骨岩部或者斜坡等颅骨骨折或脑干向下拉扯到时。中脑的移动也可能损伤到动眼神经和滑车神经

---

1. 大脑镰的下缘和下矢状窦
2. 小脑幕的附着缘和岩上窦
3. 小脑幕的游离缘
4. 滑车神经
5. 三叉神经
6. 展神经
7. 动眼神经
8. 后床突
9. 颈内动脉
10. 前床突
11. 视神经
12. 视交叉沟
13. 蝶骨小翼
14. 筛骨的筛状板
15. 蝶骨小翼的后缘和蝶顶窦
16. 眼动脉
17. 鞍膈
18. 垂体柄
19. 基底动脉
20. 左椎动脉
21. 舌下神经
22. 舌咽神经的根部、迷走神经和副

神经的颅部
23. 面神经
24. 位听神经
25. 副神经的脊髓根
26. 海绵窦
27. 小脑幕
28. 直窦(小脑幕和大脑镰的交界处)
29. 大脑镰
30. 大脑后动脉
31. 滑车神经
32. 小脑上动脉
33. 三叉神经
34. 三叉神经节
35. 小脑幕的游离缘
36. 大脑中动脉
37. 动眼神经
38. 颈内动脉
39. 展神经
40. 眼神经穿过眶上裂
41. 睫状神经节
42. 穿圆孔的上颌神经

43. 上牙槽后神经
44. 眶下神经
45. 上颌窦
46. 颧神经
47. 穿卵圆孔的下颌神经
48. 舌神经
49. 鼓索
50. 下牙槽神经
51. 耳颞神经
52. 穿棘孔的脑膜中动脉
53. 岩小神经
54. 岩大神经
55. 中耳(鼓室)
56. 面神经的膝状神经节
57. 面神经
58. 小脑
59. 脑桥
60. 颞骨岩部尖
61. 破裂孔的上缘
62. 交感神经丛(颈内神经)
63. 三叉神经压迹
64. 岩蝶韧带

颅窝(上面观)

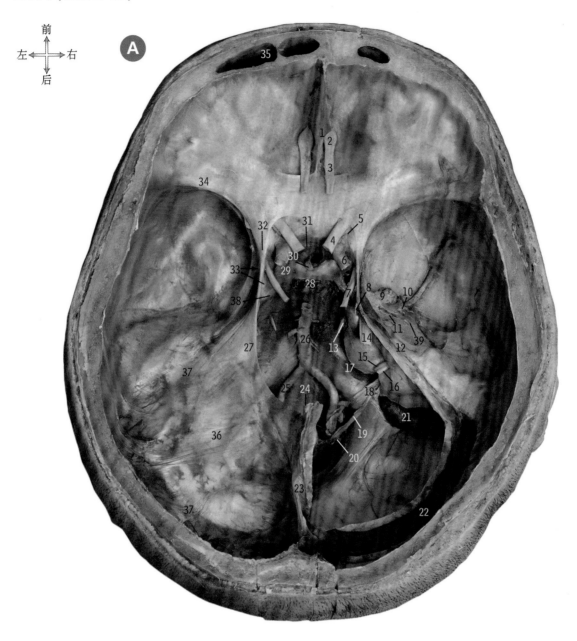

Ⓐ 小脑幕的右半侧已经被移除。右横窦、乙状窦、岩上窦（22、21 和 12）和直窦（23）被打开，部分硬脑膜从颅中窝的右侧部被剥落以显露

出脑膜中动脉（10）、下颌神经（9）和岩大神经沟。与第 204 页图 A 中不同脑神经穿过硬脑膜的视图相比较

1. 连接到鸡冠的大脑镰
2. 嗅球
3. 嗅束
4. 从视神经管显露出来的视神经
5. 眼动脉
6. 颈内动脉
7. 动眼神经
8. 滑车神经
9. 下颌神经和卵圆孔
10. 脑膜中动脉和棘孔
11. 岩大神经沟
12. 岩上窦和小脑幕附着缘的切割边
13. 展神经
14. 三叉神经
15. 面神经
16. 位听神经
17. 岩下窦
18. 舌咽神经的根部、迷走神经和副神经的颅部
19. 副神经的脊髓根
20. 舌下神经
21. 乙状窦
22. 横窦
23. 在大脑镰和小脑幕交界处的直窦
24. 大脑大静脉
25. 椎动脉
26. 基底动脉
27. 小脑幕的游离缘
28. 基底神经丛上部
29. 后床突
30. 垂体柄
31. 鞍膈
32. 前床突
33. 海绵窦
34. 蝶骨小翼的后缘和蝶顶窦
35. 额窦
36. 小脑幕
37. 小脑幕的附着缘
38. 通向后床突的小脑幕的附着缘
39. 岩小神经沟
40. 腺垂体（垂体前叶）
41. 神经垂体（垂体后叶）

小脑幕（36）形成颅后窝的顶部；颅前窝和颅后窝没有清晰的上边界

颅前窝包含：

• 脑半球额叶的前部（第 200 页，14）

• 嗅神经、嗅球和嗅束（2 和 3）

• 筛前神经和血管（第 148 页，C32 和 35）

颅中窝的中间部分包含：

• 垂体柄、垂体腺和鞍膈（30 和 31）

• 视神经（4）和视交叉（第 236 页，A3 和 4）

• 海绵间窦（垂体腺下边）和它的侧部

• 海绵窦（33）包含颈内动脉和交感神经丛，动眼神经、滑车神经和展神经，三叉神经的眼神经和上颌神经（见 204 和 205 页）

• 三叉神经节和三叉神经的下颌神经（参见第 204 和 205 页）

• 岩大和岩小神经（11 和 39）

• 脑膜中动脉（10）和伴行静脉，以及咽升动脉、眼动脉、泪腺动脉的脑膜分支

• 大脑半球的颞叶（第 206 页，13）

颅后窝包含：

• 中脑的最低部分，脑桥、延髓和小脑（第 196 页，10、25、26 和 22）

• 颈动脉、基底动脉和它们的分支（25 和 26），咽升动脉、枕动脉的脑膜分支

• 乙状窦（21）、岩下窦（17）、基底窦和枕窦，同直窦、横窦和岩上窦在形成颅后窝顶部的小脑幕上（23、22 和 12）

• 三叉神经（14）、展神经（13）、面神经（15）、位听神经（16）、舌咽神经、迷走神经、副神经（18 和 19）和舌下神经（即第 5～12 脑神经）及上部颈神经的脑膜分支

• 小脑镰（第 196 页，19）

上矢状窦的后端（较低）被称为窦汇，它是直窦、枕窦和两侧横窦的交汇点

前

左 ⟷ 右

后

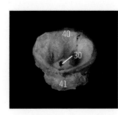

Ⓑ 一个孤立的垂体腺（约为解剖出真实大小的 1.67 倍，上面观）

（参照第 30～32 页，第 212～217 页中，位于原位的垂体窝和垂体腺）

脑神经及其连接

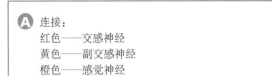

连接：
红色——交感神经
黄色——副交感神经
橙色——感觉神经

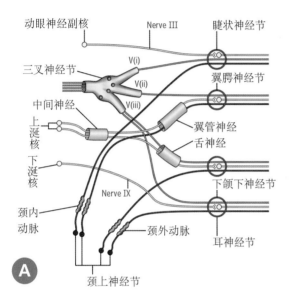

动眼神经副核　　　Nerve III　　睫状神经节
　　　　　　　　V(i)
三叉神经节　　　　V(ii)　　　翼腭神经节
中间神经　　　　　V(iii)
上涎核　　　　　　　　　翼管神经
　　　　　　　　　　　　舌神经
下涎核
　　　　　　Nerve IX　　下颌下神经节
颈内动脉
　　　　　　颈外动脉
　　　　　　　　　　耳神经节
颈上神经节

A

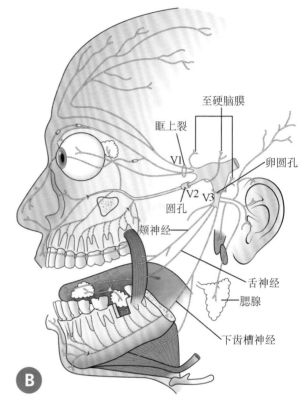

至硬脑膜
眶上裂
　　　　　　　卵圆孔
V1
V2　V3
圆孔
颊神经
　　　　　　　舌神经
　　　　　　　腮腺
下齿槽神经

B

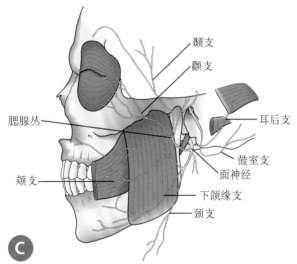

颞支
额支
腮腺丛　　　　　耳后支
　　　　　　　　鼓室支
颊支　　　　　　面神经
　　　　　　　　下颌缘支
　　　　　　　　颈支

C

Ⓐ 颅神经连接图解
Ⓑ 三叉神经分支图解
Ⓒ 面神经分支图解
Ⓓ 舌下神经分支图解
Ⓔ 舌咽神经分支图解
Ⓕ 迷走神经分支图解

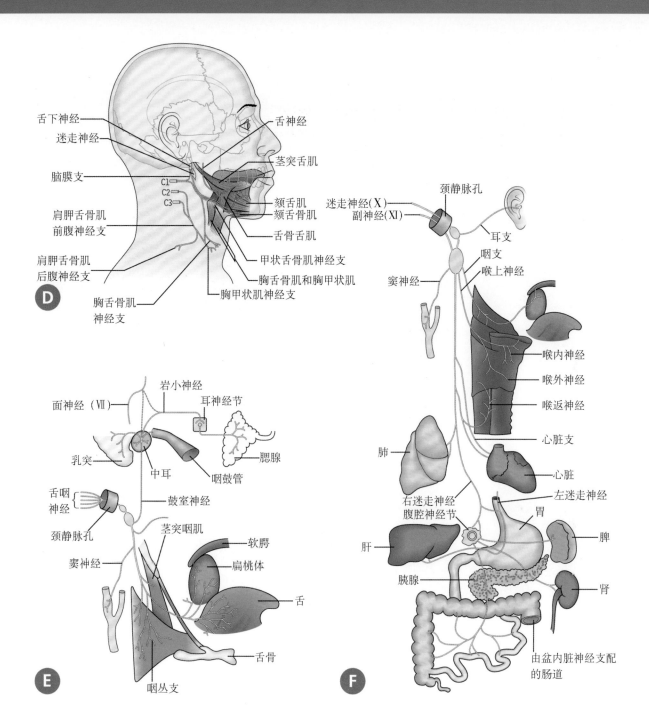

舌下神经
迷走神经
脑膜支
肩胛舌骨肌前腹神经支
肩胛舌骨肌后腹神经支
胸舌骨肌神经支

舌神经
茎突舌肌
颏舌肌
颏舌骨肌
舌骨舌肌
甲状舌骨肌神经支
胸舌骨肌和胸甲状肌
胸甲状肌神经支

C1
C2
C3

D

面神经（Ⅶ）
岩小神经
耳神经节
腮腺
乳突
中耳
咽鼓管
舌咽神经
鼓室神经
颈静脉孔
茎突咽肌
窦神经
咽丛支
软腭
扁桃体
舌
舌骨

E

颈静脉孔
迷走神经（X）
副神经（XI）
耳支
咽支
喉上神经
窦神经
喉内神经
喉外神经
喉返神经
心脏支
肺
心脏
右迷走神经腹腔神经节
左迷走神经
胃
脾
肝
肾
胰腺
由盆内脏神经支配的肠道

F

颅窝、海绵窦和三叉神经

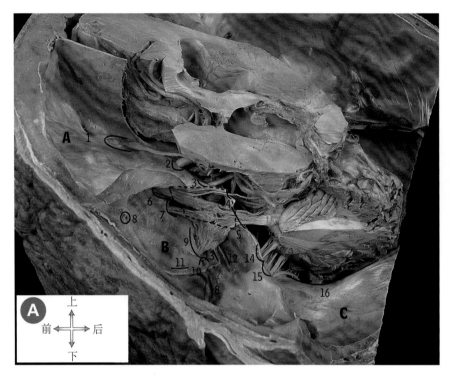

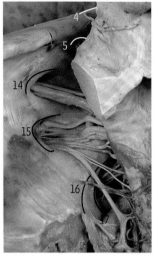

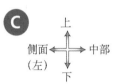

颅前窝——A
1. 筛骨筛状板的小孔
   - 嗅神经丝 Ⅰ
   - 筛前神经和血管

颅中窝——B
2. 视神经管:在蝶骨中,蝶骨体与蝶骨小翼两根之间的位置
   - 视神经(Ⅱ)
   - 眼动脉
3. 海绵窦的顶部
   - 穿过硬脑膜的动眼神经(Ⅲ)
4. 小脑幕游离缘与附着缘间的连接部
   - 穿过硬脑膜的滑车神经(Ⅳ)
5. 海绵窦
6. 眶上裂
   - 在蝶骨体小翼与大翼间裂隙,在侧面与额骨相邻
   - 从后方进入并前进在颞骨岩部尖端的穿过硬脑膜的三叉神经(Ⅴ)
   - 动眼神经(Ⅲ)
   - 滑车神经(Ⅳ)
   - 展神经(Ⅵ)
   - 泪腺神经
   - 额神经
   - 鼻睫神经
   - 来自颈内动脉(交感神经)丛的纤维
   - 脑膜中动脉的眶支
   - 泪腺动脉的返支
   - 眼上静脉
7. 圆孔:在蝶骨大翼中
   - 上颌神经(V2)

8. 脑膜中动脉沟——顶支
9. 卵圆孔:在蝶骨大翼中
   - 下颌神经(V3)
   - 岩小神经(常有)
   - 脑膜副动脉
   - 导静脉(由海绵窦至翼丛)
10. 棘孔:在蝶骨大翼中
    - 脑膜中血管
    - 下颌神经脑膜支
11. 脑膜中动脉沟——额支
12. 岩大神经沟:在颞骨岩部的鼓室盖的弓状隆起前
    - 岩大神经
    - 脑膜中动脉岩支
13. 岩小神经沟:在颞骨岩部的鼓室盖中岩大神经沟前约3mm处
    - 岩小神经

颅后窝——C
14. 内耳道:颞骨岩部背侧面
    - 面神经(Ⅶ)
    - 位听神经(Ⅷ)
    - 迷路动脉
15. 颈静脉孔:在颞骨岩部的颈静脉窝与枕骨之间
    - 舌咽神经(Ⅸ)
    - 迷走神经(Ⅹ)
    - 副神经(Ⅺ)
    - 迷走神经的脑膜支
    - 颈内静脉
    - 枕动脉的脑膜支
16. 枕骨大孔:在枕骨上
    - 枢椎齿状突尖韧带

- 盖膜
- 延髓和脑膜(包括齿状韧带的第1指状突)
- 副神经的脊髓部
- 上段颈椎神经的脑膜支
- 椎动脉
- 脊髓前动脉
- 脊髓后动脉

颅后窝——C
17. 舌下神经管:在枕骨枕髁前部的上方
    - 舌下神经与其(返回的)脑膜支
    - 咽升动脉脑膜支
    - 导静脉(从脑底静脉丛至颈内静脉)

注:在图A中,画在14与15间的线表示颞骨岩部的上缘。但该图中内耳门(14)的位置相比于它正常的位置即颞骨岩部的背侧面更为偏下;同样的,颈静脉孔(15)是由枕骨上的颈静脉切迹与颞骨岩部之间的间隙所构成,它在该图中的位置也更为偏下。图C显示了14与15的实际位置

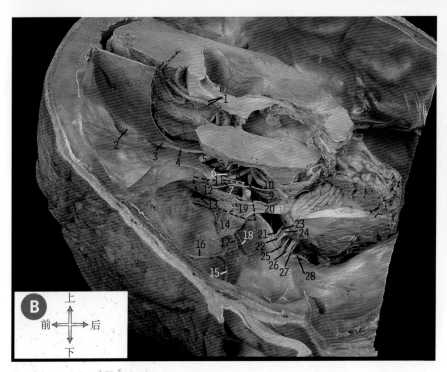

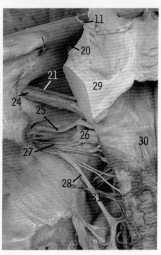

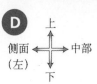

A B 左侧海绵窦和从左侧,上方和后部穿出的三叉神经

C D 脑干下部的左半侧和从后方来的颈髓的上段

1. 大脑中动脉皮支
2. 附着于鸡冠的大脑镰
3. 嗅球
4. 嗅束
5. 视神经（Ⅱ）
6. 垂体
7. 颈内动脉
8. 动眼神经（Ⅲ）
9. 小脑上动脉
10. 小脑下动脉
11. 滑车神经（Ⅳ）
12. 眼神经（V¹）
13. 上颌神经（V²）
14. 下颌神经（V³）
15. 脑膜中动脉顶支
16. 脑膜中动脉额支
17. 岩小神经
18. 岩大神经
19. 三叉神经节
20. 三叉神经（Ⅴ）
21. 面神经（Ⅶ）
22. 神经间隙
23. 迷路动脉
24. 位听神经（Ⅷ）
25. 舌咽神经（Ⅸ）

26. 迷走神经（Ⅹ）
27. 副神经颅根
28. 副神经脊髓根
29. 小脑中脚
30. 第4脑室底
31. 舌下神经（Ⅻ）

在图 A、B 中,左半边大脑和一部分小脑被移除,还剥离了颅中窝侧部的硬脑膜,从而显露出海绵窦中的结构和三叉神经,脑膜中血管以及岩神经的分支。

在图 A 中,颅骨孔的大致边缘及颅前、中、后窝内由颅骨形成的沟的大致边缘都用线标志了出来。相应的注释表中给出了它们的位置和其中穿行的关键结构。

在图 A、B 中,由虚线圈出的部分是海绵窦的位置。

在图 C、D 中,颅骨的后部和前几个颈椎被去掉了,从而显示出了脑干和与之相延续的脊髓。

颅腔、大脑和脑神经

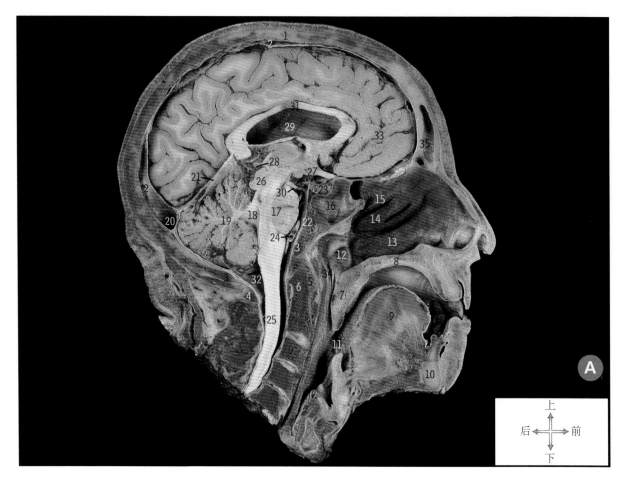

A 从正中矢状面右侧观察的颅腔和大脑

在图 A 中,切面通过了正中矢状面并且在切割过程中已经将大脑镰(第 196 页)和鼻中隔(第 166 页图 A;第 196 页)去除。

1. 颅穹窿	16. 蝶窦	31. 胼胝体
2. 上矢状窦	17. 脑桥	32. 小脑延髓池
3. 枕骨大孔的边缘	18. 第 4 脑室	33. 左半脑中面
4. 寰椎后弓 ⎫ 第 1 颈椎	19. 小脑	34. 鼻咽
5. 寰椎前弓 ⎭	20. 横窦	35. 额窦
6. 枢椎齿突——第 2 颈椎	21. 小脑幕	36. 视神经(Ⅱ)
7. 软腭	22. 斜坡	37. 嗅束
8. 硬腭	23. 垂体	38. 嗅球
9. 舌	24. 基底动脉	39. 眼动脉
10. 下颌骨	25. 脊髓	40. 滑车神经(Ⅳ)
11. 口咽	26. 中脑	41. 三叉神经(Ⅴ)
12. 咽鼓管口	27. 视交叉	42. 面神经(Ⅶ),位听神经(Ⅷ)
13. 下鼻甲	28. 松果体	43. 舌咽神经根(Ⅸ),迷走神经
14. 中鼻甲	29. 侧脑室	(Ⅹ),副神经脑部(Ⅺ)
15. 上鼻甲	30. 动眼神经(Ⅲ)	44. 展神经(Ⅵ)

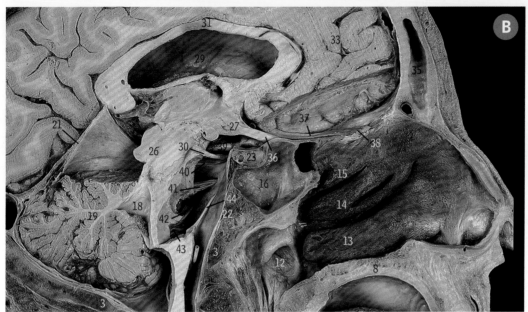

B 如图 A（中心区域的放大）

在图 B 中，大脑前叶、脑桥、延髓和小脑前叶的下部都被切除，从而显露出脑神经。

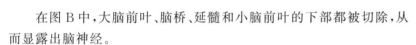

脑神经与其主要功能——同见于第 290、291 和 237 页		
Ⅰ 嗅神经	嗅觉	不是 1 条神经纤维，而是约 20 条神经丝穿过了鼻腔顶部最终到达大脑底面的嗅球
Ⅱ 视神经	视觉	向后穿过视网膜，在大脑底面形成视交叉
Ⅲ 动眼神经	运动/副交感神经	支配运动眼球的 4 块肌肉，同时包括了缩小瞳孔和改变晶状体曲率的副交感纤维
Ⅳ 滑车神经	运动神经	支配 1 块眼肌（上斜肌）
Ⅴ 三叉神经	感觉/运动神经	掌管头部包括面部和眼部表面的主要感觉神经，支配咀嚼肌并运动下颌的运动神经
Ⅵ 展神经	运动神经	支配 1 块眼肌（外直肌）
Ⅶ 面神经	运动/感觉/副交感神经	支配面部的肌肉，同时包括了味觉纤维和副交感纤维，还控制泪腺、唾液腺和鼻腺
Ⅷ 位听神经	运动/感觉神经	由掌握平衡（前庭神经）和听觉（蜗神经）的神经组成
Ⅸ 舌咽神经	感觉/副交感神经	分布于咽喉内侧壁的一些味觉纤维和其他感觉纤维及一些小的副交感纤维与控制血压有关
Ⅹ 迷走神经	运动/感觉/副交感神经	支配喉，咽和软腭（与吞咽和讲话有关），并且促进胃液分泌和胃的蠕动，还有降低心律的作用。许多胸部和腹部的内脏传入神经加入其中
Ⅺ 副神经	运动神经	脊髓根支配胸锁乳突肌和斜方肌，其他的纤维（颅根）加入了迷走神经去辅助支配喉、咽和软腭
Ⅻ 舌下神经	运动神经	支配舌肌

颅腔和脑神经

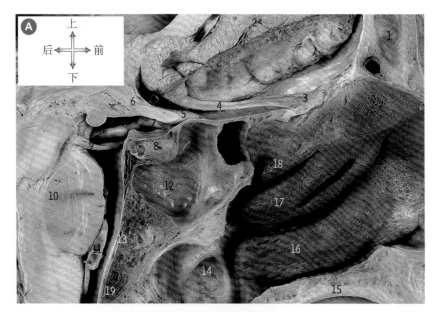

A 如同图 B（第 213 页）是鼻腔侧壁的放大

B 颅前窝的中部，上面观

C 颅中筛骨的筛状板，上面观

D 如同图 B（213 页）是脑桥，斜坡和蝶窦区域的放大

E 如同图 B（213 页）是脑干背侧面的放大，从右上后方观察

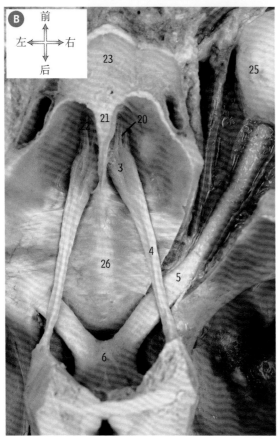

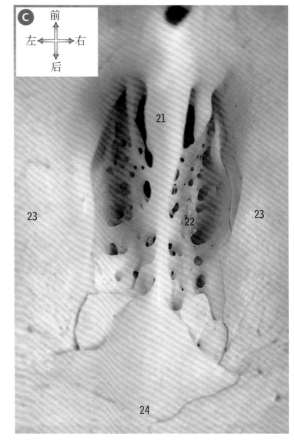

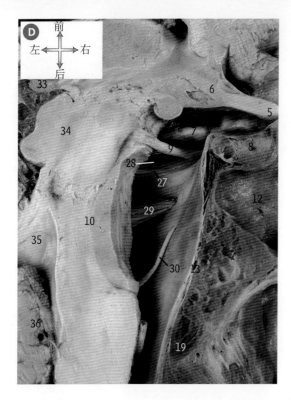

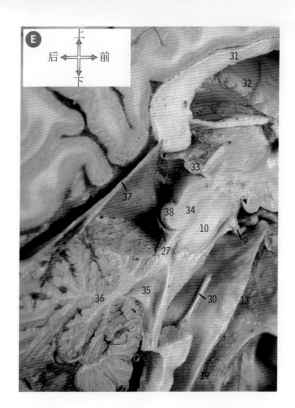

在图 A 中,大脑额叶的下部,蛛网膜和与之相关的血管被除去,从而显露出了嗅束(4)、嗅球(3)和视神经(5)。

在图 B 中,大脑半球在第 3 脑室水平以上的部分被移除,并且右侧颅底骨上做了楔形开口从而显露出了嗅束(4)、嗅球(3)、嗅神经纤维(20)、视交叉(6)和右方的视神经(5)。约 20 条的嗅神经纤维(20)穿过嗅黏膜、筛骨筛状板(22)上的筛孔及颅前窝底上方的硬脑膜(26)和软脑膜。

图 C 对图 B 做了补充,其详细展示了筛骨筛状板(22)上的筛孔,其中有嗅神经纤维(20)通过。

在图 D 中,脑桥的一部分,蛛网膜和与之相关的血管被去除,从而显露出了动眼神经(9)、滑车神经(27)、三叉神经(29)和展神经(30)。

在图 E 中,小脑前叶、蛛网膜和与之相关的血管被去除,从而显露出了起自脑干背面的滑车神经(27)。

1. 额窦
2. 大脑左半球的中面
3. 嗅球
4. 嗅束
5. 视神经
6. 视交叉
7. 眼动脉
8. 脑下垂体
9. 动眼神经
10. 脑桥
11. 基底动脉
12. 蝶窦
13. 斜坡
14. 咽鼓管开口
15. 硬腭
16. 上鼻甲
17. 中鼻甲
18. 下鼻甲
19. 枕骨大孔边缘
20. 嗅神经纤维

21. 鸡冠
22. 筛骨筛状板
23. 额骨
24. 蝶骨翼
25. 眼球
26. 颅前窝底上方的硬脑膜
27. 滑车神经
28. 小脑幕游离缘
29. 三叉神经
30. 展神经
31. 胼胝体
32. 侧脑室
33. 松果体
34. 中脑
35. 第 4 脑室
36. 小脑
37. 小脑幕
38. 下丘

脑神经

注释:嗅神经(Ⅰ)

嗅球和嗅束被习惯地认为是嗅神经,这种说法是不正确的

可能是因为在使用基本解剖技术时,这两个相互关联的结构很容易被定位在大脑的底(第232页3,4)面,并在颅前窝底(第211页B3、4)被观察到

然而,真正的嗅神经(Ⅰ)(第214页上的B20)在普通的解剖技术下很难被找到,局部放大并运用娴熟的解剖技术才能显露出其结构

嗅神经(Ⅰ)不是单一一根神经纤维,而是共同起源于鼻腔嗅鼻黏膜中的约20条神经纤维。它们聚集成束并共同组成了黏膜中十字交错的丛状网络,并且每一根纤维都被包在硬脑膜和软脑膜中。包裹于鞘中的神经纤维,上行穿过筛骨筛状板上的筛孔(第214页,C22),组成内侧束和外侧束,并最终止于嗅球

因此,在严谨的学术用词中,尽管嗅球嗅束和嗅神经构成了一个完整的部分,但不能将前者与后者的概念混淆

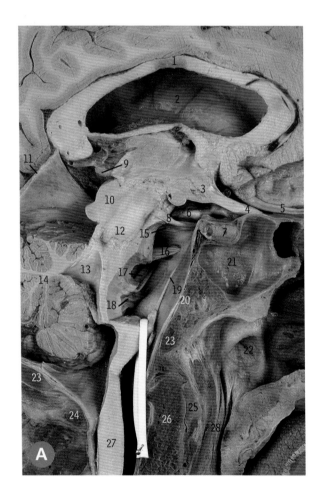

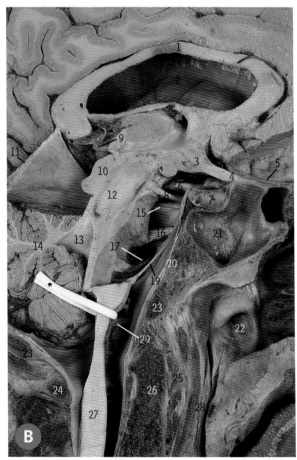

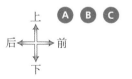

Ⓐ Ⓑ Ⓒ 如B(第213页),是脑桥、斜坡和蝶窦区域的放大

在图 A 中，更多的脑桥组织被去除，并且一根白塑料带用来牵拉脊髓。从上到下依次显露出来的结构：嗅神经束（5）、视交叉（3）、视神经（4）、动眼神经（8）、滑车神经（15）、三叉神经（16）、面神经（17）、位听神经、舌咽神经根（18）、迷走神经（18）和副神经根颅部（18）。

在图 B 中，延髓前部的小部分组织被移除，其余结构被一根白塑料带移开，以显示舌下神经根（29）。

在图 C 中，延髓后部的小部分组织被移除，其余结构被一根白塑料带移开，以显示副神经的脊髓根（30）。

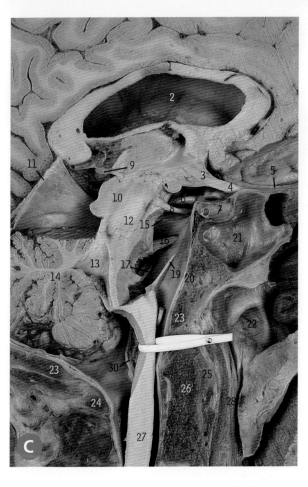

1. 胼胝体
2. 侧脑室
3. 视交叉
4. 视神经
5. 嗅神经束
6. 眼动脉
7. 垂体
8. 动眼神经
9. 松果体
10. 中脑
11. 小脑幕
12. 脑桥
13. 第 4 脑室
14. 小脑
15. 滑车神经
16. 三叉神经
17. 面神经，前庭蜗神经
18. 舌咽神经根，迷走神经，副神经根颅部
19. 展神经
20. 斜坡
21. 蝶窦
22. 咽鼓管口
23. 枕骨大孔边缘
24. 寰椎后弓
25. 寰椎前弓——第 1 颈椎
26. 枢椎齿突——第 2 颈椎
27. 脊髓（延髓）
28. 鼻咽部
29. 舌下神经根
30. 副神经的脊髓根

脑 脑和脑膜

脑膜内的脑(上面观)

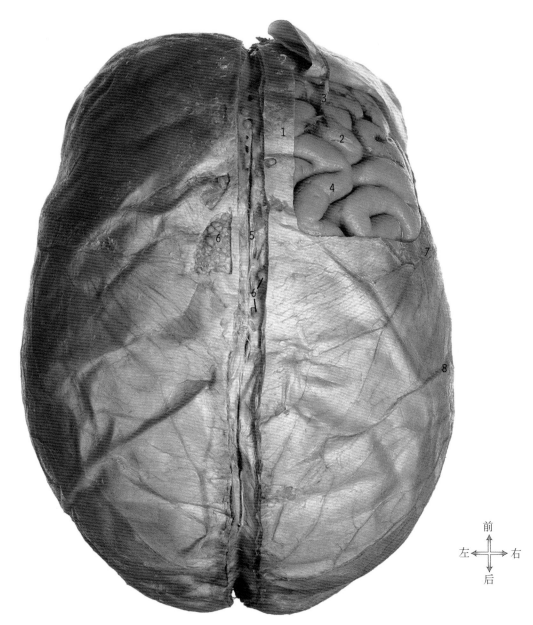

前
左 ←→ 右
后

整个硬脑膜都被剥除并且大脑被完整保留;这是一个不同寻常的解剖体,颅骨内的硬脑膜被保留下来(像第 199 页,图 B),并且包裹于大脑的蛛网膜也被保留(像第 220 页和第 222 页)。大脑半球右前方的一小块硬脑膜被切开并被翻向前方以显示下面薄而透明的蛛网膜;一些蛛网膜已经被去除,切边(2)就是在切口的边缘。构成上矢状窦(5)顶部的硬脑膜也被去掉以显示突入窦内的蛛网膜颗粒(6)(脑脊液通过这些突起汇入静脉)。

1. 硬脑膜
2. 蛛网膜(切口边缘)
3. 大脑上静脉
4. 大脑半球(和软脑膜)
5. 上矢状窦
6. 蛛网膜颗粒
7. 脑膜中动脉额支
8. 脑膜中动脉顶支

关于脑膜注释见于第 197 页

中枢神经系统包含大脑和脊髓

大脑包含:

- 菱脑,包括延髓(末脑)、脑桥后脑和小脑
- 中脑
- 前脑,包括间脑(围绕第三脑室的结构)和大脑半球(端脑)

后脑腔是第 4 脑室

中脑腔是中央导水管

前脑腔是第 3 脑室和侧脑室(每个大脑半球各有一个)

有关脑室注释见于第 239 页

脑干(请看第 229 页)包括:

- 中脑
- 脑桥
- 延髓

外周神经系统包括:

- 脑神经(12 对)
- 脊神经(31 对)
- 自主神经系统及其相关神经节

大脑半球和小脑

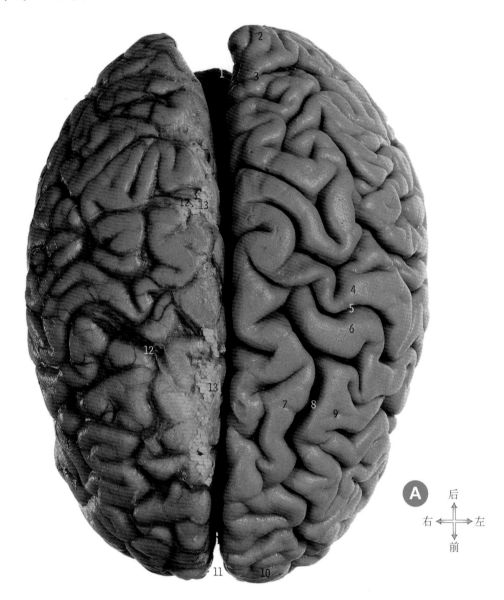

大脑和小脑半球

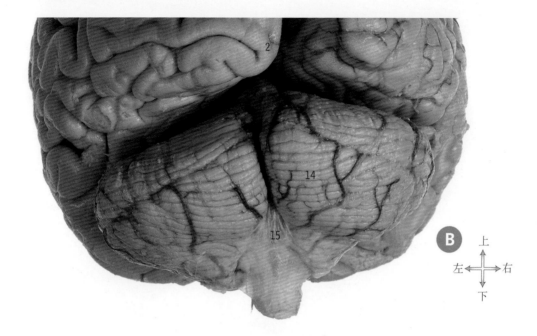

A 大脑半球，上面观

B 大脑底和小脑，后面观

　　蛛网膜及其下面的血管在图 A 和图 B 右侧大脑半球及图 B 小脑中被完整保留，但在左侧大脑半球中被移除。在活体中，脑脊液会使蛛网膜从大脑顶部漂浮起来。蛛网膜下隙膨大形成不同的脑池，如在小脑延髓部（小脑延髓池），就像小脑延髓池（枕大池，15）一样。

大脑皮质被分成许多复杂的褶皱，即脑回。脑回之间为脑沟

没有两个大脑有着相同的脑回和脑沟，但是大体结构一般不变，已被命名。一些具有重要临床意义的结构在第 224 页和第 230 页中已被标出

小脑皮质被分割为许多狭小致密的褶皱，即小叶。不同于脑回，小脑小叶并不能被单独识别，但是特殊区域都已被命名

1. 小脑
2. 枕极
3. 顶枕沟
4. 中央后回
5. 中央沟
6. 中央前回
7. 额上回
8. 额上沟
9. 额中回
10. 额极
11. 纵裂
12. 大脑上静脉
13. 蛛网膜颗粒
14. 小脑半球
15. 蛛网膜及小脑延髓池（枕大池）

大脑静脉 脑外静脉(右面观)

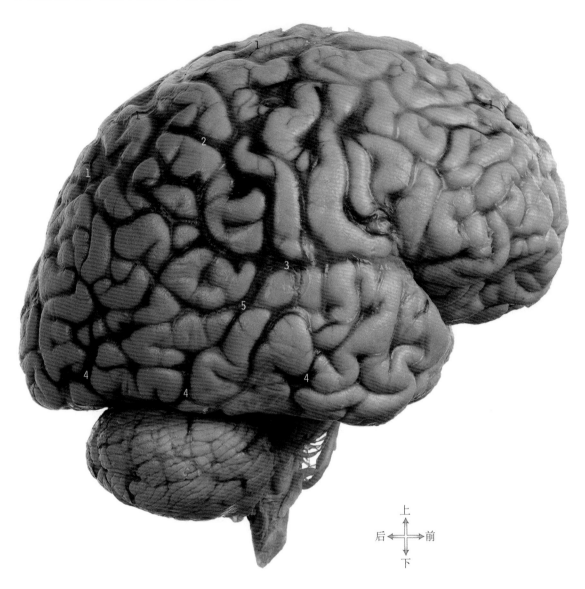

上
后 ⟷ 前
下

大脑左半球蛛网膜被完整保留，它的下面显示出明显的血管。最粗大的是静脉并且一些重要的静脉已被标识（动脉见第 235 页）。

1. 大脑上静脉
2. 上吻合静脉
3. 分布于外侧沟后段的大脑中浅静脉
4. 大脑下静脉
5. 下吻合静脉

大多数大脑静脉并不与动脉相伴行而且其命名也不相同。大脑前静脉为主要的例外

大脑静脉主要被分为前群和后群

大脑内静脉（左侧和右侧）收集来自大脑深部的血液，并形成大脑主静脉（第 228 页，14；第 196 页，15）

不同的外部静脉流经大脑表面：大脑上、下静脉，大脑中浅、中深静脉，上、下吻合静脉和基底静脉。绝大多数汇入了距离其最近的静脉窦

- 大脑上静脉（标号 1），数字 8～12，汇入上矢状窦（第 218 页，5；第 196 页，2、3），更多后静脉弯曲前行也汇入其中（与窦中血流方向相反，窦中是从前往后）

- 大脑中浅静脉（3），沿大脑外侧沟主要区域表面前行最终流入海绵窦（第 206 页，33）

- 大脑下静脉（4）很小，那些在大脑额叶下面的静脉与大脑上静脉汇合注入上矢状窦。来自颞叶部分的静脉汇入海绵窦，岩上窦和横窦（第 206 页，33、12、22）

- 上吻合静脉（2）来自大脑中浅静脉（3），它向后上方走行汇入上矢状窦，下吻合静脉（5）向后下方走行汇入横窦（第 206 页，22）

大脑的内部静脉（第 239 页，B 31）由丘脑纹静脉和脉络膜静脉（由许多相邻的小静脉形成的脉络丛，第 239 页，B 8）共同形成，流经其后方第 3 脑室顶的脉络组织（见于第 239 页注释），并与它对侧胼胝体压部下方的伴行静脉共同汇合成大脑主静脉（第 239 页，B 32；第 228 页，14；第 196 页，15）

基底静脉（第 196 页，16）是由大脑前静脉网（与同名动脉伴行第 196 页，59），大脑中深静脉（来自脑岛，第 224 页，B）和纹状静脉（来自前穿质第 236 页，B 32）共同形成。它向后流经大脑脚的侧边缘汇入大脑主静脉（第 196 页，15）

大脑半球 右侧大脑半球

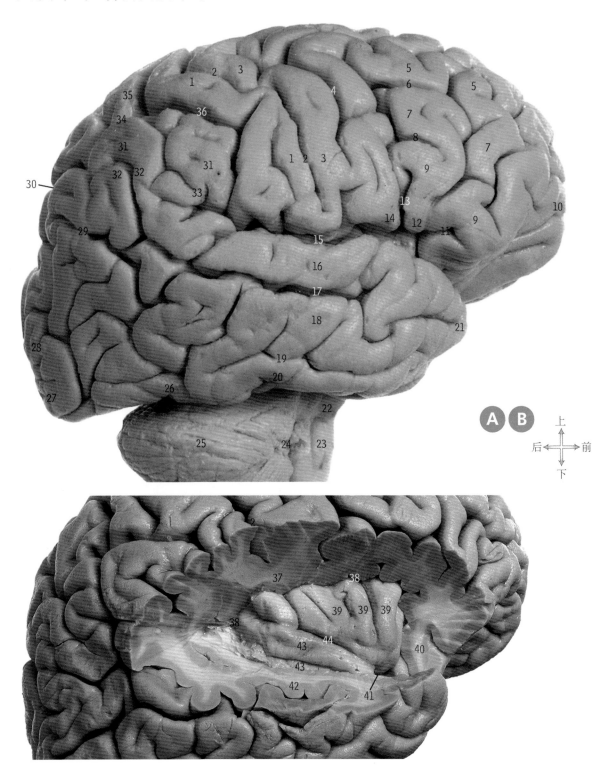

A 上外侧脑表面，右面观

B 岛叶，右面观

C 脑皮质区图，上外侧面

D 脑皮质区图，内侧面

在图 A 中，主要脑沟及脑回已标出。

在图 B 中，外侧沟处的皮质（A15 区域）已被去除以显露出岛叶。岛叶为被埋藏在外侧沟深面的皮质，并且只有当覆盖在其上的脑沟边缘皮质（岛盖部）被去除或翻起才能被观察到。在图 C 和图 D 中脑皮质功能区已经被标出。

1. 中央后回
2. 中央沟
3. 中央前回
4. 中央前沟
5. 额上回
6. 额上沟
7. 额中回
8. 额下沟
9. 额下回
10. 额极
11. 外侧沟前支
12. 额下回三角部
13. 外侧沟升支
14. 额下回岛盖部
15. 外侧沟（后支）
16. 颞上回
17. 颞上沟
18. 颞中沟
19. 颞下沟
20. 颞下回
21. 颞极
22. 脑桥
23. 延髓
24. 绒球小叶
25. 小脑半球
26. 枕前切迹
27. 枕极
28. 月状沟
29. 枕横沟
30. 顶枕沟
31. 顶下小叶
32. 角回
33. 缘上回
34. 顶内沟
35. 顶上小叶
36. 中央后沟
37. 前额叶
38. 岛环状沟
39. 岛短回
40. 额叶岛盖
41. 岛阈
42. 颞叶
43. 岛长回
44. 岛中央沟

大脑半球有额叶、顶叶、枕叶和颞叶

- 额叶就是大脑中央沟（2）前面部分
- 顶叶前边界为中央沟（2），后边界为顶枕沟（30）与枕前切迹（26）连线的上半部分；其下边界为外侧沟后支（15）（有连线沿此分支向后延伸直至大脑后边界）
- 枕叶位于顶枕沟（30）与枕前切迹（26）连线之后
- 颞叶位于外侧沟（15）下方，顶枕沟（30）与枕前切迹（26）连线的下半部分为其后边界

外侧沟由较短的前支和升支（A 11、13）及较长的后支（15）构成，其中后支也为通常所说外侧沟

大脑左半球的外侧沟前支和升支（A11、13）邻近区域包含有语言运动区（Broca 区）

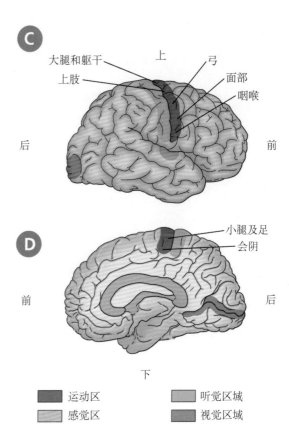

C

大腿和躯干　上　弓　面部　咽喉　上肢

后　前

D

小腿及足　会阴

前　后

下

■ 运动区　■ 听觉区域
□ 感觉区　■ 视觉区域

大脑半球 大脑皮质的血液供应

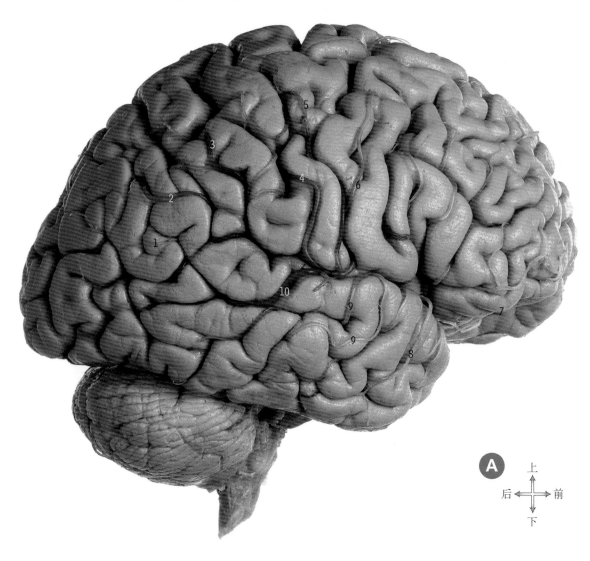

A

上
后 ←→ 前
下

1. 角回动脉
2. 顶叶后动脉
3. 顶叶前动脉
4. 中央后沟动脉　皮质分支
5. 中央沟动脉
6. 中央前沟动脉
7. 额叶底外侧动脉
8. 颞叶前动脉
9. 颞叶中动脉　岛支
10. 颞叶后动脉

🅐 右侧大脑中动脉,右面观

🅑 皮质血液供应图,上外侧面

🅒 皮质血液供应图,内侧面

在图 A 中表面的蛛网膜和所有静脉已被去除,大脑中动脉的分支从外侧沟发出覆盖了大部分皮质上外侧面。

图 B 和图 C 显示了 3 条不同脑动脉供应的皮质区。

大脑中动脉供应大脑皮质上外侧面的很大一部分,除了一条 1cm 宽的上沿边界(B,大脑前动脉,延续自内侧面;C,详见第 231 页),和下边界(B 和 C,大脑后动脉,详见第 231 页)

由大脑中动脉供应的大脑皮质包括大部分的中央前回运动区(但不包括会阴和腿部区域,第 225 页,D)和在外侧沟深部的岛叶(第 224 页,B)

一些小的大脑中动脉分支向后延伸到视觉区域的最外侧部分

大脑前动脉和大脑后动脉的分支见第 232 页,B

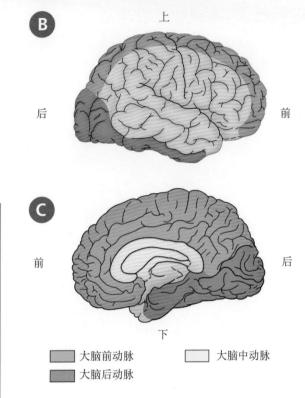

大脑前动脉　　　大脑中动脉

大脑后动脉

脑和脑干 脑和脑干右半部

在图 A 中,大脑沿纵向正中线被切成两半,图为右侧半脑的左面观。连接两侧大脑半球的胼胝体(3~6)形成了一个明显的中心结构。中脑导水管(22)连接第 3 脑室(11)和第 4 脑室(19)。视交叉

(31)位于第 3 脑室前下方,垂体柄(30)位于其后方。

将此部分与图 B 中的磁共振图像进行比较,主要观察颅腔中的相似部分(第 196 页)

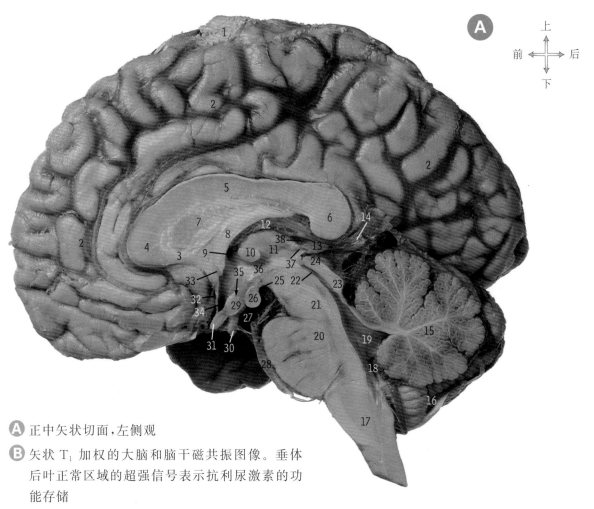

Ⓐ 正中矢状切面,左侧观

Ⓑ 矢状 T_1 加权的大脑和脑干磁共振图像。垂体后叶正常区域的超强信号表示抗利尿激素的功能存储

1. 蛛网膜颗粒
2. 覆盖大脑半球内侧面的蛛网膜和血管
3. 胼胝体嘴
4. 胼胝体膝
5. 胼胝体干
6. 胼胝体压部
7. 透明隔
8. 穹窿体
9. 室间孔
10. 丘脑间黏合
11. 第 3 脑室
12. 第 3 脑室脉络丛
13. 松果体

14. 大脑大静脉
15. 小脑
16. 小脑延髓池
17. 延髓
18. 第 4 脑室脉络丛
19. 第 4 脑室
20. 脑桥
21. 中脑
22. 中脑导水管
23. 下丘
24. 上丘
25. 后穿质
26. 乳头体
27. 脚间池

28. 基底动脉
29. 灰结节
30. 垂体柄(漏斗)
31. 视交叉
32. 终板
33. 前连合
34. 视神经隐窝
35. 漏斗隐窝
36. 下丘脑
37. 松果体隐窝
38. 松果体上隐窝
39. 垂体前叶
40. 垂体后叶

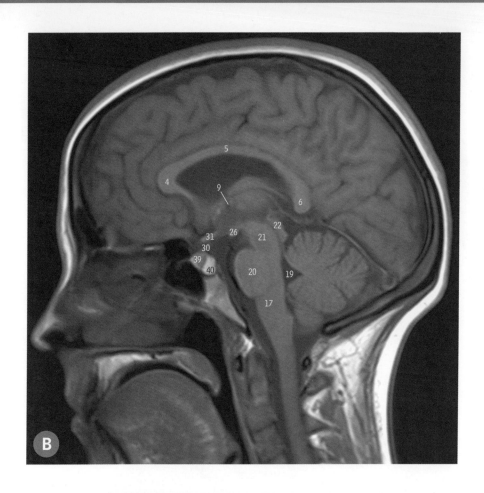

脑干包括中脑(21)、脑桥(20)和延髓(17)

中脑包括两个大脑脚(第236页,A26;第236页,B 39)

每个大脑脚由腹侧脚底和背侧被盖构成。脚底和被盖之间有一层色素沉着的灰质,即黑质

• 被盖包含中脑导水管(22),被盖背侧部与导水管中间部分为顶盖,上丘和下丘(24和23)位于其中

• 当从脑腔中取出脑时,垂体柄(30)被离断,垂体被留在垂体窝内(第196页,50)

垂体由两个发育和功能不同的部分组成,即腺垂体和神经垂体

• 腺垂体(垂体前半部分)是由来自原始口腔的外胚层产物(拉特克囊)发育而来,包括组织结构上的远侧部(垂体前叶)、结节部和中间部

• 神经垂体(垂体的后半部分)是由来自原始前脑的神经外胚层产物发育而来,包括垂体神经部、漏斗和正中隆起。

"垂体前叶"或"前叶"通常指腺垂体的远侧部,"垂体后叶"或"后叶"通常指神经垂体

漏斗部是垂体柄(30)的上部中空部分,包含第3脑室的漏斗隐窝(35)

灰结节位于乳头体(26)和视交叉(31)之间的第3脑室底,包括漏斗基底部的正中隆起。这是神经分泌细胞的分布位点,其产物(调节因子)进入血管的垂体门静脉系统控制垂体前叶细胞的激素释放

垂体前叶(39)释放的激素主要有生长激素、催乳素、促甲状腺激素、促肾上腺皮质激素、黄体生成素和卵泡刺激素

垂体后叶(40)内的激素由位于第3脑室侧壁中的室旁核和视上核内的神经分泌细胞所产生。这些细胞的轴突沿垂体柄下降至垂体后叶,并将分泌产物储存在神经纤维内

垂体后叶的主要激素是催产素和加压素(ADH)

大脑半球和脑干

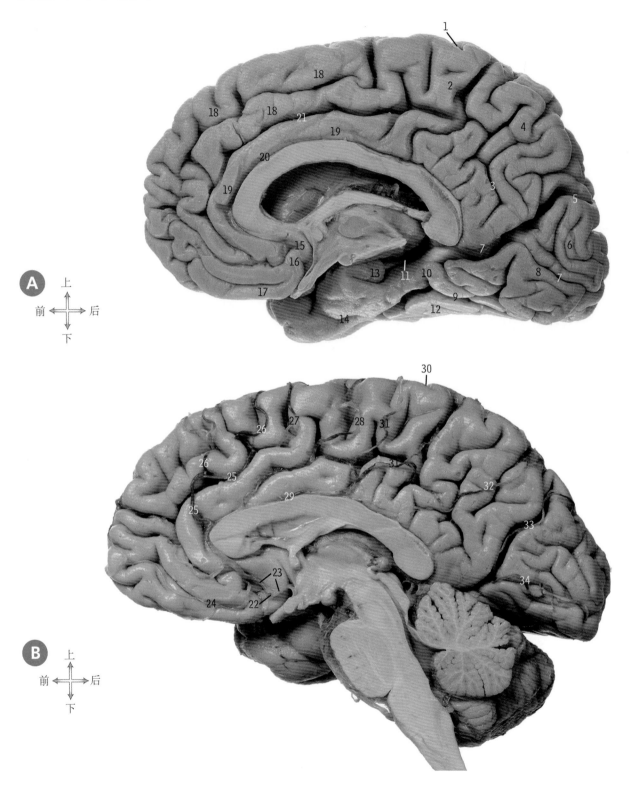

大脑半球内侧面和脑动脉

1. 中央沟
2. 旁中央小叶
3. 顶下沟
4. 楔前叶
5. 顶枕沟
6. 楔叶
7. 距状沟
8. 舌回
9. 侧副沟
10. 海马旁回
11. 齿状回
12. 枕颞内侧回
13. 钩状回
14. 嗅脑沟
15. 终板旁回
16. 胼胝体区
17. 直回
18. 额内侧回
19. 扣带回
20. 胼胝体沟
21. 扣带沟
22. 前交通动脉
23. 大脑前动脉
24. 额叶底内侧动脉
25. 胼胝体缘动脉
26. 额叶前内侧动脉
27. 额叶中间内侧动脉
28. 额叶后内侧动脉
29. 胼周动脉
30. 中央沟动脉
31. 旁中央动脉
32. 楔前动脉从大脑前动脉发出
33. 顶枕叶分支
34. 大脑后动脉发出的距状分支

Ⓐ 右脑半球的内侧面，去除脑干的正中矢状剖面，左面观

Ⓑ 大脑和脑干正中矢状切面的右半部，伴有大脑前动脉和大脑后动脉的分支，左面观

在图 A 中，移除脑干以显露出更多的颞叶内侧面，如海马旁回（10）、侧副沟（9）和距状沟前部（7）。

图 B 显示了大脑前动脉和大脑后动脉的不同皮支；最重要的是到达视觉皮质的分支（对于大脑中动脉的分支，见第 226 页）。

在大脑半球的表面上，大脑前动脉（B23）供应内侧面和远至后端顶枕沟（A5）的皮质，以及邻近中线的上外侧面上部的呈条带状的皮质（第 227 页，B）。皮质供应包括内侧面的会阴和腿部区域（第 225 页，D）

大脑后动脉（第 234 页，A 和 B，9）供应枕叶的皮质及颞叶内侧面和底面向前延伸的区域，包括钩状回（A13），但颞极由大脑中动脉供应。所供应的皮质包括视觉区域（纹状皮质，第 225 页，D；第 240 页，B 39）

脑底 脑和脑干(底面观)

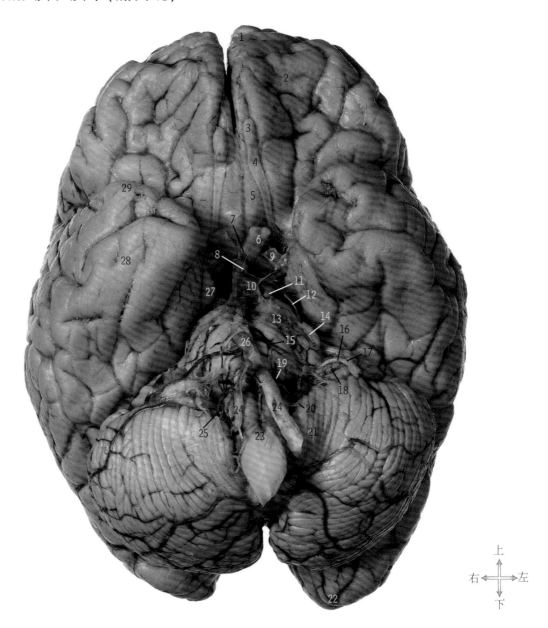

这是脑从颅腔取出后典型的底面视图；一些蛛网膜依然附在脑表面。为了取出脑，延髓(23)、两条椎动脉(24)、颈内动脉(9)和视神经(6)这些较大组织被切断。如果嗅球(3)和脑一起被取出，嗅神经丝总是不可避免地从嗅球被撕脱，剩余的脑神经也会被切掉。垂体柄(8)被切断，留下垂体在颅骨底的垂体窝内(第196页,50)。血管和神经详见第234～239页。

大脑额叶的下表面(2)由于颅前窝中额骨眼眶部的凸起而呈现出一个轻微的凹陷(第30页,A 10)

颞叶下表面(28)对应于颅中窝(第30页,A21)的侧面

脑桥(13)及其表面的基底动脉(26)位于斜坡的后面(第30页,A 42)

延髓(23)在其通过枕骨大孔(第30页,A 4)与脊髓(第196页,30)延续的平面被横切

小脑扁桃体(21)位于枕骨大孔侧面边缘的上方(第196页,63)，颅内压的增高会使其进入枕骨大孔的上部，从而阻塞了脑脊液向脊髓蛛网膜下腔的流通

1. 额极
2. 大脑颞叶的下表面
3. 嗅球
4. 嗅束
5. 直回
6. 视神经
7. 视交叉
8. 垂体柄
9. 颈内动脉
10. 蛛网膜覆盖着乳头体
11. 动眼神经
12. 滑车神经
13. 脑桥
14. 三叉神经
15. 迷路动脉
16. 面神经
17. 前庭蜗神经
18. 绒球小叶
19. 展神经
20. 舌咽神经根,迷走神经和副神经的颅部
21. 小脑扁桃体
22. 枕极
23. 延髓
24. 椎动脉
25. 小脑下后动脉
26. 基底动脉
27. 钩
28. 颞叶下表面
29. 颞极

脑底 脑和脑干的基底动脉

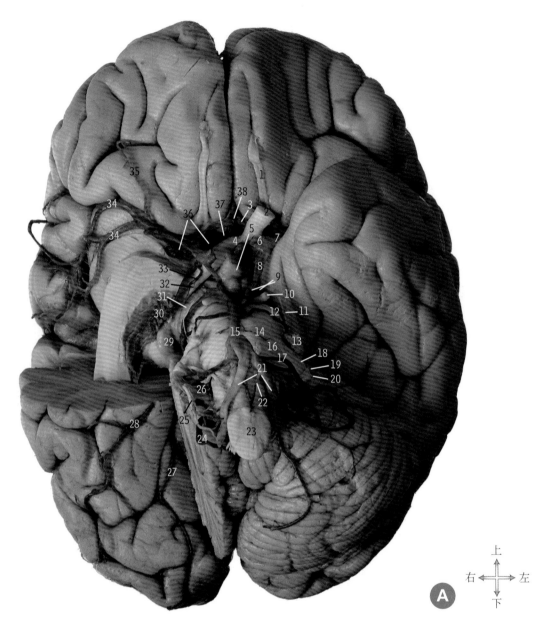

Ⓐ 大脑底面观,伴随动脉位于其原位

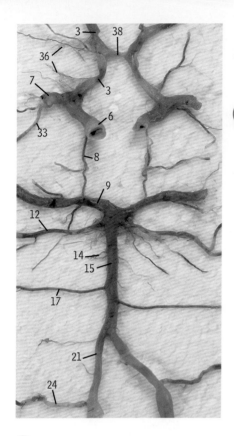

上
右 — 左
下

B

B 基底动脉环和相关血管

参与基底动脉环（见注释）的血管被展示：前交通动脉（38，正中线）、双侧大脑前动脉（3）、颈内动脉（6）、后交通动脉（8）和大脑后动脉（9，起源于基底动脉，15）。

在图 A 中，切除右侧颞叶的前半部并打开外侧沟以展示大脑中动脉的侧面走行，其发出皮支（如 34、35）分布于大脑半球的外侧面（第 226 页）。视交叉（4）发出视束（32）向后绕过大脑脚（31）到达外侧膝状体（29）。视束上表面有脉络丛前动脉（33），其汇入侧脑室下角（30）的脉络丛，并组成了侧脑室和第 3 脑室脉络丛的主要部分。

在图 B 中，不同的动脉被整体剥离并铺展开以展示它们之间的吻合联系。

1. 嗅束
2. 视神经
3. 大脑前动脉
4. 视交叉
5. 垂体柄
6. 颈内动脉

7. 大脑中动脉
8. 后交通动脉
9. 大脑后动脉
10. 动眼神经
11. 滑车神经
12. 小脑上动脉
13. 三叉神经
14. 迷路动脉
15. 基底动脉
16. 脑桥
17. 小脑前下动脉
18. 小脑中脚
19. 面神经
20. 前庭蜗神经
21. 椎动脉
22. 脊髓前动脉
23. 延髓
24. 小脑后下动脉
25. 副神经脊髓根
26. 舌咽神经根，迷走神经和副神经的颅部
27. 颞后动脉 ⎫ 大脑后动脉分支
28. 颞中动脉 ⎭
29. 外侧膝状体
30. 侧脑室下角脉络丛
31. 大脑角
32. 视束
33. 脉络丛前动脉
34. 大脑中动脉皮支
35. 额底外侧动脉
36. 大脑中动脉和大脑前动脉的纹状体分支
37. 大脑前动脉的长中央支
38. 前交通动脉

基底动脉环是颈内动脉和椎血管系统之间的吻合。它是六边形，而不是圆形。每一个颈内动脉（6）的脑前分支（3）都通过前交通动脉（单条）（38）参与了动脉环的组成。每侧后交通动脉（8）连接颈内静脉（6）和大脑后动脉（9）。其中大脑后动脉是基底动脉（15）的终支，而基底动脉又由两条椎动脉（21）汇合而成。在颈内动脉的前交通动脉和后交通动脉分支处，有大脑中动脉（7）从侧边发出

进入前穿质（第 236 页，B 32）的大脑中动脉和大脑前动脉（36）的纹状体分支供应（位于其他组织中）内囊（第 241 页）。其中大脑中动脉的分支被认为是"大脑出血动脉"，因为它特别容易破裂并且损害经过内囊的皮质脑干束和皮质脊髓束。这种类型的血管破损会导致不同程度的瘫痪，特别是对于肢体，并且普遍称其为"卒中"

第 3 根脑神经（动眼神经）和第 4 根脑神经（滑车神经）（10、11）在大脑后动脉和小脑上动脉（9、12）之间通过

脑底 脑干,脑神经和膝状体

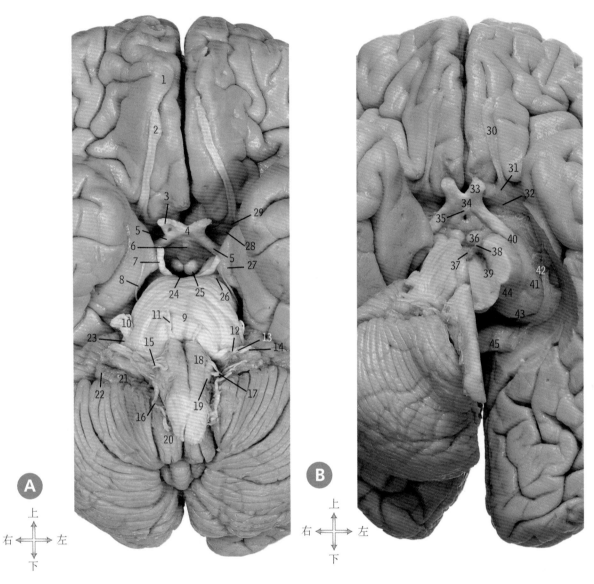

1. 嗅球
2. 嗅束
3. 视神经
4. 视交叉
5. 视束
6. 垂体柄
7. 动眼神经
8. 滑车神经
9. 脑桥
10. 三叉神经
11. 展神经
12. 面神经运动根
13. 面神经感觉根
14. 前庭蜗神经
15. 舌咽神经根,迷走神经和副神经的颅部

16. 副神经的脊髓部
17. 舌下神经根
18. 延髓锥体
19. 橄榄
20. 小脑扁桃体
21. 第 4 脑室脉络丛
22. 小脑绒球小叶
23. 小脑中脚
24. 后穿质
25. 乳头体
26. 大脑脚
27. 钩
28. 前穿质
29. 嗅三角
30. 嗅束

31. 嗅三角
32. 前穿质
33. 视神经
34. 视交叉
35. 垂体柄
36. 乳头体
37. 后穿质
38. 动眼神经
39. 大脑脚
40. 视束
41. 外侧膝状体
42. 侧脑室下角脉络丛
43. 丘脑枕
44. 内侧膝状体
45. 胼胝体压部

Ⓐ 脑和脑干,底面观

Ⓑ 大部分左侧脑干被移除

Ⓒ 视觉通路和视野缺损模式

　　在图 A 中,所有的血管被清除以清晰地展示脑神经及其与脑干的关系。

　　在图 B 中,左侧脑干在中脑水平被切除以展示出视束(40)向后绕过大脑脚(39)达到外侧膝状体(41),其中内侧膝状体与外侧膝状体(44)相邻。

　　图 C 展示了一个视觉通路图及该通路中不同位置的损伤所导致的视野缺损模式。

脑神经已经被编号(罗马数字)并被命名。		
Ⅰ	第 1 根脑神经	嗅神经
Ⅱ	第 2 根脑神经	视神经
Ⅲ	第 3 根脑神经	动眼神经
Ⅳ	第 4 根脑神经	滑车神经
Ⅴ	第 5 根脑神经	三叉神经
Ⅵ	第 6 根脑神经	展神经
Ⅶ	第 7 根脑神经	面神经
Ⅷ	第 8 根脑神经	位听神经
Ⅸ	第 9 根脑神经	舌咽神经
Ⅹ	第 10 根脑神经	迷走神经
Ⅺ	第 11 根脑神经	副神经
Ⅻ	第 12 根脑神经	舌下神经

嗅神经(Ⅰ)由约 20 根神经丝组成,其穿过筛骨的筛板,组成嗅束(A 2),并最终达到位于额叶下表面的嗅球(A 1)

视神经(Ⅱ)(A 3)从眼球发出,向后穿过视神经管(第 206 页,4)达到视交叉(A 4)

动眼神经(Ⅲ)(A 7;B 38)经大脑脚(A 26)内侧发出

滑车神经(Ⅳ)(A8)是唯一从脑干背侧发出的脑神经(源自中脑,在下丘之后,第 246 页,C、D、38)。它环绕大脑脚外侧走行

三叉神经(Ⅴ)(A 10)源于脑桥外侧面(A 9),此处脑桥延续为小脑中脚(A 23)

展神经Ⅵ(A11)源于脑桥(A 9)和延髓锥体(A 18)连接处的近中线部位

面神经(Ⅶ)(A 12、13)和位听神经(Ⅷ)(A 14)源于延髓脑桥三角的外侧

舌咽神经(Ⅸ)、迷走神经(Ⅹ)和副神经(Ⅺ)的颅部源于延髓背外侧沟(A19)

副神经的脊髓部(A16)源于颈上 5 或颈 6 的副神经核,背侧为齿状韧带(第 246 页,F47),向上走行在延髓外侧加入副神经的颅部

舌下神经(Ⅻ)(A 17)源于延髓锥体和橄榄之间(A18、19)

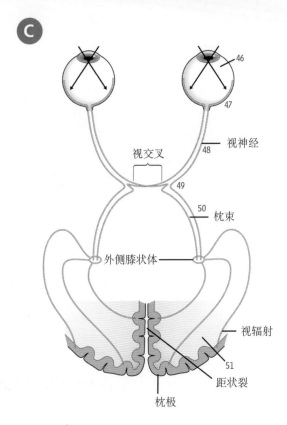

视交叉

视神经

枕束

外侧膝状体

视辐射

距状裂

枕极

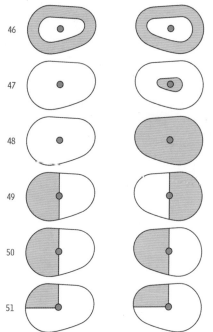

46. 同心缩小(视野狭窄)
47. 中心盲
48. 单侧视野完全丧失
49. 两颞侧偏盲
50. 同向偏盲
51. 象限偏盲

脑半球内部 脑室

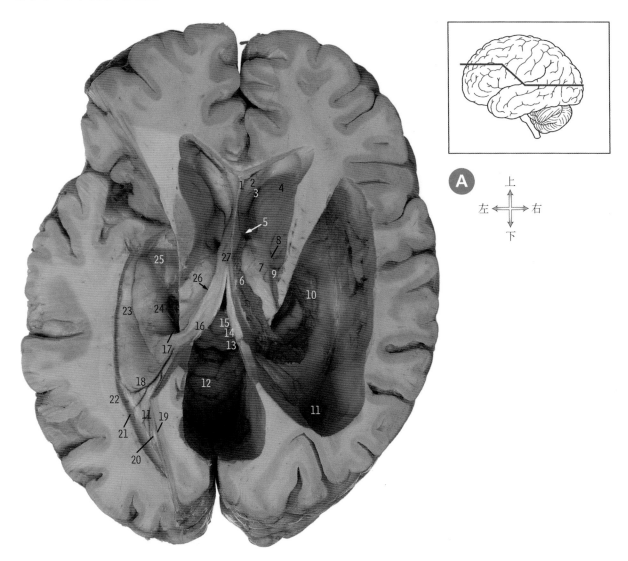

A

上
左 ← → 右
下

在图 A 中,切除大脑半球的上半部分显露出侧脑室。右半侧,侧脑室中央部(6～9)前面室间孔(5)之前的部分称为前角(3),后侧向前下方弯曲形成下角(10),向后为后角(11)。左半侧,下角和后角在更深层次被打开。在下角底可以看到海马(24 和 25)和侧副隆起(由侧副沟所导致,见第230 页,A 9)。位于下角和后角交叉处的是侧副三角(18)。球茎(19,由胼胝体纤维构成)和"距"(20,距状沟的凸起,见第230 页,A 7)位于后角的内侧壁。视辐射(22)在后角的外侧。

在图 B 中,蓝色菱形区域前标着标识数字 30和 31 的地方是第 3 脑室顶(B30)。

Ⓐ 侧脑室，上面观

Ⓑ 侧脑室和第 3 脑室顶，上面观

1. 透明隔
2. 胼胝体嘴（后侧面）
3. 侧脑室前角
4. 尾状核头部
5. 室间孔
6. 侧脑室体部脉络丛
7. 丘脑
8. 丘脑纹状静脉
9. 尾状核体
10. 侧脑室下角脉络丛
11. 侧脑室后角
12. 小脑蚓部
13. 下丘
14. 上丘
15. 松果体
16. 穹窿脚
17. 海马伞
18. 侧副三角
19. 后角球
20. 禽距
21. 胼胝体毯
22. 视辐射
23. 侧副隆起
24. 海马
25. 海马脚
26. 脉络裂
27. 穹窿体
28. 穹窿前柱
29. 第 3 脑室脉络组织
30. 第 3 脑室脉络丛［可见于第 3 脑室脉络组织（29）下面］
31. 大脑内静脉
32. 大脑大静脉

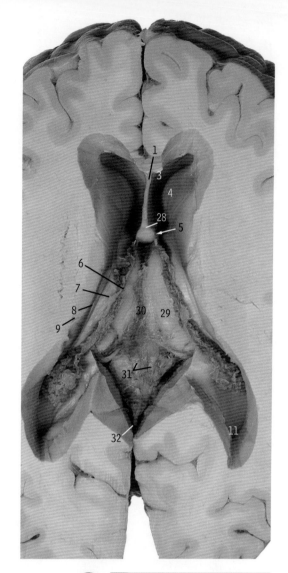

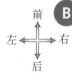

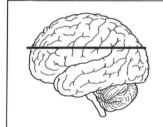

大脑的脑室：
- 第 3 脑室（第 228 页，11），每一侧各有一个室间孔（5；第 228 页，9）连通侧脑室
- 侧室脑，包括中央部（6），前角，下角和后角（3、10、11）
- 中脑导水管（第 228 页，22），连接第 3 脑室（第 228 页，11）和第 4 脑室
- 第 4 脑室，在脑桥的下部和延髓的上部之后（第 228 页，17），有一个在室顶的正中孔（第 246 页，E 40）和两个在外侧隐窝的外侧孔（第 246 页，C 31），通过它们，脑脊液可进入蛛网膜下隙

双层软脑膜（如 B 29）以脉络组织命名，当它包含着大量毛细血管并被室管膜（侧脑室内层上皮组织）覆盖时，称它为脉络丛（如 A 和 B，6）

脑脊液由脉络丛产生。有大量的络丛位于第 3 脑室顶（B 30），并通过双侧室间孔（A、B，5）延伸至侧脑室中央部（A、B，6）和下角（A 10）（无延伸至侧脑室前角和后角，3、11）

与上述结构无关联的独立的脉络丛分布于第 4 脑室顶（第 228 页，18；第 246 页，D，39），它延伸穿过外侧孔并可见于延髓脑桥三角（第 236 页，A 21）附近的大脑下底面

脑半球内部
内囊和基底核

在图 A 中，左侧大脑半球在室间孔（6）水平被切开，右侧大脑半球在高于左侧约 1cm 水平被切开。左半侧，内囊（27～29）可见于内侧的尾状核头（7）和丘脑（26）及外侧的豆状核（30、31）之间。右半侧切面略高，构成内囊的神经纤维形成了辐射冠（13）。右侧视图向下可见分布有脉络丛

（11）的侧脑室中央部和脑室底丘脑（10）的上表面。左侧视图可见丘脑（26）的横断面。侧脑室前角（4）向前伸入额叶，后角（18）向后伸入枕叶。视辐射（20）沿后角外侧走行，中间隔以胼胝体毯（19），其为胼胝体压部（14）纤维薄层，此外，胼胝体的主体位于后角内侧，形成大钳（15）。

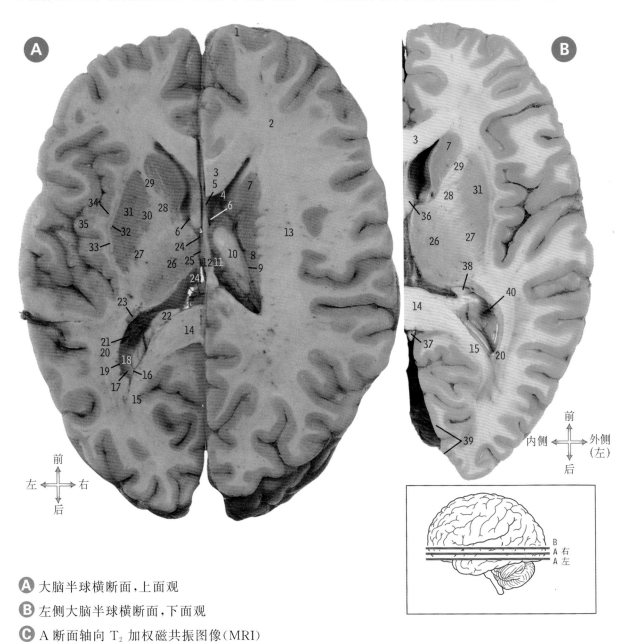

A 大脑半球横断面，上面观

B 左侧大脑半球横断面，下面观

C A 断面轴向 T₂ 加权磁共振图像（MRI）

在图 B 中，与 A 图左侧平面相近水平向上观，第 3 脑室（24）位于中线，在前方通过室间孔（6）与侧脑室前角（4）相交通，其中，室间孔内侧界为穹窿前柱（36），外侧界为丘脑（26）。注意与磁共振图像中主要特征进行比较（图 C）。

1. 额极
2. 胼胝体小钳
3. 胼胝体膝
4. 侧脑室前角
5. 透明隔
6. 室间孔
7. 尾状核头
8. 尾状核体
9. 丘脑纹状静脉
10. 丘脑
11. 侧脑室中央部脉络丛
12. 穹窿体
13. 辐射冠
14. 胼胝体压部
15. 胼胝体大钳
16. 后角球
17. 禽距
18. 侧脑室后角
19. 胼胝体毯
20. 视辐射
21. 侧脑室下角脉络丛
22. 穹窿脚
23. 尾状核尾部
24. 第 3 脑室
25. 丘脑间黏合
26. 丘脑
27. 内囊后肢
28. 内囊膝
29. 内囊前肢
30. 豆状核苍白球
31. 豆状核壳
32. 外囊
33. 屏状核
34. 最外囊
35. 岛叶
36. 穹窿前柱
37. 松果体
38. 海马伞部
39. 大脑皮质视觉区
40. 侧脑室后角、下角交界处

前
右　　左
后

内囊包括：
· 内囊前肢
· 膝部
· 内囊后肢
· 豆状核下部
· 豆状核后部
前肢（29）位于尾状核头部（7）和豆状核（30、31）之间。其主要纤维成分是从额叶皮质各部投射到丘脑（双向）和脑桥核的纤维
膝部（28）在前、后肢（29、27）之间。其最重要的纤维是皮质核束（原来称为皮质延髓束），为从头部和颈部的运动皮质区（中央前回）投射到脑神经脑运动核团的纤维

后肢（27）位于丘脑（26）和豆状核（30 和 31）之间。除了包含投射到脑桥核的纤维，它还有从丘脑到中央后回的感觉通路纤维（丘脑皮质纤维）和从运动皮质，投射到脊髓前角细胞的皮质脊髓束。这些运动纤维主要占据后肢的前 2/3
豆状核下部包括从豆状核后端的下方通过的纤维。其中最重要的纤维是听辐射，它从内侧膝状体走行至听觉皮质
豆状核后部由后肢后端的纤维构成，其从外侧膝状体走行至视觉皮质并由此构成了视辐射
临床上，内囊最重要的部分是膝部和后肢的前 2/3，因为这是联系皮质和脑神经核及脊髓前角细胞的运动纤维所在的位置。出血或者血栓会损害这些"上运动神经元"，导致中风的典型症状瘫痪（第 235 页）

脑半球内部
脑半球和脑干的冠状切面

1. 胼胝体
2. 透明隔
3. 穹窿体
4. 脉络丛
5. 侧脑室中央部
6. 丘脑
7. 丘脑纹状静脉
8. 尾状核体
9. 辐射冠
10. 内囊
11. 外囊
12. 最外囊
13. 岛叶
14. 尾状核尾
15. 侧脑室下角
16. 侧副沟
17. 海马旁回
18. 海马

19. 侧脑室下角脉络丛
20. 脉络膜裂
21. 视束
22. 大脑脚的皮质脊髓束和皮质核束
23. 脑桥的皮质脊髓束和皮质核束
24. 延髓锥体的皮质脊髓束纤维
25. 黑质
26. 红核
27. 底丘脑核
28. 第3脑室
29. 豆状核苍白球
30. 豆状核壳
31. 屏状核
32. 基底动脉
33. 蝶窦
34. 下颌骨
35. 翼状肌

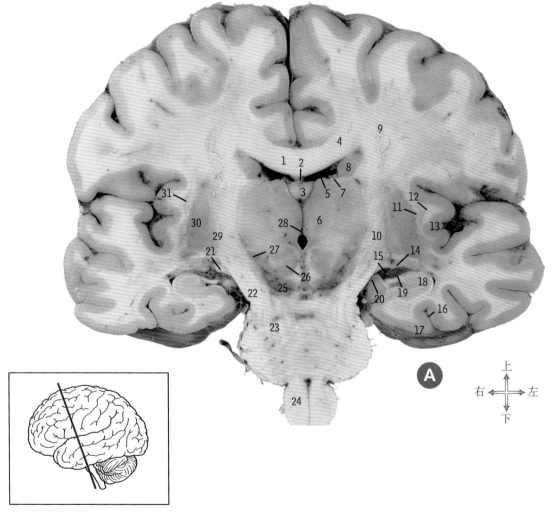

Ⓐ 斜冠状断面，前面观

在图 A 断面中,从前往后看,标本被以略斜角度切开以显示内囊(10)运动纤维如何从大脑半球发出并向下穿过中脑(大脑脚、22)、脑桥(23)和延髓(24)。侧脑室中央部斜剖底面(5)是由丘脑(6)、尾状核体(8)及它们中间的丘脑纹状静脉(7)构成。顶部是胼胝体(1),和在中线隔开两侧侧脑室的透明隔(2)。海马体(18)在侧脑室下角(15)的底部,而尾状核(14)的尾部在侧脑室下角的顶部。

冠状位磁共振图像(MRI)B 与 A 平面相比更靠前并向下包括了更多内容,其显示出了蝶窦(33)、下颌骨(34)和齿状突(35)。

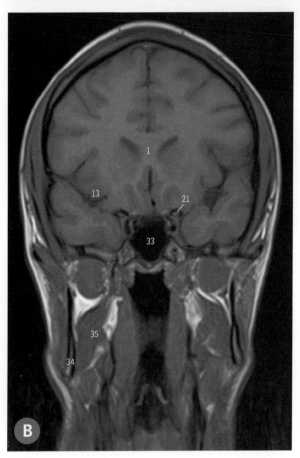

基底核(临床上仍称为基底神经节)包括几个大脑半球白质中的皮质下细胞核团,特别是尾状核和豆状核(A8、29、30)。从其功能方面考虑,基底核现在通常还包括黑质(25)和底丘脑核(A 27)(均在中脑,而不在大脑),而不包括杏仁核(在尾状核尾部的前端),因为它在功能方面与大脑边缘系统有关

基底核在功能上是锥体外系的组成部分。锥体外系疾病不引起瘫痪,却常导致异常的不自主运动及反射活动和肌张力障碍,如黑质多巴胺神经递质的缺失所引起的帕金森病

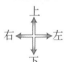 T₁加权磁共振图像(MRI)冠状位

上
右 ← → 左
下

小脑 小脑与脑干

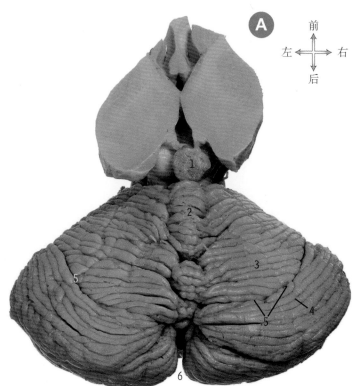

前
左 右
后

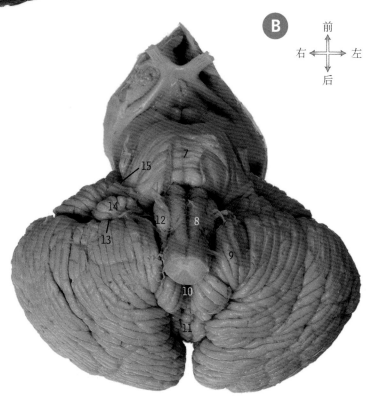

前
右 左
后

Ⓐ 上面观

Ⓑ 下面观

1. 松果体
2. 小脑蚓部
3. 小脑半球
4. 小脑叶
5. 原裂
6. 小脑切迹
7. 脑桥
8. 延髓锥体
9. 小脑扁桃体
10. 蚓垂
11. 蚓锥体
12. 橄榄
13. 背外侧（后外侧）裂
14. 小脑绒球
15. 小脑中脚

在图 A 中,从上面俯视,可见小脑的中央蚓部(2)与两侧的小脑半球(3)。松果体(1)向后的投射起于第 3 脑室(未标记)至中脑上(与第 228 页 13 图的侧面观进行比较)。

在图 B 中,前面或腹面观显示了脑桥(7)侧

向延伸为小脑中脚,其进入小脑半球后消失(如第 236 页,A23)。小脑绒球(14)在小脑脚的后方,扁桃体(9)是位于枕骨大孔边缘的一部分小脑半球(如第 196 页,63)。

小脑占据了颅后窝的大部分(第 196 页,22)并且被小脑幕所覆盖(第 206 页,36)

小脑包括中央纵区、小脑蚓部(A2)和两侧的小脑半球(A3)

和大脑一样,小脑由表层的灰质和内部的白质构成

每个小脑半球的白质包括 4 个皮质下细胞核团:齿状核、球状核、栓状核和小脑顶核。小脑大多数传出纤维起自这 4 个核团;最重要的核团是齿状核(第 246 页,B23)

小脑通过三对小脑脚和脑干相联系,每对小脑脚对应脑干的不同部分:
- 经小脑上脚到达中脑(第 246 页,C24)
- 经小脑中脚到达脑桥(B 15;第 246 页,C25)
- 经小脑下脚到达延髓(第 246 页,C26)

下面是有关小脑构成和功能的注释,是对一个复杂器官的简化概要,但足以大体理解其重要性

从功能上讲,小脑与协调肌肉的运动有关,而与意识感觉无关。每个小脑半球影响自己的同侧:如左侧小脑半球有助于控制左臂和左腿;与此相反,左侧大脑半球则由于皮质脊髓束在延髓的锥体交叉,而影响右臂和右腿(对侧)

在正中矢状切面上可很好地辨认出各命名部分(如第 246 页,A),它们可以方便地根据其系统发生(进化)的不同进行分组

前面的小舌(第 246 页,A 21)和后面的小脑蚓小结(第 246 页,A 10)与小脑绒球相延续(A14,其构成了绒球小结叶),它们是小脑最古老的部分(古小脑),又称为前庭小脑,主要与前庭功能有关(平衡)

前小脑蚓的中央小叶和山顶(第 246 页,A20、19),小脑蚓的后部蚓垂和蚓垂体(第 246 页,A11、13)及原裂前的小脑半球(A5;第 246 页,A18)构成了前叶,又为旧小脑或脊髓小脑,它们接收来自脊髓的纤维并与姿势的调整和肌紧张有关

小脑蚓的其余部分(第 246 页,A15~17)和原裂以后的小脑半球(第 246 页,A11~18)构成了中叶(有时也被混淆称为后叶)。这是小脑中最大也是进化最晚的部分,即新小脑,它接收来自大脑皮质经脑桥核换元后的纤维传入并主要与肌张力和肌肉的精细运动有关

从上述可见小脑功能受损,如肿瘤的压迫,常导致平衡失调和肢体运动不协调(共济失调),并伴随肌张力的丧失(肌张力减退)和眼球震颤(眼球的来回摆动),但没有瘫痪现象

小脑、脑干和脊髓

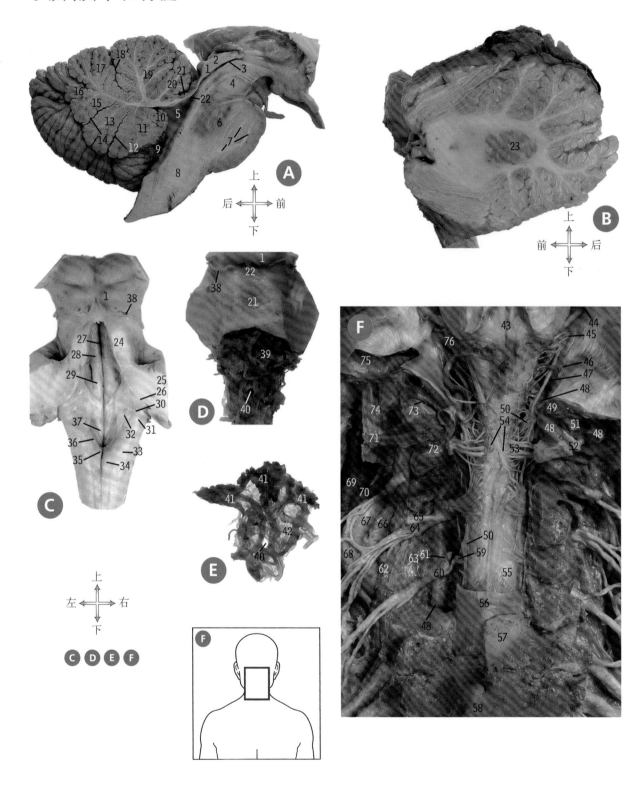

小脑和脑干的部分及颈髓

Ⓐ 脑干和小脑的左半部分,正中矢状切面,右面观

Ⓑ 右侧小脑半球斜矢状切面,左面观

Ⓒ 第 4 脑室底,后面观

Ⓓ 第 4 脑室顶,后面观

Ⓔ 分离的第 4 脑室脉络丛,后面观

Ⓕ 脑干下部和脊髓颈段,后面观

在图 A 中矢状断面上,小脑的不同部分都已做标记(9~21)。皮质核束和皮质脊髓束(7)经脑桥(6)下行至延髓(8)。

在图 B 中小脑半球的截面显示了齿状核(23),它是皮质下核团中最大的。

在图 C 中第 4 脑室底的侧面可见 3 个小脑脚的切边(24~26),它们连接了小脑和中脑,脑桥以及延髓。

在图 D 中原位展示了第 4 脑室顶后部的脉络丛和脉络组织(39)。

在图 E 中,部分结构被分离出来以强调展示 T 形脉络丛(41)和脉络组织(42)中的正中孔(40)。

在图 F 中,颅骨和上位椎骨的后部被去除以显示脊髓和脑干相延续,其中,可见脊神经后根神经丝从脊髓发出(在 53)。副神经的脊髓根(47)向上穿过枕骨大孔(49)在颈静脉孔(45)处加入颅部。脊神经前根神经丝(如 59)和腹侧的齿状韧带(50)共同形成了脊神经前根,它和脊神经后根(61,脊神经后根神经丝背侧韧带被去除以显示出脊神经前根神经丝)在背根神经节(60)外侧一同构成了脊神经。脊神经向外又分为前支和后支(如 64 和 65)。

1. 下丘
2. 中脑顶盖
3. 中脑导水管
4. 中脑被盖
5. 第 4 脑室
6. 脑桥
7. 皮质核束和皮质脊髓束
8. 延髓
9. 第 4 脑室脉络丛
10. 小结
11. 蚓垂
12. 次(锥体后)裂
13. 蚓锥体
14. 锥体前裂
15. 蚓结节
16. 蚓叶
17. 山坡
18. 原裂
19. 山顶
20. 中央小叶
21. 小舌
22. 上髓帆
23. 齿状核
24. 小脑上脚
25. 小脑中脚
26. 小脑下脚
27. 中央沟
28. 内侧隆起
29. 面丘
30. 髓纹
31. 侧隐窝
32. 前庭区
33. 楔束结节
34. 薄束结节
35. 闩
36. 迷走神经三角
37. 舌下神经三角
38. 滑车神经
39. 脉络丛和脉络组织
40. 正中孔
41. 脉络丛
42. 脉络组织
43. 第 4 脑室顶
44. 内耳道及其中的面神经、前庭蜗神经和迷路动脉
45. 舌下神经根、迷走神经、副神经颅部和颈静脉孔
46. 小脑后下动脉
47. 副神经脊髓根
48. 椎动脉
49. 枕骨大孔缘
50. 齿状韧带
51. 寰椎侧块
52. 第 1 颈神经和寰椎后弓
53. 第 2 颈神经后根
54. 脊髓后动脉
55. 蛛网膜
56. 硬脑膜
57. 第 6 颈椎椎弓板
58. 第 7 颈椎棘突
59. 第 4 脊神经前根丝
60. 第 4 脊神经背根神经节
61. 第 4 脊神经后根
62. 前斜角肌
63. 头长肌
64. 第 3 脊神经前支
65. 第 3 脊神经后支
66. 颈外动脉
67. 颈内动脉
68. 迷走神经
69. 颈内静脉
70. 椎静脉丛静脉
71. 寰椎横突
72. 寰枢外侧关节囊
73. 寰枕关节
74. 头外侧直肌
75. 乙状窦
76. 第 4 脑室外侧隐窝脉络丛

颈椎和枕下区

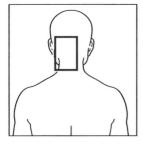
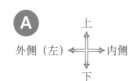
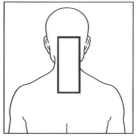
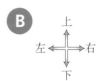

外侧（左）⟷ 内侧
上／下

左 ⟷ 右
上／下

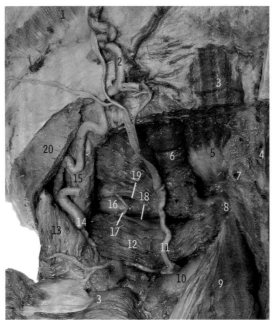

A 左侧枕下三角

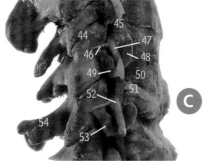

C 椎间孔和脊神经,右面观

后 ⟷ 前
上／下

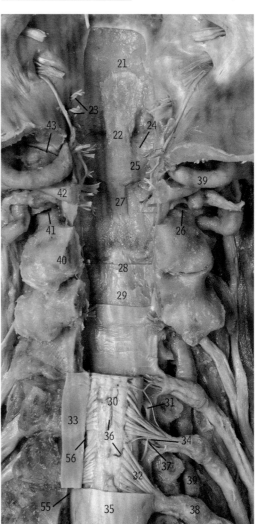

B 脊柱和脊神经,后面观

颈椎 后颈和椎骨连接　枕下区域,脊柱和脊神经

在图 A 中,枕下区域已经通过移除斜方肌和部分夹肌(20)及半棘肌(3)被显露出来。枕下三角(见下方注释)中的基本结构是椎动脉(16)。

在图 B 中,椎弓和大多数颅骨已经被移除,同样被移除的还有部分脑膜和脊髓。盖膜(28)是后纵韧带(29)向上的延续。寰椎上横向的韧带(25)组成了寰椎十字韧带(22、27)的横向部分;所有这些都可以通过移除盖膜而显示出来。

在图 C 中,颈椎的侧视图显示了椎间孔中(见于第 231 页)一个典型的背根神经节(如 52),并且脊神经分成了一个细小的后支(如 46)和一个粗大的前支(47)。

枕下三角:
- 境界——头后大直肌(A6)、头上斜肌(15)和头下斜肌(12)
- 底层——寰枕后膜(19)和寰椎后弓(18)
- 内容物——椎动脉(16);第 1 颈神经的后支(17)

不要将这 3 个与脑膜联系的间隙弄混淆了:硬膜外腔(有时也叫硬膜外间隙),在椎管中位于硬脑膜外;硬膜下腔,位于硬膜内(在硬膜和蛛网膜之间);蛛网膜下隙,位于蛛网膜内(在蛛网膜和位于脑和脊髓的表面的软膜之间)并且充盈有脑脊液

---

1. 枕肌额肌枕腹
2. 枕动脉
3. 头半棘肌
4. 项韧带
5. 头后小直肌
6. 头后大直肌
7. 寰椎后结节
8. 枢椎棘突
9. 颈半棘肌
10. 枢椎椎板
11. 枕大神经
12. 头下斜肌
13. 头最长肌
14. 寰椎横突
15. 头上斜肌
16. 椎动脉
17. 颈 1 神经的后支
18. 寰椎后弓
19. 寰枕后膜
20. 头夹肌
21. 枕骨的基底部与和盖膜附着的位置
22. 十字韧带的上部纵行带
23. 舌下神经与神经管
24. 翼状韧带
25. 寰椎横韧带
26. 枢椎上关节面
27. 十字韧带的下部纵行带
28. 盖膜

29. 后纵韧带
30. 脊髓
31. 齿状韧带
32. 脊神经后根神经丝
33. 蛛网膜和硬脑膜(掀起)
34. 根动脉
35. 硬膜
36. 脊髓后动脉
37. 脊神经前根丝
38. 背根节上的硬膜鞘
39. 椎动脉
40. 枢椎椎板
41. 寰枢外侧关节
42. 寰椎后弓
43. 寰枕关节
44. 关节突关节
45. 椎动脉
46. 后支 }
47. 前支 } 来自第 4 颈神经
48. 前结节 }
49. 后结节 } 横突
50. 第 4 颈椎体
51. 椎间盘
52. 椎间孔中的第 5 颈神经的背根神经节
53. 脊神经(前支)压迹
54. 第 5 颈椎的棘突
55. 硬膜外腔
56. 蛛网膜下隙

临床影像

颅 和鼻旁窦

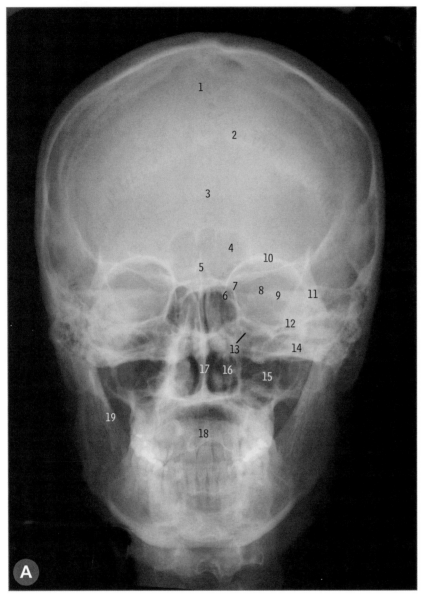

1. 矢状缝
2. 人字缝
3. 大脑镰的钙化
4. 额窦
5. 筛骨鸡冠
6. 筛骨小房
7. 蝶骨小翼
8. 眶上裂
9. 蝶骨大翼
10. 眶上缘
11. 额颧缝
12. 眶下缘
13. 圆孔
14. 颞骨岩部
15. 上颌窦
16. 下鼻甲
17. 鼻中隔
18. 枢椎齿突
19. 下颌冠突

Ⓐ 后前位视角

上
右 ← → 左
下

当对一个复杂结构（如一块颅骨）进行成像时，会有大量骨性结构的重叠。

在图 A 这样一个后前位的视角中，明显的特征是眼眶［上缘（10）和下缘（12）］和鼻中隔（17），并且筛骨的鸡冠（5）在更高的水平上。额窦（4）更小并且会在大脑镰中出现一些在其他视图中看不到的钙化现象（3）。筛骨窦（6）位于眼眶的中间位置，透过筛窦可看到蝶骨小翼（7）和眶上裂（8）。在更低的水平上可看到圆孔（13），在其下方为半透明的上颌窦（15）。

颅 侧面观

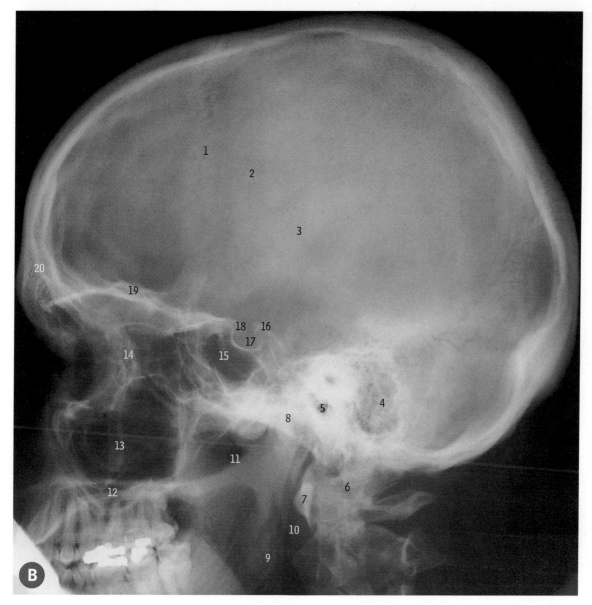

侧视图 B 中的中心标志为垂体窝（17）、前床突（18）及后床突（16）。在颅骨顶部，颅骨骨缝线（如1）一定不能与血管的标记（2、3）弄混淆。外耳道（5）的位置已经被指明，下颌头（8）也一样；至于那些重叠的骨性结构，尤其是颞骨岩部，在这一区域中其细节难以辨认，而后部的蜂窝状乳突小房（4）结构则很清晰。在牙齿上的不透明物为牙齿填充物。

1. 冠状缝
2. 脑膜中动脉额支
3. 脑膜中动脉顶支
4. 乳突小房
5. 外耳道
6. 乳突
7. 寰椎前弓
8. 下颌头
9. 下颌角
10. 口腔部 ｝咽
11. 鼻部
12. 硬腭
13. 上颌窦
14. 筛窦
15. 蝶窦
16. 后床突
17. 垂体窝
18. 前床突
19. 颅前窝底部
20. 额窦

颅 正面观

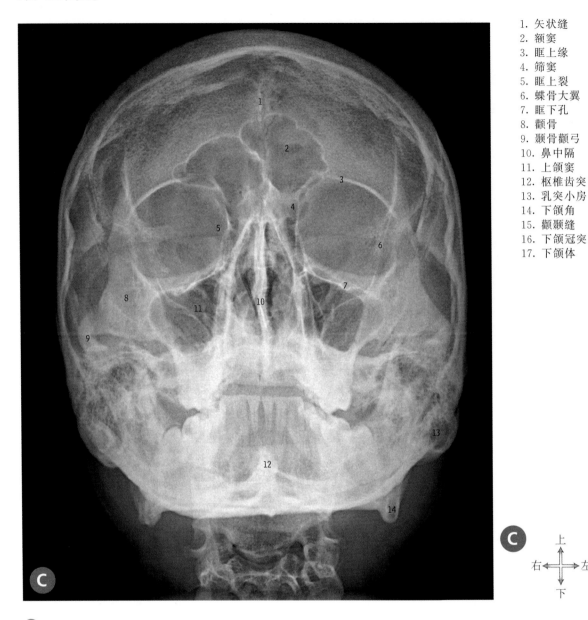

1. 矢状缝
2. 额窦
3. 眶上缘
4. 筛窦
5. 眶上裂
6. 蝶骨大翼
7. 眶下孔
8. 颧骨
9. 颞骨颧弓
10. 鼻中隔
11. 上颌窦
12. 枢椎齿突
13. 乳突小房
14. 下颌角
15. 颧颞缝
16. 下颌冠突
17. 下颌体

C 枕颏影像展示鼻旁窦

　　为了全面显示鼻旁窦,乳突小房(13)和颞骨岩部应该在上颌骨下面被映射出来。

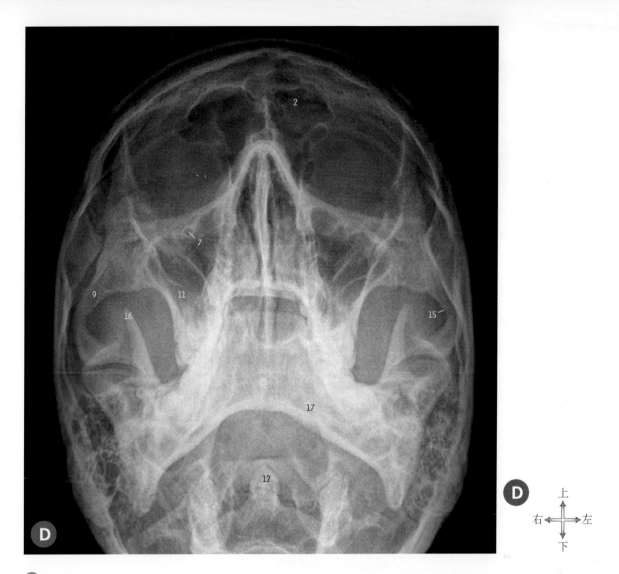

D 枕颏 30°(OM30)视角

在图 C 中, X 线方向水平患者的下巴向上倾斜了 45°。这就避免了颅底的骨密质的重叠。因此, 位于两侧眼眶中内部上方的额窦(2), 以及位于眼眶下方的上颌窦(11)都被凸显出来。

另一张 X 线片(D)是在患者位于同一位置时拍摄的, 但是 X 线是在尾部的 30°上。眼眶不如之前的显现得好, 但是颧骨颧弓(9)和上颌窦(11)的边界更加清晰。

颅 鼻旁窦

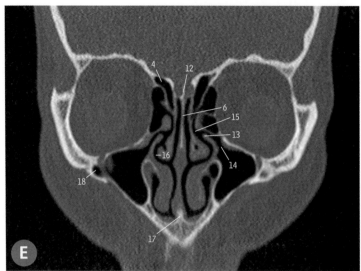

1. 筛骨筛状板
2. 鼻腔顶部
3. 筛窦
4. 额窦漏斗
5. 中鼻甲
6. 鼻中隔
7. 下鼻甲
8. 上颌窦
9. 下鼻道
10. 硬腭
11. 上颌骨牙槽突
12. 筛骨鸡冠
13. 筛骨钩状突
14. 上颌窦的开口和管道
15. 窦口鼻道复合体
16. 中鼻道
17. 鼻前棘
18. 眶下孔

上
右 ← → 左
下

E 鼻旁窦和鼻腔的冠状面 CT 图

　　可见窦口鼻道复合体(15)是一个位于中鼻道、连接着额窦漏斗(4)、前群和中群筛窦及上颌窦(8)的结构。

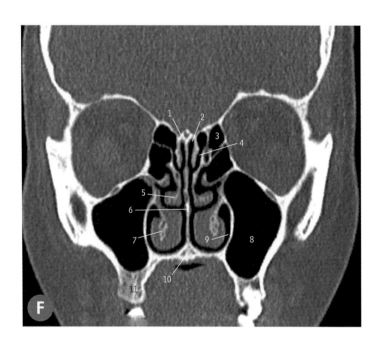

F 鼻旁窦的冠状面 CT 图

脊柱 颈部

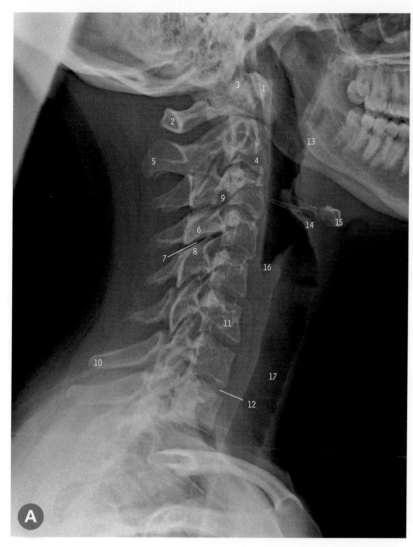

上
后 ←→ 前
下

　　3 个颈椎影像学评价的标准视图：侧视图（A）；前后位视图（AP）（B），以及齿突（开口）视图（C），其中齿突造影术在退行性病变诊断过程中的作用常被忽略。

　　图 A 侧视图展示了椎体（如 11）与成倾斜角的椎关节突（如 7），寰椎前后弓（1，2）可以清晰地看到，但是枢椎的齿突（3）却较为模糊。可以注意到脊椎中枢椎（CⅡ）和第 7 颈椎（CⅦ）的棘突（5）相较于其他脊椎更突向背侧（10）。在颈椎前面有半透明的充满气体的咽、喉和气管（17）。

Ⓐ 颈椎侧位视图

1. 寰椎前弓	7. 关节突关节	13. 下颌角
2. 寰椎后弓	8. 第 5 颈椎上关节突	14. 会厌
3. 枢椎齿突	9. 椎间孔	15. 舌骨大角尖
4. 枢椎椎体	10. 第 7 颈椎棘突	16. 会厌谷
5. 枢椎棘突	11. 第 6 颈椎椎体	17. 气管
6. 第 4 颈椎下关节突	12. 第 7 颈椎与第 1 胸椎椎间盘	

颈椎

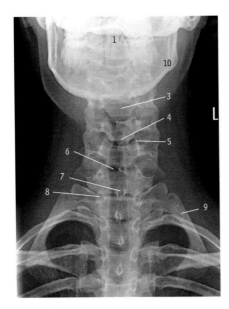

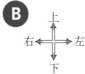

1. 枢椎齿突
2. 枢椎椎体
3. 第 4 颈椎椎体
4. 声带部位
5. 第 6 颈椎上关节突
6. 椎间盘
7. 第 7 颈椎棘突

8. 椎弓根
9. 第 1 肋
10. 下颌角
11. 分叉枢椎（CⅡ）棘突
12. 寰椎（CⅠ）侧块下关节面
13. 枢椎上关节面
14. 寰枢外侧关节

B 颈椎的前后位成像

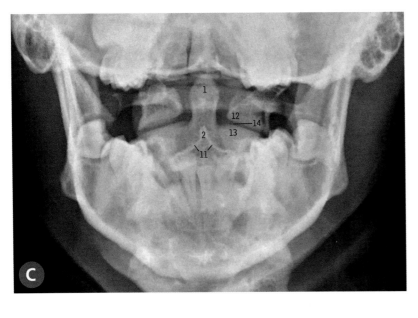

C 齿突（开口）成像显示出在寰椎（12）与枢椎（13）关节面相契合形成寰枢关节（14）

枢椎齿突应与寰椎（1）两侧块等距，并且寰椎两侧块向下与枢椎椎体相契合。

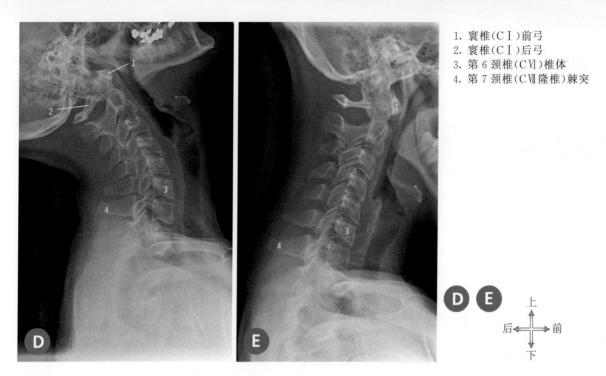

1. 寰椎(CⅠ)前弓
2. 寰椎(CⅠ)后弓
3. 第 6 颈椎(CⅥ)椎体
4. 第 7 颈椎(CⅦ隆椎)棘突

D E 患者的颈椎 X 线片分别在其仰伸展(D)和屈曲(E)状态下评估椎间运动和韧带损伤

脊柱 颈椎和胸椎上部

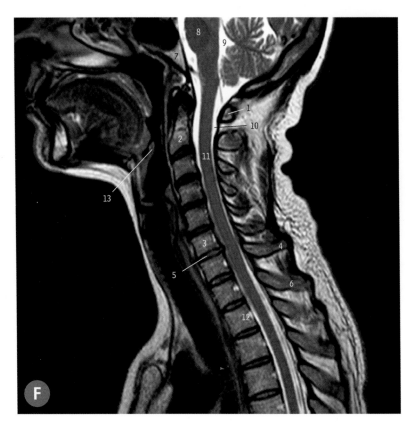

1. 寰椎后弓
2. 寰椎体
3. 第 6 颈椎椎体
4. 第 7 颈椎棘突
5. 第 6 第 7 颈椎间的椎间盘
6. 第 1 胸椎棘突
7. 斜坡
8. 脑桥
9. 第 4 脑室
10. 脑脊液
11. 脊髓
12. 椎体静脉
13. 会厌

F 颈椎和上胸椎的矢状面 T_2 加权核磁共振成像。注意后方正常状态下由于椎体静脉(12)的存在而观察到的缺失

　　磁共振成像是观查和评估脊髓和骨髓的一种选择。随着年龄和骨髓类型的不同,像中的典型特征也不同。在脊柱中,红髓随着时间的推移以有组织性并可预见的形式向黄髓进行转变。磁共振成像中,正常椎间盘中的水在 T_1 加权图像中要比在 T_2 加权图像中返回更弱的信号。

眼眶和眼

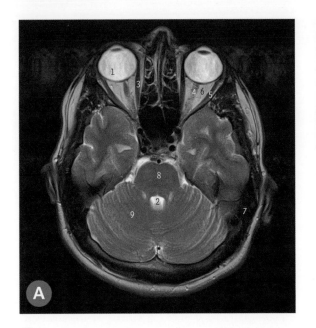

Ⓐ 穿过眼眶中部的 T₂ 加权轴向核磁共振成像

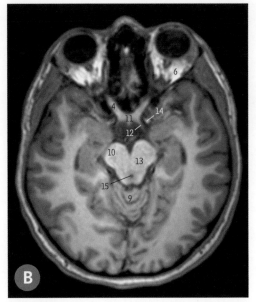

Ⓐ Ⓑ

前
右 ←→ 左
后

Ⓑ T₂ 加权轴向核磁共振成像。注意通过视交叉（11）和视束（12）向后到达大脑枕叶的视神经Ⅱ（4）

1. 眼球
2. 第 4 脑室
3. 内侧隐窝
4. 视神经
5. 眼外直肌
6. 眼球后脂肪
7. 颞骨岩部
8. 脑桥
9. 小脑
10. 大脑脚
11. 视交叉
12. 视束
13. 中脑
14. 颈内动脉
15. 中脑导水管
16. 脑脊液
17. 硬膜鞘

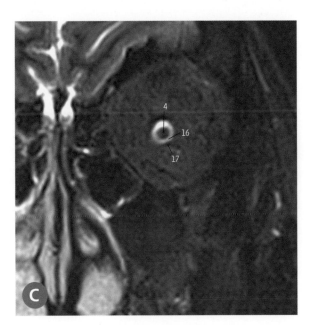

Ⓒ

上
内侧 ←→ 外侧
下

Ⓒ 冠状位 T₂ 加权核磁共振成像。注意在蛛网膜下隙中被硬膜鞘（17）和脑脊液（16）包围的视神经（4）

　　眼球的视觉通路从眼球向后延伸至枕叶皮质。视神经Ⅱ（4）周围包裹的脑膜中存在蛛网膜下隙到此的延伸。磁共振成像准确地区分了骨、脂肪、肌肉和神经组织，是研究眼眶和视觉通路非常有用的方法。

耳 中耳和内耳

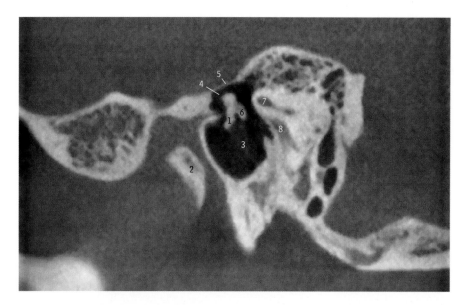

1. 锤骨
2. 下颌髁
3. 鼓膜
4. 鼓室上隐窝
5. 鼓室盖
6. 砧骨
7. 半规管
8. 面神经

锥形束计算机断层扫描（CBCT）在有限视野下提供了较高的空间分辨率，这有助于评估颞骨内结构，如听骨链、骨迷路、耳蜗解剖以及面神经。

高分辨率CT很好地显示了中耳和内耳的结构。

中耳包括鼓室和乳突窦。

内耳由骨迷路的前庭、耳蜗、半规管以及前庭和耳蜗导水管组成。

脑 头部和颈部主要动脉

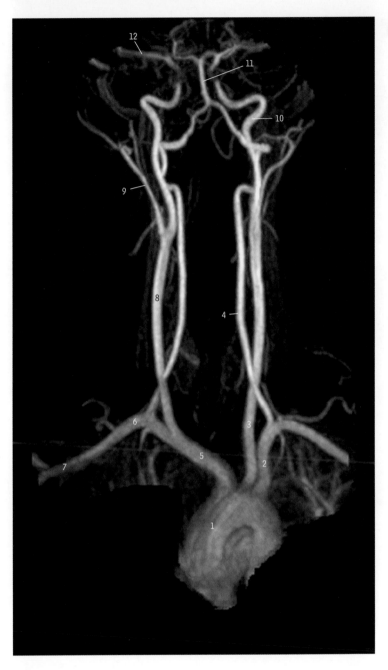

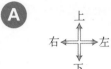

A

上
右 ← → 左
下

1. 升主动脉
2. 左锁骨下动脉
3. 左颈总动脉
4. 左椎动脉
5. 头臂动脉
6. 右锁骨下动脉
7. 右腋动脉
8. 右颈总动脉
9. 右颈外动脉
10. 左颈内动脉
11. 基底动脉
12. 大脑中动脉

　　近年来，血管成像技术有了长足的发展，磁共振血管造影技术相对于普通血管造影术提供了更好的选择，它无须碘造影剂和电离辐射的介入。时间飞跃磁共振成像技术是基于核磁共振成像的一种无须造影剂的可视化流体造影术。图 A 中可见供应头部和颈部的主动脉弓（1）分支。

A 颈动脉和椎动脉的时间飞跃磁共振成像

脑 基底动脉环

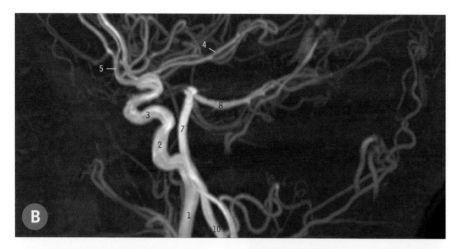

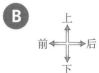

B 矢状位时间飞跃磁共振血管成像：颈动脉和基底动脉向上走行构成基底动脉环

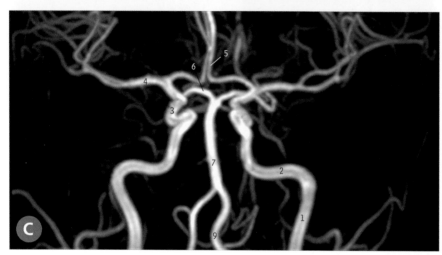

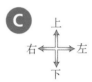

C 基底动脉环的时间飞跃磁共振血管成像

1. 颈内动脉颈部
2. 颈内动脉岩部
3. 颈内动脉海绵窦部
4. 大脑中动脉
5. 大脑前动脉
6. 后交通动脉
7. 基底动脉
8. 大脑后动脉
9. 左侧椎动脉
10. 椎动脉

脑 颈动脉和颈内动脉血管造影

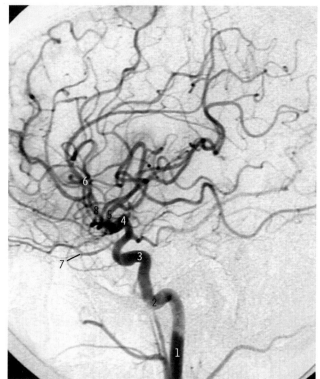

数字减影动脉造影术(DSA)是一种允许减少不必要的背景材料,从而突出血管图像的技术。在侧视图(A)中,可见颈部的颈内动脉(1)上部分进入颞骨岩部(2)的颈动脉管中,并通过直角转角向前内侧走行。然后沿着蝶骨海绵窦内(3)的颈动脉槽向上弯曲前行成为颈内动脉的大脑部分(4),并分支成为大脑前动脉和大脑中动脉分支(5 和 6)。注意眼动脉(7)向前走行进入眼眶。

1. 颈内动脉颈部
2. 颈内动脉颞骨岩部
3. 颈内动脉海绵窦部
4. 颈内动脉大脑部
5. 大脑前动脉
6. 大脑中动脉分支
7. 眼动脉
8. 大脑中动脉

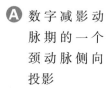 数字减影动脉期的一个颈动脉侧向投影

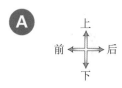

图 B 前后视图中,清晰可见颈内动脉以 T 型分支为大脑前动脉和大脑中动脉(2 和 11)。

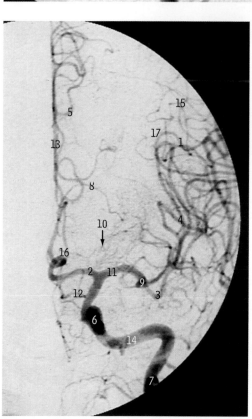

1. 大脑中动脉角支
2. 大脑前动脉
3. 大脑中动脉颞前支
4. 大脑中动脉(岛叶)分支
5. 胼缘动脉
6. 颈内动脉海绵窦部
7. 颈内动脉颈部
8. 额极动脉
9. 大脑中动脉膝
10. 豆纹动脉
11. 大脑中动脉
12. 胼周动脉眶支
13. 胼周动脉
14. 颈内动脉颞骨岩部
15. 大脑中动脉后顶分支
16. 回返动脉
17. 侧裂点

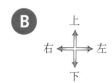

B 前后视图

脑 椎动脉造影

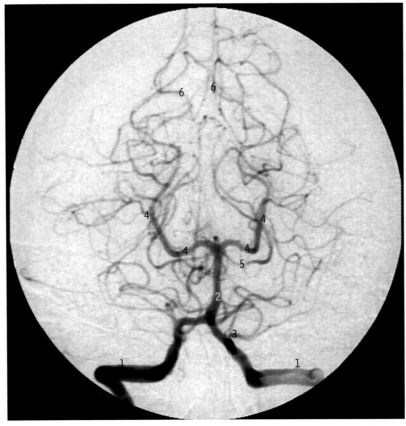

1. 椎动脉
2. 基底动脉
3. 小脑后下动脉
4. 大脑后动脉
5. 小脑上动脉
6. 大脑后动脉的枕支和距状分支

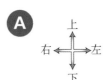

上
右 —— 左
下

Ⓐ（数字减影动脉期椎动脉造影）两侧的前视图

在图 A 中，双侧椎动脉（1）都被标记为 1，它们穿过寰椎横突孔上升后以直角转向内侧沿寰椎后弓走行。

两侧椎动脉进入枕骨大孔后（双侧血管在这里异常扭曲）汇合形成基底动脉（2），且于汇合前发出小脑后下动脉（3）。

基底动脉在大脑后部分支形成双侧大脑后动脉（4），在此之前发出小脑上动脉（5）。

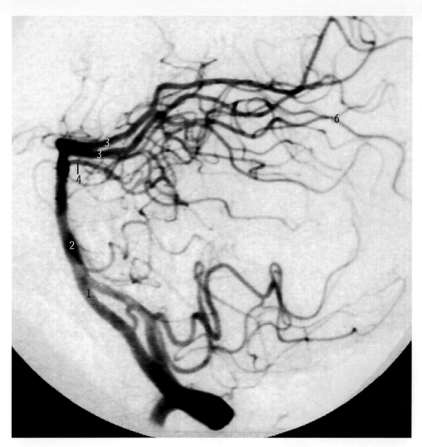

1. 椎动脉
2. 基底动脉
3. 大脑后动脉
4. 小脑上动脉

B（数字减影动脉期单侧椎动脉造影）左
　侧视图，左面观

B

上
前 ←→ 后
下

　侧视图 B 显示血管在小脑汇聚和大脑后动脉
（3）向后方走行。

脑 静脉窦

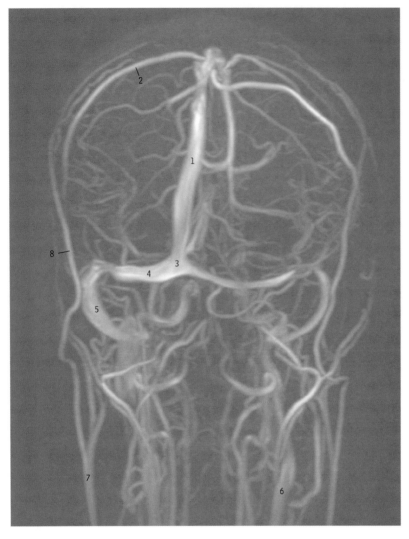

1. 上矢状窦
2. 大脑上静脉
3. 窦汇
4. 横窦
5. 乙状窦
6. 颈内静脉
7. 颈外静脉
8. 颞浅静脉

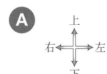

A 采用最大强度投影(MIP)磁共振(MR)脑静脉窦成像

　　高分辨率强对比度磁共振成像(MRI)能有效地对脑静脉窦和静脉血管进行评价。颅内静脉系统存在着很大的变异,最常见右侧横窦占优势地位。

　　在图A中,上矢状窦(1)可以向后追溯到窦汇(3)处,之后横向走行称为横窦(通常在右侧,4)。另一横窦与直窦相延续,下矢状窦和大脑大静脉汇入其中。横窦向下走行成为乙状窦(5),后者穿过颈静脉孔在颈部汇入颈内静脉(6)。

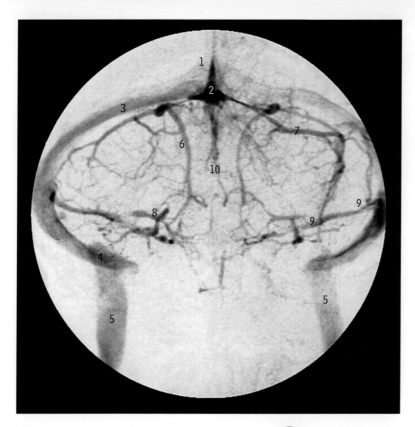

1. 上矢状窦
2. 直窦
3. 横窦
4. 乙状窦
5. 颈内静脉
6. 下半球静脉
7. 上半球静脉
8. 岩静脉
9. 岩上窦
10. 蚓下静脉
11. 窦汇
12. 大脑大静脉
13. 大脑上静脉

在图 B 中,上矢状窦(1)与右侧横窦相延续。其他组成静脉系统的血管在图 A 和在图 B 中也都做了标记,如下上半球静脉(6、7)和蚓下静脉(10)。也可见岩静脉(8)和岩上窦(9)。

B 前后视图

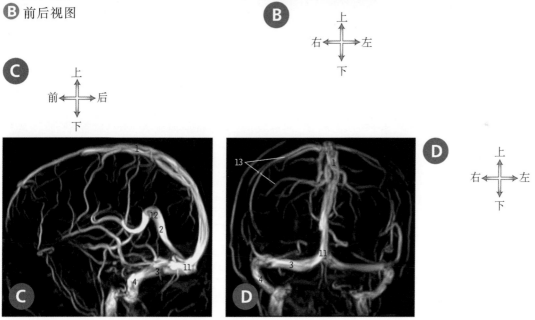

C D 3.0T 相位对比磁共振(MR)静脉造影图像侧面观(C),前面观(D)

脑 桥小脑脚

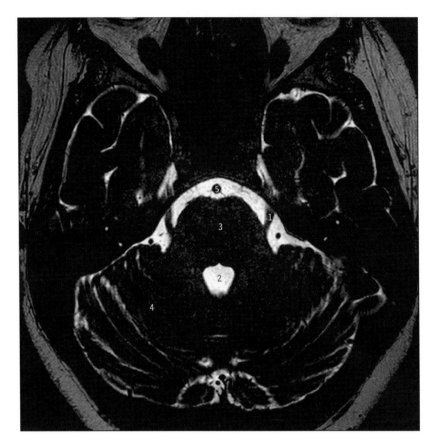

1. 三叉神经
2. 第 4 脑室
3. 脑桥
4. 小脑半球
5. 基底动脉

前
右 ← → 左
后

磁共振成像（MRI）最适合于评估脑干、脑神经和充满液体的内耳

在这个轴向视图中，可见三叉神经（1）从脑桥（3）向前发出，穿过桥前池进入 Meckel 腔，形成三叉神经节，并发出 3 个分支构成眼神经、上颌神经和下颌神经。

内耳道位于颞骨岩部内并有面神经和前庭蜗神经走行其中。面神经向后走行至耳蜗处膝状神经节，而后下行并通过茎乳孔出颅。

脑 内部结构

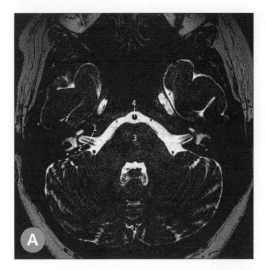

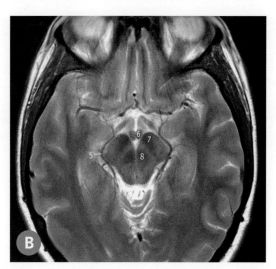

Ⓐ 轴向重度 T₂ 加权磁共振成像（MRI）
展示了面神经Ⅶ（1）和前庭蜗神经Ⅷ
（2）从脑桥（3）发出并走行至内耳道

Ⓐ Ⓑ

前
右 ← → 左
后

Ⓑ 中脑水平轴位 T₂ 加权磁共振成像
（MRI）

Ⓒ Ⓓ

上
右 ← → 左
下

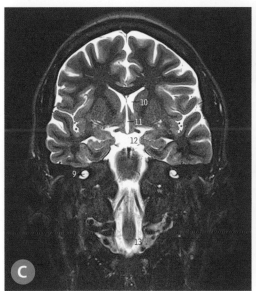

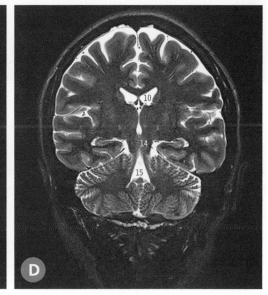

Ⓒ Ⓓ 脑室和基底池的冠状位 T₂ 加权磁共振成像
（MRI）

　　内耳道位于颞骨岩部内并有面神经Ⅶ（1）和前
庭蜗神经Ⅷ（2）走行于其中。面神经Ⅶ向后走行至
耳蜗（9）处膝状神经节，而后下行并通过茎乳孔
出颅。

1. 面神经Ⅶ	9. 耳蜗
2. 前庭蜗神经Ⅷ	10. 侧脑室
3. 脑桥	11. 第 3 脑室
4. 基底动脉	12. 鞍上池
5. 大脑后动脉	13. 小脑延髓池
6. 乳头体	14. 四叠体池
7. 黑质	15. 第 4 脑室
8. 红核	

脑 内部结构

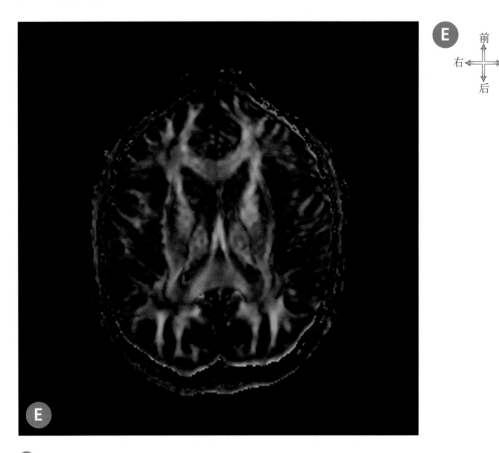

E

前
右 ← → 左
后

E 磁共振示踪成像图显示出大脑中的主要白质通路

　　大脑内的白质束以传统的 CT 或 MRI 方法是不容易辨别的。在大脑白质内，水分子沿平行于轴突束方向的扩散相比于垂直于轴突束方向的扩散更加容易。这种依赖于方向的扩散性称为各向异性。扩散张量纤维束成像技术（DTI）通过运用各向异性来评估大脑的轴突组织结构，实现了白质束的 3D 可视化。如它可以确定皮质脊髓束和丘脑皮质束的具体位置。纤维束成像则是对 DTI 所收集的数据进行彩色 3D 重建。

　　红色，指示左右走行的纤维

　　绿色，指示前后走行的纤维

　　蓝色，指示上下走行的纤维

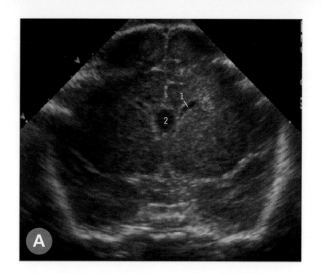

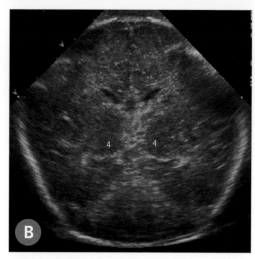

A 头颅的冠状面超声。侧脑室中的脑脊液（CSF）无回声呈暗象（1），注意透明隔腔（2）（存在于 100％ 的新生儿，80％ 在于生后 8 周消失）

B 冠状面超声，后斜位

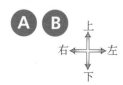

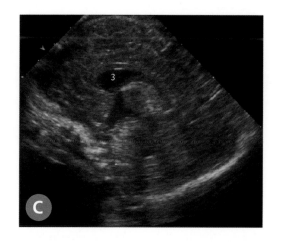

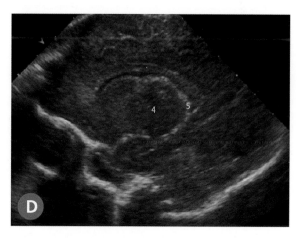

C 正中矢状面超声。第 4 脑室位于小脑蚓部前方

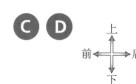

1. 侧脑室前角
2. 透明隔腔
3. 第 3 脑室
4. 丘脑
5. 脉络丛

D 旁正中矢状面超声。尾状核位于侧脑室的前角底下方，丘脑（4）在其后下方。侧脑室后角充满脉络丛（5）

超声是评估新生儿的大脑、通过扫描冠状面和矢状面的一种有用的临床技术。前囟（通常在出生后 18 个月关闭）提供了一个透声窗口。

附　录

附录 I　牙科麻醉

在牙科治疗中,牙齿和牙龈的麻醉可以通过浸润或局部神经阻滞达成。在浸润麻醉中,麻醉液注入相关区域,麻醉剂扩散通过组织麻醉局部神经纤维。在局部神经阻滞中,注射区可对神经支配区域产生影响,与手术部位通常有一定的距离。

上颌骨牙槽骨的部分,尤其是颊面,相对多孔,麻醉剂渗透到牙的根尖区(根管的开口,牙神经由此进入牙髓)可以有效麻醉牙齿及其周围的牙龈。对颌骨颊侧浸润麻醉对所有上颌牙进行无痛仪器的操作通常是有效的,但无痛拔牙还需要麻醉腭面。所有注射前应回抽以避免血管内凝血。

对于下颌的牙齿,浸润麻醉是不太有效的,通常只对切牙起作用。其他下颌牙长在骨密度较高的牙槽骨中,麻醉液不能充分渗透,对于这些牙齿,拔牙时应阻滞舌神经和颊神经,以麻醉其周围软组织。

以下内容描述了上述两种常见的牙科麻醉方法的解剖学基础,以及其他可能需要的神经阻滞方法。

重要的是,在任何局部注射麻醉情况下都应先检查注射器是否能够回抽出血液,若能则表明针头已进入血管。麻醉剂直接注入血管不仅会导致局部麻醉失败,还可能引起多种心血管并发症。

下牙槽舌神经阻滞

下颌神经后支从卵圆孔下方分为下牙槽神经和舌神经,它们穿行于翼外肌和翼内肌之间(见第140页,图 A、B)。下牙槽神经进入下颌孔(其后伴行下牙槽动脉),随即走向翼内肌外侧和蝶下颌韧带(其附着于下颌小舌并覆盖在茎突孔)。在下颌骨中,下颌神经支配同侧全部牙髓和部分牙周组织,并通过其分支支配下唇和颏部的皮肤。舌神经出现在两翼状肌前方约1cm,位于下牙槽神经内侧。下行穿过翼状肌中份,从口部的咽下缩肌下缘下方经过,走向下颌骨骨膜与第3磨牙的后方。它是舌前部、口底和下颌舌侧(包含牙龈)的感觉神经。它参与牙周组织的神经支配。

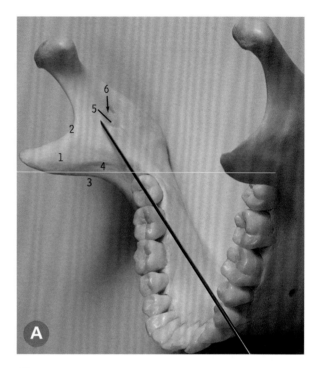

A 下颌骨,左斜面观,在前部上方一根针头展示其进入下颌孔的路径

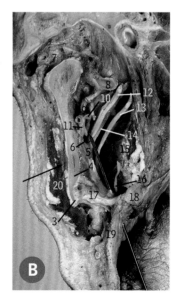

B 右颞下窝水平,从上方展示针头的位置

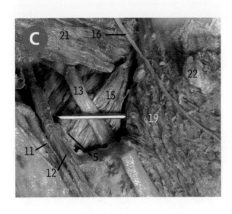

1. 冠突	12. 下牙槽神经
2. 下颌切迹口（乙状切迹）	13. 舌神经
3. 冠状切迹（外斜嵴）	14. 蝶下颌中缝
4. 内斜嵴	15. 翼内肌
5. 小舌	16. 颊神经
6. 下颌孔	17. 颞肌插入
7. 腮腺	18. 翼突下颌缝
8. 茎突	19. 颊肌
9. 上颌动脉	20. 咬肌
10. 下牙槽静脉	21. 翼外肌
11. 下牙槽动脉	22. 腮腺导管

C 右颞下窝右面观，去除部分下颌骨与脂
肪，针尖与下牙槽神经相邻

下牙槽神经阻滞（通常与舌神经阻滞一起）麻
醉的方法，是将麻醉剂注射到口腔侧面的翼下颌
间隙（下颌骨升支和翼内肌之间的区域）的脂
肪中。

张口时，可辨认下颌骨升支前缘（外斜嵴）和
黏膜覆盖的翼下颌缝。右侧麻醉时，操作者要做
以下动作：将左手示指放置在磨牙的咬合面，向后
移动，首先感到外斜嵴（很锐利的边缘），然后稍向
后和中间侧，是内斜嵴（很圆润的边缘）。再向内
侧，口张得更大，翼下颌韧带伸展开来，其上覆黏
膜形成一个可以看到和触及的嵴（在翼钩和下颌
骨舌骨肌线末端之间）。随后将注射器针管置于对
侧前磨牙上方，针头刺入第 3 磨牙咬合面上的黏
膜 1cm 处、翼下颌韧带外侧，即韧带内侧和内斜
线外侧之间。针头接着刺入颊肌（位于舌神经外
侧 0.5cm），在那里做少量注射。再插入 1cm 后，
针头刚好位于小舌的上方，在那里做全部注射。

在图 A 中使用了一个长针头，确保进入下颌
孔（6）是从左侧前磨牙区入路。这条线几乎与内
斜嵴（4）和下颌孔之间的斜坡平行。该孔在斜线
后 1cm。针头正好在下颌孔开口上方。

在图 B 中下颌孔上方 1cm，翼下颌韧带区域

的脂肪已经去除，展示针头位于下颌孔（6）上方，
下牙槽神经（12）已由此进入下牙槽。

图 C 展示了解剖视角，针头穿透颊肌（19）后
刺入翼下颌韧带 。

> 如果针尖太过于横向，会进入颞肌（B17），或者刺到下
> 颌骨内侧斜嵴
>
> 如果针尖太靠内侧，会刺入翼内肌（B15）位丁蝶下颌中
> 缝（B14）内侧而不是其附近。随着针尖正确的接近
> 牙周，牙周组织和舌部将呈漏斗状指引麻醉剂入下
> 颌孔
>
> 如果针头刺入太靠后，会进入腮腺（B7），导致部分面神
> 经瘫痪。正确的注射偶尔也会渗透至眶下裂，通过
> 影响眼外肌肉的神经支配而引起一过性视觉障碍

颊长神经阻滞

颊长神经是三叉神经的下颌支的一个分支，起源于颞下窝，穿过翼外肌的两头（位于冠突内侧），到达下颌骨升支前缘的咬合水平，在第 3 磨牙下方与外侧升支交叉横向下方，到达颊侧牙龈及第 2 前磨牙。在此处其分支纤维向颊侧支配颊侧牙龈及直至第 2 前磨牙的前庭黏膜，其他分支则继续向前分布和支配脸颊的皮肤。

当进行拔牙或磨牙区手术时，除了下牙槽神经和舌神经，还必须麻醉颊长神经，或进行手术区域相邻部分的局部浸润麻醉。

在磨牙后区上方刺入颊侧黏膜，使用带有负压的注射器，针头在黏膜下水平向后接近下颌骨升支（神经穿过外斜嵴到达第 3 磨牙远侧颊面）；黏膜下注射 0.5ml 液体。

下颌颊侧浸润麻醉

尽管骨密度较高，局部麻醉药，如 4‰ 盐酸阿替卡因，能够穿透下颌骨皮质，麻醉下牙槽内的神经。这种麻醉足以用来拔除磨牙，很少需要使用下牙槽神经阻滞进行"补救"。但是在一些国家高浓度麻醉药的使用仍然存在争议。

使用短针局部麻醉药会使溶液沉积在颊沟，进而渗透至舌侧组织。必须注意，浸润舌部是为了避免直接损伤舌神经。麻醉通常在浸润 3～5min 后起效。

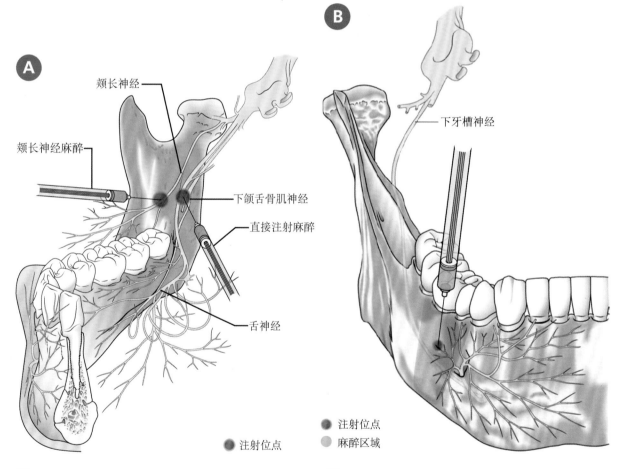

A 颊长神经和下牙槽神经组织的针头位置

B 颊浸润麻醉的针头位置

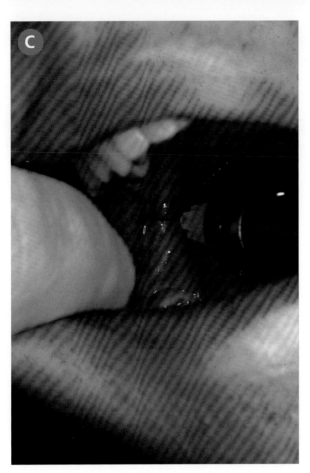

C 下牙槽神经阻滞时的触诊和针头位置

上牙的浸润麻醉

对于上颌颊面的浸润麻醉,针头只需刺入相应牙齿的前庭沟(即黏膜从上颌到颊面的反折处)。针的尖端可直接到达相应牙齿的顶端。

对上牙腭面的浸润麻醉,针头刺入相应牙齿的内侧牙龈缘和腭部中线。此处为黏膜下层,麻醉剂很容易起效。

Ⓐ 右上颌,以及第1前磨牙麻醉时的针头位置

Ⓑ 经过第1磨牙和上颌颊面的冠状面,以及针头在上腭的位置

Ⓒ 注射部位和麻醉面积示意图(侧面观)

Ⓓ 注射部位及麻醉面积示意图(前面观)

Ⓔ 针在颊沟的位置

图A中,针头与第1前磨牙根持平,这就是麻醉该牙时的麻醉剂注射位置。星号表示颧突根部的下方(见备注页)。

在图B的冠状面中,颊侧的针头表示刺穿黏膜的前庭沟(2),针尖位于骨膜顶端,与牙齿的顶端持平,黏膜下层就位于此处,在腭侧针插入内侧牙龈缘(6)和腭部中线。

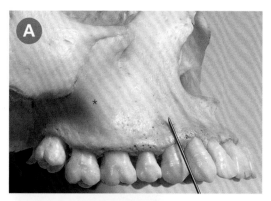

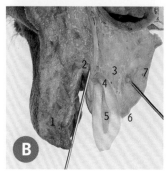

1. 唇
2. 黏膜的前庭沟
3. 上颌骨牙槽突
4. 牙根尖
5. 牙髓
6. 牙龈缘
7. 硬腭黏膜

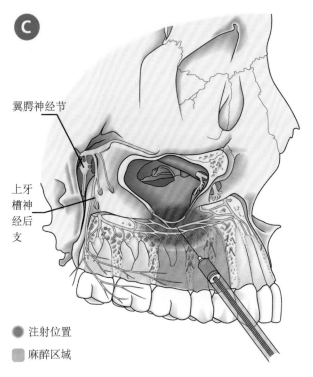

翼腭神经节

上牙
槽神
经后
支

● 注射位置
▮ 麻醉区域

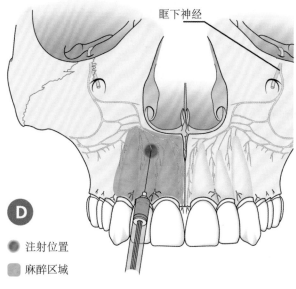

眶下神经

● 注射位置
▮ 麻醉区域

针不能穿透骨膜,并且要从骨面上移开;不然会导致进
　针及麻醉失效后疼痛
上颌骨颧突的骨密度高于牙齿的牙槽突,如果颧突根部
　(指图 A 中星号标记的结构)延伸低于平均水平,就
　不能在第 1 和第 2 磨牙根区的进行有效的浸润。可
　能需要进一步的注射麻醉

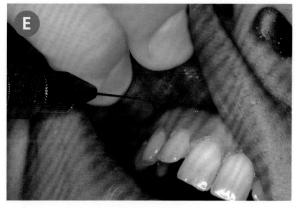

上牙槽后神经阻滞

该神经起自翼腭窝的上颌神经(见第 140 页图 A 和图 B),它走行于上颌骨颞下(后)面,在中部穿过延伸于上颌窦黏膜下,参与形成上牙丛,通常支配三个磨牙。(除了第 1 磨牙的近中颊根)。相应分支的上颌血管与之伴行。

因为磨牙浸润麻醉的简便性,上牙槽后神经阻滞极少使用。如果有必要的话,可以通过前庭沟沿着上颌骨后表面推针头来完成。

针头以斜向后上方与垂直面与咬合面成 45 度的角度,通过第 2 上颌磨牙前庭沟穿入。针头深入 2cm,尽量紧贴着上颌骨后表面(10)。在这一水平面,针尖应该位于神经进入骨头的区域。

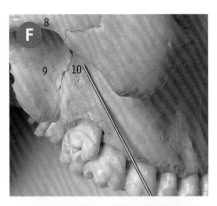

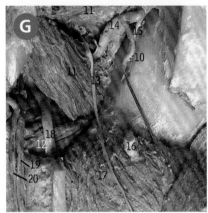

F 右颞下区和上颌骨的后下面观

G 右颞下窝的解剖,用针刺入上颌骨后表面上的颊肌(17)

H 针的位置和麻醉面积示意图(外面观)

I 后颊沟上针头的位置

8. 颧弓
9. 外侧翼板
10. 上颌骨后表面
11. 翼外肌
12. 翼内肌
13. 后颊神经
14. 上颌动脉
15. 上牙槽后神经和血管
16. 腮腺导管
17. 颊肌
18. 舌神经
19. 下牙槽神经
20. 下牙槽动脉

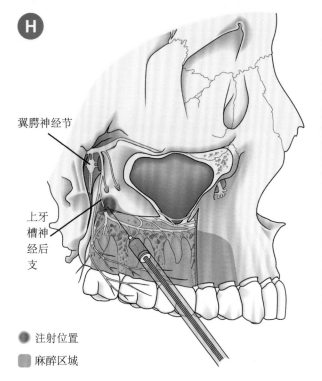

翼腭神经节

上牙
槽神
经后
支

● 注射位置

■ 麻醉区域

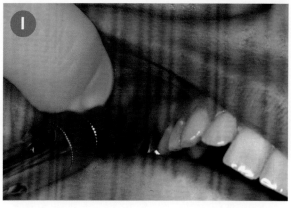

如果针不紧贴着上颌骨,可能会刺入翼外肌和翼静脉丛

如果翼静脉丛中的血管针刺破,会由于开口处的局限性
导致反射性肌肉痉挛引发疼痛性血肿(瘀青)

鼻腭神经阻滞

鼻腭神经在鼻黏膜内面沿前下方走行,穿过切牙窝和切牙孔到达上腭(见第167页图C)。鼻腭神经支配切牙与尖牙以及它们区域内的硬腭、腭小孔。

鼻腭神经可以在牙切窝处阻滞(A1)。注射是沿着一个向上和稍微内侧的方向,恰好横向到中线以上的牙龈边缘。该神经支配的切牙和尖牙将被麻醉。对于涉及上颌骨邻近骨的操作步骤,针可以沿着与中切牙长轴平行线扎到切牙管中(B)1cm深。但是,这个操作会在麻药生效前造成强烈的疼痛。

在图A中,针头在常规的牙齿麻醉位置,在图B中,针头达到切牙管以进行更广泛的麻醉。

Ⓐ 上颌骨下面观,针尖在切牙窝
Ⓑ 上颌骨下面观,针尖在切牙管

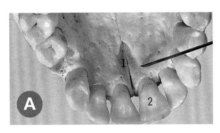

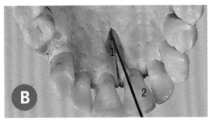

针在黏骨膜上的插入点是中线稍外侧,因为切牙窝上边的中线非常敏感,这样偏一些可以减少疼痛

这一区域没有黏膜下层,口腔黏膜紧密贴合骨膜。只需要小剂量的麻醉药就可以起效,该处也只能容纳小剂量的麻醉药。如果太快注入过多麻醉药,黏膜可能从骨面分离,造成很严重的术后痛

腭大神经阻滞

腭大神经(见第161页,D29)出自腭大孔,也就是第2磨牙的水平面约1cm以上的龈缘。它走行于硬腭下面一条上颌骨的牙槽和腭突结合处的沟内,通常向前到达尖牙,并且与鼻腭神经组成神经丛(伴随动脉进入切牙窝孔到达鼻中隔,但神经不是此路径)。

腭大神经可以在腭大孔前方进行阻滞(C5)。针头在第2磨牙平面以斜横向上的方向从龈缘和腭中线连线的中点进针,并且到达腭大孔前的正确位置。这个阻滞操作可麻醉到向前至第1前磨牙。尖牙位于腭大神经与鼻腭神经的交叉支配区,在这个牙齿上的麻醉情况复杂。

Ⓒ 硬腭左下面观,针尖在右腭大孔前
Ⓓ 分离腭黏膜以显示腭大神经

C图中,针尖位于腭大孔(5)前方的正确麻醉点,D图中,针尖接近腭大神经(7)。

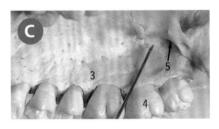

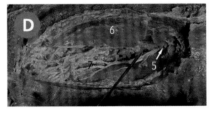

注射点离得太远会影响支配扁桃体和软腭的腭小神经,将导致感觉异常

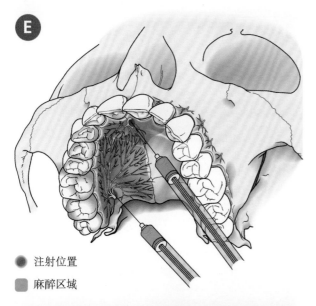

E 注射位点和麻醉区域示意图
F 切牙神经麻醉针头位点
G 腭大神经麻醉针头位点

● 注射位置

■ 麻醉区域

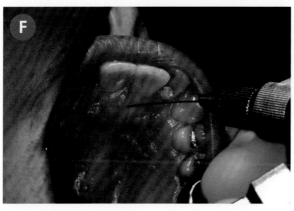

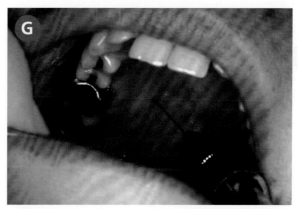

1. 通向切牙窝的切牙管
2. 中切牙
3. 上颌骨牙槽突
4. 第 2 磨牙
5. 腭大孔
6. 黏骨膜
7. 腭大神经

颏与切牙神经阻滞

颏神经支配下唇的皮肤和颏部以及相邻的黏膜和牙龈。切牙神经支配第1前磨牙、尖牙、切牙以及其牙龈。在颏神经与切牙神经阻滞中,目标是将麻药注入颏孔,以麻醉出颏孔并向上走行的颏神经以及沿着下颌骨一直走行的切牙神经。由于颏孔是上下方向开口,所以针头应从后上方刺入才能到达孔中。

通过张口及其角度变化,针头刺入第2前磨牙对应前庭沟黏膜深层。小剂量的注射麻药后,针头再刺入颏孔中。

H 右颏孔

I 解剖图

J 注射位点示意图以及颏神经阻滞的针尖位点

K 下牙槽神经的针尖位点以及触诊位置

在图 H 中针尖已经从后方沿着第2前磨牙线垂直穿入,达到了颏孔(2)开口处。在图 I 的解剖图中,降口角肌纤维(3)已经分离出来,露出颏孔(2)开口中的针头,颏孔中有颏神经和血管(5)走行。

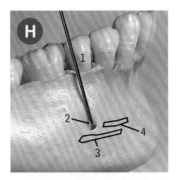

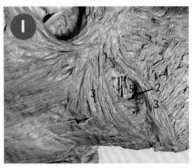

1. 第2前磨牙
2. 颏孔
3. 降口角肌纤维
4. 降下唇肌
5. 颏神经和血管

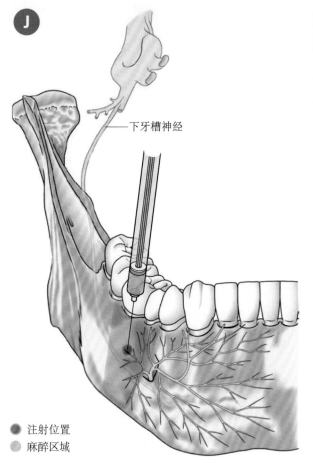

下牙槽神经

● 注射位置
● 麻醉区域

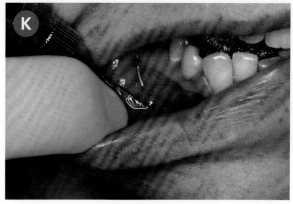

降下唇肌(图 H4)附着于颏孔(图 H2)前,降口角肌(图
　H3)在其下方。如果针头的位置不在颏孔开口那么注
　射路径可能经过刺穿这些肌肉

由于这种注射可使下唇深度麻醉,有必要提醒患者在麻
　药失效前避免咬到嘴唇

附录 Ⅱ　参考名词列表

　　下列内容提供了便于查找对照的肌群、神经及其分支、动脉、静脉及其分支和淋巴结。神经和血管已经根据名称间隔分组,以便分辨他们的主干和分支。喉上动脉是上甲状腺的一个分支,它也是颈动脉的一个分支。

　　箭头代表着走行中名称的改变,不代表分支。

　　这部分内容不代表着所有的都能在图谱中找到。尤其是许多更小的头颈部解剖血管和神经并没有全部展示。

　　列表还包括了颅骨孔径和穿行结构,有需要的还可在本书第 19 页查询更详尽的内容。

肌肉

头部肌肉

头皮肌肉

　颅顶肌

　　枕额肌

　　　枕腹

　　　窦腹

　　颞顶肌

耳郭肌

　外部肌

　　耳前肌

　　耳上肌

　　耳后肌

　内部肌

　　耳轮大小肌

　　耳屏肌

　　对耳屏肌

　　耳郭横肌

　　耳郭斜肌

鼻部肌肉

　降眉间肌

　鼻肌

　　横部(收缩肌)

　　翼部(扩张肌)

　降鼻中隔肌

眼睑肌肉

　眼轮匝肌

　　眶部

　　　降眉肌

　　睑部

　　泪部

　皱眉肌

　睑上提肌(见于眶肌)

咀嚼肌

　颞肌

　咬肌

　翼外肌

　翼内肌

口部肌肉

　提上唇肌

　提上唇鼻翼肌

　颧大肌

　颧小肌

　提口角肌

　颊肌

　口轮匝肌

　笑肌

　颏肌

　降下唇肌

　降口角肌

　颏横肌

颈部肌肉

表面和外侧肌

　颈阔肌

　斜方肌(见于上肢肌)

　胸锁乳突肌

椎前肌

　颈长肌

　头长肌

　头前直肌

　头外侧直肌

椎外肌

　前斜角肌

　中斜角肌

　后斜角肌

舌骨上肌群

　二腹肌

　茎突舌骨肌

　下颌舌骨肌

　颏舌骨肌

舌骨下肌群

　胸骨舌骨肌

　胸骨甲状肌

　甲状舌骨肌肉

　肩胛舌骨肌

头颈部肌群

咽部肌肉

咽上缩肌

咽中缩肌

咽下缩肌

茎突咽肌

咽腭肌

咽鼓管咽肌

腭部肌肉

腭舌肌

腭咽肌

腭帆张肌

腭帆提肌

悬雍垂肌

喉部肌肉

环甲肌

环杓后肌

环杓侧肌

杓横肌

杓斜肌

杓状会厌肌

甲杓肌和声带肌

甲状会厌肌

（甲杓肌上部）

舌部肌肉

外部

颏舌肌

舌骨舌肌和小角舌肌

茎突舌肌

腭舌肌

内部

上纵肌

下纵肌

横向肌

垂直肌

眶肌

上睑提肌

眼眶肌

眼球部肌肉

上直肌

下直肌

内直肌

外直肌

上斜肌

下斜肌

躯干部肌肉

枕骨下肌群

头后大直肌

头后小直肌

头下斜肌

头上斜肌

背部深部肌肉

头夹肌

颈夹肌

竖脊肌

髂肋肌

胸髂肋肌

胸腰肌

头最长肌

颈最长肌

胸最长肌

头棘肌

颈棘肌

胸棘肌

横突棘肌

头半棘肌

颈半棘肌

胸半棘肌

多裂肌

回旋肌

棘突间肌

横突间肌

上肢肌群

连接上肢和脊柱

斜方肌

背阔肌

肩胛提肌

大菱形肌

小菱形肌

连接上肢与胸壁

胸大肌

胸小肌

锁骨下肌

前锯肌

肩胛骨的肌肉

三角肌

肩胛下肌

冈上肌

冈下肌

小圆肌

大圆肌

神经

脑神经和分支

嗅神经(嗅黏膜)

视神经(视网膜)

动眼神经

上支(支配上直肌和上睑提肌)

下支(支配内直肌、下直肌和下斜肌)

睫状神经节动眼神经根

Ⅳ 滑车神经(支配上斜肌)

Ⅴ 三叉神经

感觉根

三叉神经节

运动根(与下颌神经相接)

眼部

小脑幕神经

泪神经

颧骨交通支

额神经

眶上神经

滑车上神经

睫状神经→筛骨前群→外鼻

睫状神经节交通支

睫状长神经

筛骨后群神经

筛骨前神经

外侧和内侧内鼻神经

外鼻神经

滑车下神经

眼睑神经

上颌→眶下

脑膜神经

分支翼腭神经节

眼眶神经

鼻神经(外侧和内侧后上部鼻和鼻腭)

咽神经

腭大神经

鼻后下神经

腭小神经

颧骨神经

颧颞神经

颧面神经

眶下神经

牙槽神经

后、中、前上牙槽神经

上牙丛神经

上牙神经

上牙龈神经

下睑神经

外鼻神经

鼻内神经

上唇神经

下颌神经

脑膜神经

咬肌神经

颞深神经

翼外肌神经

翼内侧神经

耳神经节腭帆张肌神经和鼓膜张肌神经

颊部神经

耳颞部神经

外耳道神经

鼓膜神经

面神经交通支

耳前神经

颞浅神经

舌部神经

腭神经

舌下神经交通支

与鼓索神经交通支

舌下神经

舌神经

下颌下神经节

下牙槽神经

下颌舌骨肌神经

下牙丛神经

下牙神经

下牙龈神经

颏部神经

颏神经

下唇神经

展神经(支配外直肌)

面神经

岩大神经

镫骨肌神经

鼓索神经

鼓室丛交通支

迷走神经交通支

耳后神经

枕神经(支配枕额肌的枕腹部)

耳神经(支配耳肌)

(支配二腹肌后腹)

支配茎突舌骨肌

舌咽神经交通支

腮腺丛

颞支 ⎫

颧支 ⎪ 支配枕额肌额腹部、面部

颊支 ⎬ 表情肌和颈阔肌

下颌缘支 ⎪

颈支 ⎭

前庭蜗神经

　　耳蜗神经(从蜗管而来)

　　前庭神经(从半规管的椭圆囊、球囊、壶腹而来)

舌咽神经

　　鼓膜神经

　　　鼓室管神经

　　　颈鼓神经

　　　岩小神经

　　颈动脉窦神经

　　咽神经

　　肌肉神经(支配茎突咽肌)

　　扁桃体神经

　　舌神经

迷走神经

　　脑膜神经

　　耳神经

　　咽神经(支配除了茎突咽肌和腭帆张肌咽和软腭的肌肉)

　　颈上心支

　　颈动脉小球

　　喉上神经

　　　喉内神经

　　　喉外神经(支配环甲肌)

　　颈下心支

　　喉返神经

　　　气管神经

　　　食管神经

　　　喉下神经(除环甲肌外的喉外肌)

　　胸心神经

　　支气管神经

　　食管神经丛

　　迷走神经前干

　　　胃神经

　　　肝神经

　　迷走神经后干

　　　腹腔神经

　　　胃神经

副神经

　　副神经分支

　　　内部支(颅或迷走神经部分,从颅根发出,支配除了腭帆张肌
　　　　以外的腭部肌肉,并在喉部加入迷走神经)

　　　外部支(脊柱部,从颈根发出支配胸锁乳突肌和斜方肌)

舌下神经

　　舌神经(支配除腭舌肌以外的舌肌)

　　肌肉神经(来自颈神经,支配甲状舌骨肌、胸骨舌骨肌、胸骨
　　　状肌和甲状舌骨肌的肌腹。见颈丛,第282页)

一些头颈部神经支配

肌群	支配	除外	被……支配
咽肌	咽丛*	茎突咽肌	舌咽神经
上腭肌	咽丛	腭帆张肌	翼内肌神经
喉肌	喉返神经	环甲软骨肌	慢神经
舌肌	舌下神经	腭舌肌	咽神经丛
面部表情肌(包括颊肌)	面神经		
咀嚼肌	下颌神经		

　　*下括约肌的环咽部肌有时被喉返神经或迷走神经的外部
分支支配

神经

颈丛支

枕小神经

耳大神经

颈横神经

锁骨上神经

横膈膜神经(支配隔膜)

交通(与迷走神经和舌下神经、上颈交感神经节)

肌肉神经(支配头外侧直肌,头前直肌,头长肌和颈长肌,和颈袢较低的根、胸骨舌骨肌、胸骨甲状肌和肩胛舌骨肌的下腹部)

臂丛及分支

锁骨上分支

  根部

    支配斜角肌和颈长肌

    加入膈神经

    肩甲神经(支配菱形肌)

    胸长神经(支配前锯肌)

  上躯干部

    锁骨下神经

    肩甲上神经(支配冈上肌和冈下肌)

锁骨下支

  侧索部

    外侧胸肌(胸大肌和胸小肌)

    肌皮神经

    正中神经侧根

  内侧部

    内侧胸肌(支配胸大肌和胸小肌)

    正中神经内侧根

    臂内侧皮神经

    前臂内侧皮神经

    尺神经

  后索部

    肩甲上神经上支(支配肩胛下肌)

    胸背神经(支配背阔肌)

    肩甲上神经下支(支配肩胛下肌和大圆肌)

    腋神经

    桡神经

淋巴系统

胸导管和右淋巴管

胸导管

  左颈干

  左锁骨下干

  左支气管纵隔干

右淋巴导管

  右颈干

  右锁骨下干

  右支气管纵隔干

乳糜池

  左腰干

  右腰干

  肠干

头颈部淋巴结

颈深部

  上群(包括颈内静脉二腹肌淋巴结)

  下群(包括颈内静脉肩胛舌骨肌淋巴结)

头部浅表组织

  枕骨

  耳后(乳突)

  腮腺

  颊(面部)

颈部浅表组织

  下颌下腺

  颏下腺

  颈前部

  颈浅

颈部深部组织

  咽后部

  气管旁部

  舌

  舌骨下肌群

  喉前部

  气管前部

动脉

主动脉及其分支

升主动脉→主动脉弓→胸主动脉→腹主动脉

升主动脉

右冠状动脉
　心右缘支
　室后支
左冠状动脉
　旋支
　室前支

主动脉弓

头臂干
右颈总动脉
　右颈内动脉
　右颈外动脉
右锁骨下动脉→腋动脉→臂动脉
副甲状腺（偶见）
左颈总动脉
　左颈内动脉
　左颈外动脉
左锁骨下动脉→腋动脉→臂动脉

锁骨下动脉及其分支

锁骨下动脉→腋动脉→臂动脉
椎动脉
椎前部分
横向（颈椎）部分
　脊髓（神经根）
　肌肉
寰椎部
颅内部分
　脑膜前后动脉
　椎前动脉
　小脑后下动脉
　　第 4 脑室脉络膜
　　支配小脑扁桃体
　　内侧和外侧髓动脉
　　脊椎后动脉
　基底动脉（从两列脊椎发出）
　　小脑前下动脉
迷路动脉

脑桥动脉
中脑动脉
小脑动脉
大脑后动脉
　前部交通支
　　后内侧中央支
后部交通支
　后外侧中央支
　丘脑动脉
　内侧和外侧后脉络膜
　小脑动脉
终端（皮质）部分
　侧枕动脉
　　前、中、后颞叶动脉
　内侧枕动脉
　　胼胝体背动脉
　　顶叶动脉
　　距状皮质动脉
　　枕颞动脉

甲状颈干
甲状腺下动脉
喉下动脉
腺动脉
咽动脉
食管动脉
气管动脉
颈升动脉
　脊柱动脉
颈（横）浅动脉
肩胛上动脉
　肩峰动脉
胸廓内动脉
肋颈干
颈深动脉
上肋间动脉
　第 1 肋间后动脉
　第 2 肋间后动脉
　　背部动脉
　　脊柱动脉
肩胛背动脉

颈动脉及其分支

颈内动脉

颈部
  颈动脉窦
岩部
  颈鼓动脉
  翼管动脉
海绵窦部分
  基底动脉和(小脑)幕动脉边缘
  脑膜动脉
  供给三叉神经和滑车神经
  海绵窦
  垂体下动脉
脑部
  垂体上动脉
  眼动脉
    视网膜中央动脉
    泪动脉
    与脑膜中动脉吻合支
    睑外侧动脉
  睫状后短、长动脉
  (供给)肌肉
    睫状前动脉
  前后结膜动脉
  巩膜动脉
  眶上动脉
  筛骨后动脉
  筛骨前动脉
    脑膜前动脉
  睑内侧动脉
  滑车上动脉
  鼻背动脉
大脑前部
  交通前支部
    前中央动脉(连接丘脑与纹状体)
    中央短动脉
    中央长动脉(折返)
    前交通支
  后交通支(胼胝体)
    额唇基内侧动脉(眶额)
    胼胝体额上动脉
      前内侧额叶动脉
      中间内侧额叶动脉
      额后上动脉
      舌面嵴动脉
    中央旁动脉
    楔前动脉
    顶枕动脉

大脑中部
  蝶部
    前外侧中央动脉(连接丘脑与纹状体)
      内侧和外侧动脉(纹状皮质)
  孤立部
    岛叶皮质动脉
    侧额动脉(前额)
    前、中和后颞动脉
  端脑(皮质)部分
    中央沟动脉
    中央前沟动脉
    中央后沟动脉
    前壁和后壁动脉
    角回动脉
前脉络膜动脉
  侧脑室脉络膜动脉
  第3脑室脉络膜动脉
  供给前穿质
  供给视神经束
  供给外侧膝状体
  供给内部囊
  供给苍白球
  供给尾状核
  供给灰结节
  供给下丘脑核
  供给黑质
  供给红核
  供给杏仁体
后交通支(加入大脑后部)
  交叉动脉
  供给动眼神经
  丘脑
  下丘脑
  供给尾状核尾部

颈外动脉
　甲状腺上动脉
　　舌骨下肌群
　　胸锁乳突肌
　　喉上动脉
　　　环甲膜
　咽升动脉
　　脑膜后部
　　咽部
　　鼓室下部
　舌动脉
　　舌骨上部
　　舌下部
　　舌背部
　　舌深部
　面部动脉
　　腭升动脉
　　扁桃体动脉
　　颏下动脉
　　腺动脉
　　下唇动脉
　　上唇动脉
　　角动脉
　枕部
　　乳突动脉
　　耳动脉
　　胸锁乳突肌动脉
　　脑膜动脉
　　枕动脉
　　降动脉
　耳后部动脉
　　茎乳动脉
　　后鼓室
　　　乳突动脉
　　　镫骨肌动脉
　　耳动脉
　　枕动脉
　颞浅部动脉
　　腮腺动脉
　　面横动脉
　　耳前动脉
　　颧眶动脉
　　颞中动脉
　　额动脉
　　壁动脉

上颌部动脉
　耳深动脉
　鼓室前动脉
　下牙槽
　　牙动脉
　　下颌舌骨肌动脉
　　颏动脉
　脑膜中部
　　脑膜副动脉
　　岩大动脉
　　鼓室上动脉
　　额动脉
　　顶叶动脉
　　眼眶动脉
　　泪囊吻合支
　咬肌动脉
　颞深动脉
　翼管动脉
　颊动脉
　后上牙槽
　　牙动脉
　眶下动脉
　　前上牙槽
　　　牙动脉
　翼管动脉
　腭降动脉
　　腭大动脉
　　腭小动脉
　蝶腭骨部
　　鼻后部、鼻侧部和鼻中隔动脉

静脉

大静脉属支

上腔静脉
左头臂静脉
  左颈内静脉
  左锁骨下静脉
  左椎静脉
  左最上肋间静脉（第1肋间后方）
  左上肋间静脉（2～4）
  甲状腺下静脉
  胸腺静脉
  心包静脉
右头臂静脉
  右颈内静脉
  右锁骨下静脉
  右椎静脉
  右最上肋间静脉（第1肋间后方）
奇静脉

颈内静脉
岩窦下静脉
咽静脉
舌静脉
面部静脉
甲状腺上静脉
甲状腺中静脉

颈外静脉
耳后静脉
下颌静脉后支
枕静脉
颈外后静脉
肩胛上静脉
颈横静脉
颈前静脉

下颌后静脉
颞浅静脉
上颌静脉
面横静脉
翼丛静脉
  脑膜静脉
  腭大静脉
  蝶腭静脉
  颊静脉
  牙静脉
  面深静脉
  眼下静脉
前支汇入面静脉
后支汇入颈外静脉

面部静脉
滑车上静脉
眶上静脉
眼上静脉
眼睑静脉
外鼻静脉
唇静脉
面深静脉
颏下静脉
下颌下静脉
扁桃体静脉
腭外静脉（扁桃体旁）

硬脑膜静脉窦

后上部
上矢状窦
下矢状窦
直静脉
横静脉
乙状静脉
岩鳞静脉
枕静脉

前下部
海绵静脉
海绵间静脉
岩下静脉
岩上静脉
蝶顶静脉
基底静脉
脑膜中静脉

导静脉

最常见于
顶孔
乳突孔
破裂孔
卵圆孔
静脉（蝶骨导静脉）孔
颈动脉管
舌下神经管
髁管

脑静脉
大脑浅静脉
  大脑上静脉
  大脑中浅静脉
    上吻合支
    下吻合支
  大脑下静脉
大脑深静脉
  大脑大静脉
    大脑内静脉
      丘脑和纹状体静脉
      脉络膜
    基底静脉
      大脑前部静脉
      大脑深中部静脉
      纹状静脉

颅孔

颅内

颅中窝

视神经管:在蝶骨体和大小翼之间
  视神经
  眼动脉

眶上裂:蝶骨体和大小翼,额骨侧支之间
  眼球运动、滑车和展神经
  泪,额叶和鼻睫状神经
  颈内动脉交感神经丛纤维
  脑膜中动脉分支
  回返泪动脉的分支
  眼上静脉

圆孔:蝶骨大翼
  上颌骨神经

卵圆孔:蝶骨大翼
  下颌神经
  岩小神经(通常)
  附件脑膜动脉
  导静脉(海绵窦翼状肌丛)

棘孔:蝶骨大翼
  中脑膜血管
  脑膜下颌神经的分支

静脉(导蝶骨)孔:在40%的头骨中,卵圆孔在蝶骨大翼内侧
  导静脉(海绵窦翼状肌丛)

岩(无名)孔:偶尔,从蝶骨大翼到棘孔
  岩小神经(如果不是通过卵圆孔)

破裂孔:蝶骨之间,岩颞和基部枕叶的一部分
  颈内动脉(从后面进入折返向上)
  岩大神经(从上面和后面进入,翼管神经的一部分离开头部)
  脑膜咽升动脉的分支
  导静脉(从海绵窦翼状肌丛)

岩大神经裂孔:位于岩颞鼓室盖,弓状隆起前
  岩大神经
  硬脑膜中动脉的分支

岩小神经裂孔:位于岩颞鼓室盖,位于岩大神经前约3mm
  岩小神经

颅前窝

筛骨的筛状板的小孔
  嗅觉神经细丝
  前筛骨的神经和血管

盲孔:额骨额骨峰之间和筛骨鸡冠的前面
  导静脉(鼻和上矢状窦之间)

颅后窝

内耳道:岩颞后表面
  面部神经
  蜗神经
  迷路动脉

前庭导管:颞骨岩部背后约1cm的内耳道
  内淋巴导管和囊
  枕动脉脑膜的分支
  静脉(来自迷宫和前庭乙状窦)

颈静脉孔:颈静脉窝之间的岩颞和枕骨
  舌咽神经、迷走神经和辅神经
  脑膜迷走神经的分支
  下岩窦
  颈内静脉
  脑膜枕动脉的分支

舌下神经管:枕骨髁前上方的一部分
  舌下神经及其(返回)脑膜动脉
  导静脉(来自颈内静脉丛基部)

髁管:偶尔从乙状沟的下部外侧部分枕骨髁窝至背侧枕髁的外表面
  导静脉(从乙状窦至枕静脉窦)
  脑膜枕动脉的分支

乳突孔:在岩后缘附近的颞下乙状窦沟的一部分,向后至乳突后方
  导静脉(从乙状窦至枕静脉窦)
  脑膜枕动脉的分支

枕骨大孔:位于枕骨
  枢椎齿状突的顶端韧带
  盖膜
  延髓和脑膜(包括齿状韧带的第1状指)
  副神经脊髓根
  颈上神经的分支
  椎动脉
  脊髓前动脉
  脊髓后动脉

颅孔

颅外基底部

破裂孔　　　　　┐
卵圆孔　　　　　│
棘孔　　　　　　│
颈静脉孔　　　　├颅内可见
舌下管　　　　　│
髁管　　　　　　│
乳突孔　　　　　│
枕骨大孔　　　　┘

眶下裂——眶内可见

侧切牙孔：打开切牙窝，在中线硬腭的前面
　　鼻腭神经
　　腭大导管

腭大孔：上颌骨和腭骨之间的横向边界的腭上颌背后的硬腭裂隙
　　腭大神经和血管

小腭孔：2个或3个，在锥体下和内侧方面腭骨的锥突
　　腭小神经和血管

腭鞘管：中翼板叶鞘突根的下表面和腭骨蝶突上表面之间腭骨
　　翼腭神经节的咽支
　　上颌动脉的咽支

犁鞘管：偶尔，位于腭管近侧，近翼板根鞘突上表面和犁骨翼下表面之间

蝶腭骨动脉的咽支

岩鳞部裂沟：鳞状颞骨和鼓室盖间
　　岩鳞部静脉

岩鼓裂沟：颞骨和鼓室盖之间的鼓膜的部分
　　鼓索
　　前锤骨的韧带
　　上颌动脉前鼓膜分支

蜗管：位于岩颞，颈动脉窝中部前凹口顶
　　外淋巴管
　　导颈内静脉（从耳蜗到颈内静脉或下岩窦）

颈动脉管：岩窦下表面
　　颈内动脉
　　颈内动脉交感神经丛
　　颈内静脉丛（从海绵窦到颈内静脉）

鼓室管：岩窦下表面，颈动脉管和颈静脉窝间骨脊
　　舌咽神经的鼓膜分支
　　咽升动脉的下鼓室分支

乳突小管：岩窦下表面，颈静脉窝的侧壁
　　迷走神经的耳支

茎突乳突孔：位于茎突与乳突之间颞骨
　　面部神经
　　耳后动脉的茎突乳突分支

眼眶

眶上裂
视神经管 ⎫ 见颅骨内侧面

额切迹或孔:在额骨眶上缘距离中线一指宽处
　　有滑车上神经和血管

眶上切迹或孔:在额骨眶上缘距中线两指宽处
　　有眶上神经和血管

筛前孔:在额骨和筛骨的眶上部之间的眼眶的内侧壁
　　有筛前神经和血管

筛后孔:位于前筛孔后 1～2cm
　　有筛后神经和血管

颧眶孔:位于颧骨的眶表面
　　有上颌神经的颧支

鼻泪管:位于眼眶的前内下方
　　由泪骨和上颌骨的鼻泪管构成

眶下裂:朝向眼眶后部,位于上颌骨和蝶骨大翼之间
　　有上颌神经、颧神经和翼腭神经节的眶支、眶下血管和眼静脉
　　　下支

眶下沟:在上颌骨的眶面,有眶下神经和血管

其他参数

眶下孔:眶下沟的前开口,位于眶下缘下方的上颌骨
　　有眶下神经和血管

颏孔:下颌骨的外侧面第二磨牙的下方或稍前方
　　有颏神经和血管

下颌孔:位于下颌支的内侧面,前内侧方被下颌小舌覆盖
　　有下牙槽神经和血管通过

上颌骨的颞下窝面上的孔
　　有后牙槽神经核血管通过

翼上颌裂:位于翼外肌和上颌骨的颞下窝面之间,向上延续眶下
　　裂后方
　　上颌动脉(进入翼腭窝)
　　上颌神经(进入眶下裂)
　　蝶腭骨的血管

蝶腭孔:位于腭骨垂直板的上端,在蝶骨体,翼和眶部,翼腭窝的
　　内侧壁(从翼上颌裂的侧面观看)和鼻腔的外侧壁之间(内侧
　　观)。
　　有鼻腭和鼻后上神经
　　蝶腭骨血管

腭骨垂直板上的孔:有后下鼻神经通过

翼管:位于蝶骨翼突根部与翼内肌一致,从破裂孔的前壁延伸至
　　翼腭窝的后壁(仅在单独的蝶骨上清楚可见)
　　翼管神经
　　翼管动脉

鼓膜张肌半管:在颞骨岩部顶端的外侧面,岩部和鳞部的连接处,
　　被骨性分隔为上半管和下半管
　　鼓膜张肌(上半管)
　　咽鼓管(下半管)

顶骨上孔:位于顶骨后上角(枕骨)附近
　　导静脉(从上矢状窦到头皮)